血液疾患診療ナビ

あなたが診ても、ここまでわかる！

改訂2版

宮崎医院 院長　宮崎 仁 編

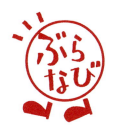

南山堂

執筆者(五十音順)

安藤　大樹　　安藤内科医院　副院長

井野　晶夫　　豊田地域医療センター　院長

井村　洋　　飯塚病院　副院長

岡本　昌隆　　藤田保健衛生大学医学部血液内科学　教授

勝田　逸郎　　藤田保健衛生大学医療科学部臨床検査学科臨床血液学　客員教授

祖父江　良　　祖父江クリニック　院長

宮崎　仁　　宮崎医院　院長

山中　克郎　　諏訪中央病院総合診療科　院長補佐

第2版の序

　「**ぶらなび，使ってますよ**」

　本書の初版を上梓してから，プライマリ・ケア/家庭医療系の診療に携わる人々が集まる場へわたしが出かけると，思いがけずこんなお声をかけていただくことが少なくない．そして，そんな声かけをしてくださるのは，まったく面識のない若いドクターのみなさんであることがほとんどで，それがなおさらうれしい．

　本書の初版が出版されてから，早くも6年余りの歳月が経過した．当初は，血液学の王道である白血病や悪性リンパ腫をまともに取りあげていない，おまけに血液細胞の写真すら1枚も出てこないような，偏った趣向の血液内科本が世の中に受け入れられるかどうか，編著者であるわたしはとても心配であった．

　しかし，それはどうやら杞憂に終わったようだ．「フツーの開業医が外来で本当に診ている血液疾患/血液学的問題しか扱わない」という本書のコンセプトは，プライマリ・ケア医/家庭医のみなさんに歓迎されて，全国あちらこちらの外来診察室で，ナビとしての役割を果たしてくれていることを，この6年という時間の経過のなかで，各地の仲間たちがわたしにちゃんと教えてくれた．

　そこで，この改訂第2版でも初版のコンセプトをそのまま踏襲する．そのコンセプトを簡単に言えば，「**医師国家試験のための血液学（国試血液学）の呪縛から解放された澄んだ眼で，街場の血液学の患者さんを精密に診ること**」ということだ．

　特に血液学的異常の原因となる疾患の頻度や事前確率については可能なかぎり明示した．ここをしっかり押さえておかないと，「国試血液学」から「街場の血液学」への転身を果たすことができないからである．

　例えば，「地域で暮らす高齢者の貧血のうちの30〜40％は，適切な評価を行っても原因となる疾患や異常が見つからず，"Unexplained anemia of the elderly (UAE)"と呼ばれている」という事実を知っていると，現場の臨床医は随分と気が楽になる

だろうし，無益な鉄剤投与も減るのではないだろうか．そして，このような大切な知見は，国試内科学用の教科書には，めったに書かれていない．いろいろと複合的な問題を抱えた高齢者の貧血を診る機会は多いが，そんな場面でこそ，本書のナビ能力が威力を発揮してくれるはずである．

　改訂にあたり，初版に対して読者のみなさまから頂戴した貴重なご意見やご指摘をできるだけ紙面に反映させたつもりである．これからも，診察室で使いものになるナビとしての進化を止めないために，第2版の内容についても，街場で孤軍奮闘されているユーザーのみなさまからのフィードバックを，ぜひともお願いしたい．

　最後に，初版にひき続いて，編者の意図を汲んで寄稿してくださった執筆者の先生がた，相変わらず仕事の遅いわたしに辛抱強く伴走していただいた南山堂編集部の佃　和雅子さん，古賀倫太郎さん，いつも機知に富んだ素敵なイラストを描いてくださるたむらかずみさん，以上の「ぶらなび組」のみなさまがたに，今回も深く感謝いたします．どうも，ありがとうございました．

2016年6月　医師になって30年目の初夏に

宮崎　仁

第1版の序

「今度ね，**ぶらなび**って愛称の本を作ったんだ」

「食べ歩きの趣味が高じて，ついにレストランをネット検索するサイトに関する本まで書いちゃったの？」

「それは，ぐ○なび！　血液は英語で blood でしょ．ブラッドの病気についてガイドするナビゲーターだから，**ぶらなび**ってわけ」

「ふーん，血（ち）の病気について調べる本なら『ちーぐる』でもよかったんじゃない．でも，わたし，学生のころから血液内科って苦手．なんだか小難しそうな病気が多いじゃない．ホジキンとか，フォンヴィルブランドとか，名前を聞いただけで頭が痛くなるのよ．それに血液細胞なんて見せられても，全然読めないし…」

「医局の空気は読めるのに，血液は読めないんだね．でも，大丈夫．そんな『血液内科なんて大嫌い！』というドクターに使ってもらうためのナビなんだから．それに，細胞の写真なんて1枚も出てこないし」

「そもそも，わたしみたいなフツーの内科医のところには，血液疾患なんて来ないわよ．せいぜい，鉄欠乏性貧血ぐらいかしら」

「でも，血液検査は毎日必ずオーダーしているはずだよね．自分であれこれ考えてみても，原因を説明することができないデータの異常にぶつかることがあるんじゃないかな」

「そう言われてみると，わたしの外来にも，軽い貧血がずっと続いているお年寄りや，いつもちょっとだけ血小板数が高いご婦人がいるわ」

「そんな些細な異常を少し掘り下げてみると，隠れていた血液疾患が見つかることは珍しくない．急性白血病や悪性リンパ腫だけが血液疾患だと思っちゃいけないよ．この本では，**開業医やプライマリ・ケア医が，外来で毎日ホントに診ている血液疾患と検査値異常だけに焦点をあてて，誰にでもできる問診，診察，外注を含む**

臨床検査のみで，どこまで病態や診断に迫ることができるかということにチャレンジしてみた．血液学を専門としないすべての臨床医が，ありふれた血液の病気や異常値で迷ったときに，適切なアセスメントやマネジメントへ到達できるように，やさしくナビゲートするのが，**ぶらなびの役目**なんだよ．専門医のところでしかお目にかかれない病気は，一切取り扱わないという大胆不敵な方針なんで，はっきり言っちゃうと，血液内科の専門外来・専門病棟で研修するときのガイドとしては，あまり役に立たない本なんだ」

「そんな毛色の変わった医学書は，あなたのような『町医者だけど（なぜか）血液専門医』という珍獣にしか作れないかもしれない…」

「ひとのことを，珍獣呼ばわりするなんてひどいな．ぼくが勝手に**『街場の血液学』**と呼んでいる，ありふれた血液の病気をたくさん診ているのは，やっぱり開業医だからね．エライ先生たちが作られた立派な教科書ならたくさんあるけど，開業医が自らの目線の高さやニーズに合わせて編集・執筆を行った血液疾患のテキストはきわめて珍しい．そういう意味では，やっぱり珍獣ならではの仕事，かもね」

「何だか**ぶらなび**の話を聞いているうちに，苦手な血液内科のことを，少し勉強してみようかなって気になってきたわ」

「そうこなくちゃ．通読しなくてもいいからね．外来の診察室に置いておいて，血液のことで困ったときに開いてください．もしも，実際に使ってみて，ここがわからない，ここがむずかしい，という項目があれば，ぜひ教えてほしいな．実戦で頼りになるツールにしたいから．そして，いつの日か『血液内科もなかなかおもしろいじゃない』なんて感じてくれたら，執筆者たちは最高に幸福です．さて，前置きはこれぐらいにして，**ぶらなび**のスイッチをオン．**あなたが診てもよくわかる血液疾患**の扉を開いてみようよ」

2010 年 5 月

宮　崎　　仁

目次

Chapter 1　総論：血液疾患診療ナビゲーション

ナビゲーション開始
～目的地は「街場の血液学」～　　　宮崎　仁　2
1. なぜ，血液疾患は嫌われるのか？　2
2. 疾患頻度に関する「誤解」　2
3. 本書のコンセプト　3
4. 「街場の血液学」だって，おもしろい！　3

Chapter 2　病歴・診察所見から考える

2-A　貧　血　　　宮崎　仁　6
1. 貧血を見逃さないための戦略　～問診～　6
2. 貧血を見逃さないための戦略　～身体診察～　7
3. 貧血の鑑別診断に役立つ情報　～問診～　8
4. 貧血の鑑別診断に役立つ情報　～身体診察～　10

2-B　出血傾向　　　宮崎　仁　11
1. 本物の「出血傾向」であるか？　11
2. 病歴聴取のポイント　12
3. 身体診察のポイント　13
　コラム　「しはん」の心配　16

2-C　リンパ節腫脹　　　岡本昌隆　17
1. リンパ節の基本構造　17
2. リンパ節の主要な機能　18
3. リンパ節腫脹の病態生理　18
4. 疫学的事項　18
5. 鑑別診断の手順とポイント　18
6. 臨床検査　22
7. リンパ節生検　24
8. 生検結果の評価と解釈　25
9. こんなとき専門医へ　25
　コラム　悪性リンパ腫の施設病理医診断と血液病理医診断，
　　　　　および血液病理医間の診断一致率について
　　　　　― central review に基づく解析　27
　コラム　「悪性リンパ腫」の社会的認知度・知名度を考える　29

2-D　発熱・易感染性　　　　　　　　安藤大樹，山中克郎　　30
　1. 最初のステップ　30
　2. 検査のポイント　34
　3. 易感染患者と出会ったら　35

Chapter 3　血液データ異常から考える

3-A　赤血球の減少（貧血）　　　　　　宮崎　仁　　40
　1. 最初のステップ　40
　2. プライマリ・ケアで診る小球性貧血　41
　3. プライマリ・ケアで診る大球性貧血　43
　4. プライマリ・ケアで診る正球性貧血　45
　5. プライマリ・ケアで診る溶血性貧血　46
　6. 患者さんのマネジメント　46
　7. こんなとき専門医へ　46
　8. 患者さんへの説明ポイント　47

3-B　赤血球の増加（多血症）　　　　　宮崎　仁　　48
　1. 赤血球増加症の原因となる疾患の頻度を知る　48
　2. プライマリ・ケアで遭遇する赤血球増加症の原因　49
　3. プライマリ・ケアにおける赤血球増加症鑑別のステップ　51
　4. 患者さんのマネジメント　53
　5. こんなとき専門医へ　53
　6. 患者さんへの説明ポイント　53

3-C　白血球の減少　　　　　　　　　宮崎　仁，祖父江 良　　54
　1. プライマリ・ケアにおける白血球減少鑑別のステップ　54
　2. 患者さんのマネジメント／こんなとき専門医へ　59
　3. 患者さんへの説明ポイント　59

3-D　白血球の増加　　　　　　　　　宮崎　仁，祖父江 良　　60
　1. プライマリ・ケアにおける白血球増加鑑別のステップ　60
　2. 好中球増加症　63
　3. リンパ球増加症　64
　4. 好酸球増加症　65
　5. 好塩基球増加症　66
　6. 単球増加症　66
　7. 患者さんのマネジメント　68
　8. こんなとき専門医へ　68
　9. 患者さんへの説明ポイント　68

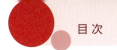

3-E 血小板減少　　　　　　　　　　　　　宮崎　仁　70

1. 血小板減少に出会ったら　70
2. プライマリ・ケアにおける血小板減少へのアプローチ　70
3. 患者さんのマネジメント　76
4. こんなとき専門医へ　77
5. 患者さんへの説明ポイント　78

3-F 血小板増加症と本態性血小板血症　宮崎　仁　80

1. 血小板増加に出会ったら　80
2. 反応性か？　クローナルな血液疾患か？　81
3. 患者さんのマネジメント　82
4. こんなとき専門医へ　83
5. 患者さんへの説明ポイント　84

コラム　悩ましき「がんもどき」たち　85

3-G 汎血球減少　　　　　　　　　　　　　宮崎　仁　86

1. 汎血球減少の診断基準　86
2. 汎血球減少に遭遇したら　86
3. 汎血球減少をきたす主な疾患　87
4. プライマリ・ケアにおける汎血球減少症診断の手掛かり　88
5. 患者さんのマネジメント　89
6. こんなとき専門医へ　89
7. 患者さんへの説明ポイント　90

3-H M蛋白血症を見つけたら
　　～MGUSと骨髄腫～　　　　　　　宮崎　仁　91

1. M蛋白血症とプライマリ・ケア医　91
2. MGUSとは何か　92
3. プライマリ・ケアにおけるM蛋白血症へのアプローチ　93
4. プライマリ・ケアでの現実的な対応　96
5. 患者さんのマネジメント　97
6. こんなとき専門医へ　98
7. 患者さんへの説明ポイント　98

3-I 凝固系検査値の異常　　　　　　　　勝田逸郎　100

1. 凝固系検査に関する基礎知識　100
2. 凝固系検査の特性　101
3. 凝固系検査の判定　102
4. プロトロンビン時間（PT）　103
5. 活性化部分トロンボプラスチン時間（APTT）　104
6. フィブリノーゲン　105
7. 止血機構亢進状態を把握するための検査　106

3-J 健康診断における血液データ異常値の扱い方
勝田逸郎　108

1. 健診データの解釈に関する基本的事項　108
2. 正常値（基準値）の決め方　109
3. 健診結果で緊急対応が必要なもの　110
4. 過去の健診結果との対比の目安　110
5. 赤血球系の異常　111
6. 白血球系の異常　112
7. 血小板系の異常　112
8. 再検査でオーダーすべき検査項目　113

3-K 自動血球計数装置でここまでわかる
勝田逸郎，宮崎　仁　114

1. 自動血球計数装置について知る　114
2. 自動血球計数装置の測定原理　115
3. 赤血球関連の血球分析情報　116
4. 血小板関連の血球分析情報　118
5. 白血球関連の血球分析情報　119

Chapter 4　プライマリ・ケア医が診る血液疾患と外来マネジメントのポイント

4-A 鉄欠乏性貧血（IDA）
宮崎　仁　124

1. 鉄欠乏と診断するときのポイント　124
2. 鉄欠乏の原因を探索する　124
3. 治　療　126
4. 患者さんのマネジメント　126
5. こんなとき専門医へ　128
6. 患者さんへの説明ポイント　128

4-B 思春期女子の貧血
宮崎　仁　130

1. 思春期女子の特性と貧血の背景因子　130
2. スポーツ貧血の影響　131
3. ヘリコバクターピロリ菌感染に関連した思春期貧血　131
4. 思春期貧血のアセスメント　131
5. 患者さんのマネジメント　133
6. こんなとき専門医へ　134
7. 患者さんへの説明ポイント　134

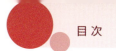

4-C　慢性疾患に伴う貧血（ACD）　　宮崎　仁　135

1. ACDの基礎疾患　135
2. プライマリ・ケアにおけるACDの診断　136
3. ACDの病態　137
4. 患者さんのマネジメント　138
5. こんなとき専門医へ　138
6. 患者さんへの説明ポイント　139

4-D　保存期慢性腎臓病患者の貧血　　宮崎　仁　140

1. CKD患者の貧血を診たら　140
2. プライマリ・ケアにおける腎性貧血へのアプローチ　141
3. こんなとき専門医へ　143
4. 患者さんへの説明ポイント　144

4-E　低リスクMDSと関連疾患　　宮崎　仁　145

1. MDSとAAの鑑別診断は難しいことがある　145
2. ICUSという新たな概念　146
3. 低リスクMDS/軽症AAと判定する基準　147
4. 外来におけるフォローアップの実際　148
5. 患者さんのマネジメント　148
6. こんなとき専門医へ　149
7. 患者さんへの説明ポイント　149

4-F　内科疾患に伴う血液異常　　井野晶夫　151

1. 多量飲酒者の血液異常　151
2. 喫煙者の血液異常　152
3. 感染症に伴う好中球減少症　153

4-G　薬剤の影響による血液異常　　井野晶夫　156

1. 薬剤性好中球減少症　156
2. 薬剤性血小板減少症　161
3. 薬剤性汎血球減少症　163

4-H　妊婦の血液異常　　井野晶夫　166

1. 正常な妊娠に伴う血液学的変化　166
2. 妊婦によくみられる血液疾患　167
3. 産婦人科医からの伝言　170

4-I　高齢者の貧血　　宮崎　仁　172

1. 高齢者の貧血に関する臨床疫学的データ　172
2. 高齢者貧血のアセスメント　174
3. 高齢者貧血のマネジメント　175

4. こんなとき専門医へ　175
  5. 患者さん・家族への説明ポイント　176
  コラム　「老人性貧血」の原因を探せ　　　177

4-J　伝染性単核球症と単核球症類似疾患
宮崎　仁　178

  1. 伝染性単核球症の病態　178
  2. 伝染性単核球症の診断　178
  3. 単核球症類似疾患の病態　180
  4. 患者さんのマネジメント　180
  5. こんなとき専門医へ　181
  6. 患者さんへの説明ポイント　182

4-K　血液疾患患者がかぜをひいて来院したら
宮崎　仁　183

  1. 血液疾患患者のかぜ診療が難しい理由　183
  2. 問診におけるチェック・ポイント　184
  3. 身体所見・検査におけるチェック・ポイント　185
  4. 患者さんのマネジメント　185
  5. こんなとき専門医へ　186
  6. 患者さんへの説明ポイント　186

4-L　HTLV-Ⅰ抗体キャリアへの対応
宮崎　仁，井村　洋　187

  1. HTLV-Ⅰ感染の診断　187
  2. 感染経路の特定　189
  3. HTLV-Ⅰ関連疾患の診断　190
  4. HTLV-Ⅰ感染予防対策　194
  5. こんなとき専門医へ　194
  6. 患者さんへの説明ポイント　194

Chapter 5　エマージェンシーへの対応

血液学的エマージェンシー
安藤大樹，山中克郎　198

  1. 播種性血管内凝固症候群（DIC）　198
  2. 急性白血病　201
  3. 紫斑病
     〜特発性血小板減少性紫斑病（ITP），血栓性血小板減少性紫斑病（TTP）〜　203
  4. 進行の速い貧血　204
  5. Oncology emergency（腫瘍崩壊症候群，高カルシウム血症，神経浸潤・神経圧迫）　205

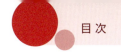

Chapter 6 コンサルテーションの秘訣

6-A 専門医に紹介するタイミング　　　宮崎　仁　210

6-B 血液専門医からプライマリ・ケア医へのお願い
　　　　　　　　　　　　　　　　岡本昌隆　212
　1. プライマリ・ケア医から専門医への紹介に当たって　212
　2. 血液専門医からプライマリ・ケア医への逆紹介に当たって　214
　コラム 「まれな血液疾患」は本当にまれか，気づいていないだけか
　　　　　　　　　　　　　　　　　　　　　215

6-C プライマリ・ケア医から専門医へのお願い
　　　　　　　　　　　　　　　　祖父江　良　216

Chapter 7 血液疾患と EBM ／臨床疫学／診断推論
プライマリ・ケアにとってのエビデンスとは
　　　　　　　　　　　　　　　　井村　洋　218
　1. EBM 実践の手順　219
　2. ステップ 1　臨床で生じた疑問の定式化　219
　3. ステップ 2　疑問に基づいた情報収集　221
　4. ステップ 3　得られた情報の批判的吟味　223
　5. ステップ 4　情報の患者診療への適応　225
　6. ステップ 5　上記のステップを評価　227

索　引　228
執筆者プロフィール　238

イラスト：たむらかずみ

Chapter 1

総論：
血液疾患診療
ナビゲーション

1 ナビゲーション開始
～目的地は「街場の血液学」～

1. なぜ，血液疾患は嫌われるのか？

　一般の内科医やプライマリ・ケア医の中には，「血液疾患を診るなんて，まっぴらゴメンだ」と思っている方が少なからず存在することを，筆者はよく知っている．さらに，臨床医学のあらゆる領域に精通している総合診療医たちからさえも，「ちょっと，血液内科は…苦手なんで…」なんて敬遠されてしまうのは，一体なぜなのだろうか？

　血液内科の専門医として大学病院に 15 年間勤務した後に，家業である診療所を継承するため，一般内科の開業医へ「転職」した筆者には，その理由が少しばかりわかるような気がする．

　医学生のときに医師国家試験対策として教えられるのは，講義をしている教官自身もあまりお目にかかったことのない稀少な病気のオンパレード．さらに研修医になって血液内科病棟で受け持たされるのは，今まさに生命の危険に瀕している急性白血病や悪性リンパ腫などの造血器悪性腫瘍患者ばかり．

　医学生というタマゴから，研修医という雛鳥へと「ふ化」する大切な時期に刷り込まれた，「血液の病気は難しい，血液の患者はすぐ急変するので恐ろしい」という，2 つのネガティブなイメージが払拭されないまま，大多数の臨床医はその後のキャリアを重ねて行くことになるわけである．三つ子の魂百まで．これでは血液疾患が一般の医師たちから嫌われてしまうのも，「当然の成り行き」というしかない．

2. 疾患頻度に関する「誤解」

　さて，上記のような血液疾患に関する「刷り込み」が，開業医やプライマリ・ケア医の日常診療にも影響を及ぼしていることに，筆者は最近になってやっと気づいた．

　家庭医療学／プライマリ・ケア領域における非常に活発なあるメーリングリストには，時折，血液疾患に関する相談が投稿される．それらのメールを読むと，相談者の「疾患頻度 plevalence」に関する理解が，何だかおかしいのである．

　例えば，赤血球が増加している赤血球増加症の患者を診療すると，いきなり「真性赤血球増加症がトップに想起される．医師国家試験や認定内科医資格試験に臨むのなら，それで OK だろう．しかし，残念なことに，一般の開業医の前に，真性赤血球増加症の患者が現れることは極めてまれな出来事なのだ．

　血液専門医であれば，「喫煙者の赤血球増加症の 98% は喫煙そのものが原因であり，真性赤血球増加症の頻度は 1% 以下である」という疾患頻度に関する知識があるので，すぐに真性赤血球増加症について吟味することはなく，いわゆる "smokers' polycythemia" の可能性から考えて

いくことになる．

しかし，専門医よりも「ありふれた病気（common diseases）」を見馴れているはずの開業医／プライマリ・ケア医たちの「医師アタマ」には，かつて教室で刷り込まれた，「試験によく出るが，実際の疾患頻度はかなり低い」病気が，真っ先に浮かんでくるらしい．これは開業医／プライマリ・ケア医が悪いのではなく，ありふれた病気をほとんど無視して，まれな疾患ばかりを熱心に教えてきた教育者側（かつての，筆者のことだ！）の責任であることはいうまでもない．

3. 本書のコンセプト

そこで少しばかりの責任を感じた筆者は，「疾患頻度を意識して，フツーの開業医が毎日のように遭遇している，ありふれた血液疾患や血液学的プロブレムの，真っ当な扱い方を指南する『虎の巻』のような本」をつくることを思い立った．

なおかつ，「開業医のオフィスの中だけで実施可能な問診，診察，検査（外注検査も含む）で，どこまで診断や病態に迫ることができるか」という難しいテーマにも，あえて挑戦してみることにした．

したがって，これまで数多く出版されてきた血液学のテキストと比較して，本書はかなり異なるスタイルになっている．

まず，血液細胞の写真なんて，1枚も出てこない．一般の開業医が自分で顕微鏡を覗いて，血液細胞の形態を観察することは，ほとんど「皆無」であると思われるので，血液形態学に関する記述は一切省略した〔血液学の大家たちからは，「けしからん！」と怒られるかもしれないが，「文脈（コンテクスト）の違い」ということで，ご勘弁願いたい〕．

その代わりに，手元にある客観的な臨床検査データから病態を推理するための「読み方／解釈」については，しっかりと記載するように心がけた．

本書をお読みいただいても，白血病，めずらしい溶血性貧血，先天性凝固異常などに関する記述はほとんど出てこないが，慢性疾患に伴う貧血 anemia of chronic disease（ACD）や MGUS（monoclonal gammopathy of undetermined significance）など，プライマリ・ケアで高頻度に遭遇する疾患および病態については，現場のセッティングを考慮しながら，ある程度深く掘り下げて解説した．

4.「街場の血液学」だって，おもしろい！

一般内科の開業医になって，化学療法や造血幹細胞移植とは無縁の生活を送っている筆者の前にも，毎日多くの血液疾患が登場する．それらは，大学病院の病棟や外来で経験した病気とは，全く別種の「難しさ」と「おもしろさ」を，筆者に教えてくれる．

筆者は開業医療における血液疾患の診療を，敬愛する内田 樹さんの街場シリーズ本のタイトル（『街場の現代思想』『街場の教育論』など）にならって，「**街場の血液学**」と名づけてみた．

街場の血液学には，ほうっておくと直ちに生命に危険が及ぶような重篤な病気はめったに登場しないが，多数の基礎疾患を抱えた高齢の患者たちがもつ貧血の原因を探ると，専門医であって

も，一筋縄では解釈できない複雑な病態が現れて，しばし立ち往生してしまうことがある．また，検診で偶然に見つかってしまった，「正常」と「異常」の境界をさまよっているようなデータを前にして，何らかの判断を下さなければならないことも，街場の血液学の難しいところだと思う．

「街場の血液学だって？ うちのクリニックには鉄欠乏性貧血しかいないから学ぶ必要なんてないよ」とおっしゃる開業医のあなた．あなたが毎日診察している患者の中には，鉄欠乏性貧血だけでなく，重篤ではないけれど，時には見過ごしてはいけないこともある，さまざまな血液疾患が隠れていることに，あなたは気づいていない．それに，あなたが鉄欠乏性貧血だと思って治療している患者だって，ホントは別な貧血だったということも，実は「よくある話」なのだ．

というわけで，本書はそんなフツーの開業医／プライマリ・ケア医を，「街場の血液学」へとご案内するナビゲーターとなるはずである．学生や研修医の頃敬遠していた血液疾患も，「街場」で出会えば好きになれるかもしれない．だって，ホテルのレストランで食べる立派なディナー・コースよりも，街の居酒屋でわいわいと口にするお酒やつまみのほうが，ずっとおいしいことだってあるだろう．目的地を「街場の血液学」と設定したら，ナビゲーション開始．さあ，出かけよう！

〔宮崎 仁〕

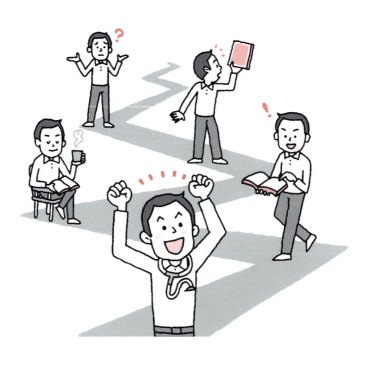

Chapter 2

病歴・診察所見から考える

2-A 貧 血

- 貧血患者へのアプローチにおいて，問診と身体診察から得られる情報は重要な意義をもっている．
- 本項では，①初診患者に潜んでいる貧血を見逃さないため，②すでに貧血があることが判明している患者に対する鑑別診断のため，という2つの観点から，問診と身体診察のポイントについて概説する．

1. 貧血を見逃さないための戦略〜問診〜

◆ プライマリ・ケア医の外来を訪れる患者が訴える主訴や自覚症状のうちで，貧血の存在を疑わせるものを**表2-1**にまとめた[1,2]．

◆ 貧血の症状には，臓器・組織への酸素供給低下による症状（頭痛，めまい，全身倦怠感など）と，臓器・組織の低酸素状態を補う代償機序による症状（動悸，頻脈，息切れなど）がある．

◆ これらの症状は，プライマリ・ケアの外来における common な主訴ばかりであり，もちろん貧血以外の病態（例えば，抑うつ状態）でも出現し得る．しかし，最初から「不定愁訴」と決めつけず，丁寧な問診と診察を行うことで，潜在する貧血を見逃す（採血せずに患者を帰す）ことを回避すべきである．

表 2-1 貧血の存在を疑わせる自覚症状

①臓器/組織への酸素供給低下による症状	・全身倦怠感 ・易疲労感 ・眠気・傾眠 ・集中力低下 ・めまい ・立ちくらみ ・失神 ・耳鳴り ・頭痛 ・筋肉痛・こむら返り
②臓器/組織の低酸素状態を補う代償機序による症状	・動悸 ・頻脈 ・息切れ ・過呼吸

- 貧血症状の出現は，貧血の程度と時間的な要因（短期間に生じるほど症状は強い）に影響される．さらに，個人の心肺機能（代償能力）や貧血の原因となる基礎疾患によっても，貧血症状の出方は変わってくる．

2. 貧血を見逃さないための戦略〜身体診察〜

1）結膜，皮膚

- 貧血の有無をスクリーニングするための身体診察として最も重要なものは皮膚と結膜の色調である．
- 慢性貧血の患者では，皮膚や結膜下の毛細血管，小静脈を流れる赤色の酸素化されたヘモグロビン hemoglobin（Hb）の量が減少するために，皮膚や結膜が異常に白く（「蒼白 pallor」に）見える．
- 患者の皮膚や粘膜が蒼白に見えるかどうかは，医師の主観的な判断であり，その色調は寒冷曝露，交感神経緊張，炎症などによる血管拡張，チアノーゼ，有色人種にみられる皮膚の固有色素などの影響を受ける．理論的には結膜，爪床，手掌を診察すれば，皮膚の固有色素の影響などを最小限にできる[3, 4]．
- 貧血の身体所見に関する診断精度を表2-2に示した[3]．最も信頼できるSpPinな所見（☞MEMO「SpPinな所見とは？」参照）は，結膜環 conjunctival rim の蒼白である（陽性尤度比16.7）[5]．
- 結膜環の診察：貧血がある患者では，下眼瞼の結膜を観察すると，手前側の縁 anterior rim の

表2-2 貧血の身体所見に関する診断精度

所　見		感度（%）	特異度（%）	陽性LR	陰性LR
いずれかに蒼白あり*		22〜77	66〜92	4.0	0.5
顔面蒼白		46	88	3.8	0.6
爪床蒼白		59〜60	66〜93	NS	0.5
手掌蒼白		58〜64	74〜96	5.6	0.4
手掌皮溝蒼白		8	99	7.9	NS
結膜蒼白		31〜62	82〜97	4.7	0.6
結膜環蒼白	蒼白（+）	10	99	16.7	—
	蒼白（±）	36	—	2.3	—
	蒼白（−）	53	16	0.6	—

LR：尤度比 likelihood ratio，NS：有意差なし not significant
＊：皮膚，爪床，結膜のいずれかの部位に蒼白を認める場合

（文献3より引用）

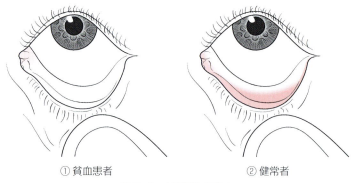

① 貧血患者　　　　② 健常者

図 2-1　結膜環の蒼白

（文献 4 より作図）

色が奥側の薄い肉色の色調と同じである（**図 2-1** ①）．貧血のない場合は，手前の縁は明るい赤であり，奥側の肉色とは異なっている（**図 2-1** ②）．

 Clinical Bottom Line 最低限これだけは

貧血の身体所見で最も信頼できるのは，**結膜環の蒼白** conjunctival rim pallor.

　MEMO　SpPin な所見とは？

SpPin とは "a Specific test, when Positive, rule in disease" の略語で，「特異度の高い所見が陽性の場合，その疾患の診断 rule in に役立つ」という診断学の基本を表現している．これに対して，SnNout（a Sensitive test, when Negative, rule out disease）な所見とは，「感度の高い所見が陰性の場合，その疾患の除外 rule out に役立つ」ものを指す[3-5]．

2）心雑音

◆ 心雑音は貧血の一般症状であり，高心拍出に伴う相対的な大動脈弁および肺動脈弁の狭窄により生じる．

◆ 貧血に伴う心雑音の特徴：駆出性収縮期雑音であり，最強点は第 2 肋間胸骨左縁〜右縁である．

3. 貧血の鑑別診断に役立つ情報〜問診〜

1）既往歴

　過去に貧血を指摘されたことがあるかどうかは，最も重要な情報である．もし指摘されたことがあるならば，その時期，程度（可能なら検査値），診断名（「鉄欠乏あり」と言われたかどうか

など），治療の内容などについて詳しく尋ねる．
- ◆ 肝機能障害，黄疸，胆石の既往は，溶血性貧血の存在を示唆する．
- ◆ 慢性炎症に伴う貧血 anemia of chronic disease（ACD）の原因となるような慢性消耗性疾患（結核，関節リウマチなど）の既往がないかチェックする．
- ◆ 手術歴：胃切除例では巨赤芽球性貧血の可能性を考えるが，手術後何年経過しているか，術式は全摘か亜全摘かについても聞いておく．

2）家族歴

- ◆ 貧血，黄疸，胆石，摘脾手術の家族歴があれば，遺伝性溶血性貧血を除外する必要がある．

3）現病歴

- ◆ 貧血の onset（発現時期）を尋ねる：長期にわたる貧血のエピソード（＝先天性の貧血，緩徐に進行する造血障害）があるのか，急速に発症した貧血症状（＝出血・失血，溶血発作）であるか．
- ◆ 食事の内容：極端な偏食や無理なダイエット，菜食主義者，摂食障害患者では，栄養障害に伴う貧血が生じやすい．
- ◆ アルコール摂取の状況：過度のアルコールの摂取がある場合は，栄養障害に伴う貧血（特に葉酸欠乏）の可能性も考慮すべきである．
- ◆ 服用中の薬剤：消炎鎮痛薬の常用は消化管出血の原因となる．骨髄抑制や薬剤起因性溶血性貧血の原因となり得る薬剤を服用していないかも調べる．
- ◆ 便と尿の色：黒色便，タール便，血便は消化管出血を示唆する．早朝起床時の褐色尿（コーラのような色の尿）があれば，発作性夜間ヘモグロビン尿症 paroxysmal nocturnal hemoglobinuria（PNH）などの溶血発作の徴候である．
- ◆ 月経時の出血量を評価する：閉経前の女性には経血の多寡を尋ねるが，通常は「他人と比較したことがないのでよくわからない」といった曖昧な答えが返ってくることが多い．そこで，より具体的な質問で評価する．実際には，「ナプキンが1時間もたない」「レバーのような血のかたまりがたくさん出る」「出血が8日以上続く」といった徴候がある場合は，「月経過多」と考えてよい[6]．
- ◆ 摂食と嚥下に関する症状：嚥下障害，舌の痛みは鉄欠乏性貧血における Plummer-Vinson 症候群を考える．氷をかじるといった異食症 pica も鉄欠乏性貧血に特徴的な症状である〔☞詳細は 4-B「思春期女子の貧血」（p.130）参照〕．
- ◆ 神経・精神症状：歩行時のふらつき，認知機能の低下，精神症状を伴う場合は，ビタミン B_{12} 欠乏による巨赤芽球性貧血に伴う亜急性脊髄連合変性症を示唆する．

4. 貧血の鑑別診断に役立つ情報〜身体診察〜

1) バイタルサイン

- 血圧・脈拍：急な体位変換で血圧や脈拍が著しく変動する場合は急激な失血を意味する．
- 発熱：好中球減少を伴っていないかチェックする．また，感染症やリウマチ・膠原病などの炎症性疾患に伴う貧血の可能性を考慮する．

2) 結膜，皮膚

- 黄疸を認める場合は溶血性貧血を疑う．皮膚に出血斑（紫斑）があれば血小板減少や播種性血管内凝固症候群 disseminated intravascular coagulation（DIC）を伴う貧血を考える．

3) 爪，舌，毛髪

- 爪：鉄欠乏性貧血では，特有の「匙状爪 spoon nail」が有名であるが，最近では無治療で放置される重症患者が減っているため，典型的な所見を観察する機会はまれである．
- 舌：舌乳頭の萎縮や舌の発赤などの舌炎所見があれば，鉄欠乏性貧血（Plummer-Vinson 症候群）や悪性貧血（Hunter 舌炎）の可能性がある．
- 毛髪：年齢不相応の白髪があれば悪性貧血を疑う．

4) 神　経

- 歩行障害，知覚障害（振動覚・位置覚の低下），Romberg 徴候陽性などの所見は，ビタミン B_{12} 欠乏による巨赤芽球性貧血に伴う亜急性脊髄連合変性症を示唆する．

5) 腹部，その他

- 腹部：肝臓および脾臓の腫大があれば造血器悪性腫瘍の存在を疑う．脾腫単独の場合は溶血性貧血の可能性もある．
- 表在リンパ節：腫脹があれば造血器悪性腫瘍，感染症，膠原病などを考慮する．
- 下腿の反復する皮膚潰瘍やその痕跡の存在は，慢性の溶血性貧血を疑わせる．

文献
1) Bryan LJ, Zakai NA: Why is my patient anemic? Hematol Oncol Clin North Am, 26 (2), 205-230, 2012.
2) 澤田賢一：初診で貧血を診た場合．日内会誌，95 (10), 1994-1999, 2006.
3) McGee S: Anemia. Evidence-based physical diagnosis, 3rd ed. . Elsevier Saunders, 74-75, 2012.
4) Sheth TN, Choudhry NK, Bowes M, et al: The relation of conjunctival pallor to the presence of anemia. J Gen Intern Med, 12 (2), 102-106, 1997.
5) 須藤　博: Dr. 須藤のビジュアル診断学 第 1 巻：写真・動画でみる SpPin-itive physical findings. ケアネット DVD. ケアネット，2008.
6) Pai M, Chan A, Barr R: How I manage heavy menstrual bleeding. Br J Haematol, 162 (6), 721-729, 2013.

〔宮崎　仁〕

2-B 出血傾向

- プライマリ・ケアの外来診療において，「あざができやすい」「鼻血がよく出る」「歯茎からの出血が多い」などと訴える患者に遭遇する機会は多く，出血傾向のスクリーニングが必要な場面もまれではない．
- 本項では，出血傾向が疑われる患者に出会ったときに行う，問診と身体診察のポイントについて概説する．

1. 本物の「出血傾向」であるか？

- 出血傾向 bleeding tendency, bleeding diathesis とは，①正常では出血しない程度の軽い刺激により（または全く刺激なしに）出血する（閾値の低下），②血管損傷や手術の際に過剰な出血を起こす（出血量や持続時間の増大），のいずれかを指している[1-3]．
- 患者から聴取したエピソードが，止血機序の破綻による真の出血傾向であるか，あるいは，単なる局所的な原因によるものかどうかを判断する必要がある．
- 鼻出血が唯一の症状である場合は，全身の出血傾向ではなく局所の止血障害である可能性が高いが，抜歯や手術後の止血困難，誘因のない出血斑や挫傷の多発などのエピソードは，出血傾向の存在を疑わせる．
- プライマリ・ケア医が最も頻繁に相談を受ける出血症状は，高齢者の前腕から手背に好発する出血斑（いわゆる「老人性紫斑」）である（☞MEMO「老人性紫斑」，コラム「『しはん』の心配」参照）．老人性紫斑（senile purpura または solar purpura）は加齢に伴う血管壁および血管周囲組織の脆弱化によって生じるものであり，通常は止血機序の異常は伴っていない[4]．ただし，老人性紫斑のように見える出血斑の中に，真の出血傾向をきたす疾患が隠れている場合もまれにあるので侮ってはいけない．出血斑が体幹部や口腔内などに認められる場合には，他の疾患との鑑別が必要である．
- 健康な若年～中年女性に，原因や誘因が全くないのに紫斑 purpura が認められることがあり，「単純性紫斑 purpura simplex」とよばれている．特徴は下肢（時に上肢，体幹部）にみられる粟粒大の点状出血 petechiae であるが，止血検査はすべて正常で，病的な意義は少ない[5]．
- 出血性疾患の原因を大きく分類すると，①血管（血管内皮細胞と内皮下組織）の異常，②血小板の異常，③凝固・線溶系の異常となるが，各々の原因の間には出血症状に相違がみられる（表2-3）．

表2-3 出血性疾患の原因による症状の相違

出血症状	血小板, 血管の異常	凝固・線溶系の異常
点状出血	特徴的	まれ
筋肉・関節内出血	まれ	特徴的
外傷・手術後の出血	直後からみられる	遅延する
粘膜出血	誘因なしにみられる	外傷後にみられる

(文献1より一部改変)

MEMO　老人性紫斑

- 成因：老化による皮膚の菲薄化，皮下組織の萎縮，血管壁の脆弱化が生じた結果，毛細血管はねじれや些細な外力によって容易に破綻し出血する．
- 好発部位：手背・前腕部（日光に長い間当たっている露出部は皮膚の萎縮や皮下組織の変性が強いため）．時に下肢．
- 特徴：点状出血ではなく不規則な形の斑状出血．健常者の打撲による皮下出血に比して消退する時間が長い．止血検査はすべて正常．

2. 病歴聴取のポイント

- 出血傾向が疑われる患者に対する問診では，先天性か後天性かを念頭に置いて，過去の出血症状の部位，出現時期，家族歴，服薬歴，出血傾向をきたす基礎疾患の有無などについてチェックする（表2-4）．
- 出血部位はどこか？：打撲などの外力による誘因がなく紫斑が出現する場合は出血傾向が示唆される．鼻出血では止血困難（耳鼻科的処置を要するなど）を伴うかどうかを確認すること．関節内出血（関節腫脹，関節痛，関節可動域制限あり）と筋肉内出血（筋肉注射部位の出血など）の原因は，ほとんどが先天性の血友病である．時には消化管出血や血尿がきっかけとなって，出血傾向が見つかる場合もある．
- いつから出血症状が始まったか？：先天性の出血傾向（凝固因子欠損症・異常症など）は，新生児期より出血症状（分娩時の頭蓋内出血，臍出血など）が出現する場合がある．幼児期に筋肉内出血や関節内出血を呈する場合は血友病を強く疑わせる症状である．青年期以降に出現した出血症状は後天性疾患の頻度が高くなるが，軽症の先天性疾患では，成人後に，手術や外傷時の止血困難のために初めて診断されることもある．
- 出血症状が出現した誘因は？：外傷，抜歯，外科手術後，分娩後の止血困難があれば，止血状況を詳しく聞く．これらの処置後に輸血を要した既往があれば，出血傾向が強く疑われる．閉経前の女性には月経の状況を確認すること．「ナプキンが1時間もたない」「レバーのような血のかたまりがたくさん出る」「出血が8日以上続く」といった徴候や鉄欠乏性貧血がある

表 2-4　出血傾向を疑う患者に尋ねるべきこと

①過去の出血症状（止血状況）	・出血部位はどこか？（紫斑，鼻出血，関節内出血，筋肉内出血，消化管出血，血尿など） ・出現時期は？（新生児期，幼児期，青年期，青年期以降） ・出血の誘因は？（手術，外傷，抜歯，分娩，月経過多など）
②家族歴	・出血症状を呈する血縁者がいるか？ ・新生児死亡 ・脳血管障害（脳梗塞・脳出血） ・血族結婚の有無など
③服薬歴	・抗凝固薬（ワルファリン，NOACなど） ・抗血小板薬（アスピリンなど） ・NSAIDs ・ステロイド ・抗がん薬など
④出血をきたす基礎疾患の有無	・肝硬変 ・尿毒症 ・自己免疫疾患など

NOAC：新規経口抗凝固薬 novel oral anticoagulants
NSAIDs：非ステロイド系抗炎症薬　non-steroidal anti-inflammatory drugs

場合は，「月経過多」と考えてよい．
- 家族歴：出血症状を呈する血縁者の存在が確認できれば，先天性出血性疾患の可能性が高くなるが，家族歴が確認できないからといって，先天性の出血傾向を否定することはできない．
- 服薬歴：近年，脳血管障害や虚血性心疾患のために抗凝固薬や抗血小板薬を内服している高齢者が増加しており，薬剤による出血傾向についても注意する必要がある．また，血小板減少をきたす可能性のある薬剤については，☞ 3-E（p.70）を参照のこと．
- 出血をきたす基礎疾患はあるか？：肝硬変や全身性エリテマトーデス systemic lupus erythematosus（SLE）などの，出血傾向をきたしやすい基礎疾患をもっていないかを確認すること．

3. 身体診察のポイント

1）皮　膚

- それは紫斑なのか？：皮疹をみた場合，それが皮膚の表在出血に起因する紫斑か否かの判断を下さなければならない．多くの教科書には「紫斑は圧迫によって褪色となることにより紅斑と鑑別できる」と記されているが，現実には鑑別が難しい場合もある．紅斑以外にも，紫斑と誤りやすい皮疹（血管拡張など）があることを常に念頭に置いて診察すべきである．
- 点状出血と斑状出血 echymosis：紫斑には，直径3mm以下の「点状出血」と，それ以上の大きさの「斑状出血」がある．直径が大きい斑状出血が広範囲にみられれば出血性疾患の可能性が高い．

- 点状出血は毛細血管性の出血に由来するもので，血管壁の異常または血小板の異常を示す．
- 紫斑の色調から発現時期を類推できる．新鮮な出血は赤紫色であり，次いで青紫，茶褐色，黄色と色調を変えて褪色していく．赤紫・青紫色の紫斑は新しい出血（2〜3日以内），茶褐色・黄色の紫斑は古い出血と考えてよい．これらの全段階の色調が混在している場合は，約1週間前から出血が始まり，現在も続いていることを意味する[1]．
- 止血機序の異常による紫斑は，通常隆起を伴わない"nonpalpable purpura"であるが，皮膚血管炎（Schönlein-Henoch紫斑病など）や異常蛋白血症（クリオグロブリン血症など）でみられる紫斑は，隆起が触知できる"palpable purpura"となることがある．

2）眼球，口腔内，鼻腔

- 眼球結膜下出血：止血学的異常を伴わず，放置可能なものが大部分を占めているが，頻繁に繰り返す場合は出血傾向のスクリーニングを行うこともある．
- 歯肉出血：歯周病（歯肉炎，歯周炎）などの局所の問題を伴わない歯肉出血は出血傾向を疑う．出血傾向の場合は，歯肉以外の口腔粘膜にも粘膜出血が認められることがある．
- 鼻出血：頻度は高いが，片側だけの場合は出血傾向ではなく局所的な原因によることが多い．鼻鏡で鼻腔内を観察し異常があれば耳鼻科医にコンサルテーションする．

3）関節・筋肉

- 関節内出血：膝，肘，足関節などの大関節に好発し，局所の腫脹，発熱，疼痛，運動制限を伴う．適切な治療を受けないと，関節の変形や拘縮をきたす．
- 筋肉内出血：注射部位などに出現することが多いが，腸腰筋出血では急性虫垂炎と似た下腹部痛を呈することがあるので注意する．
- 深部（関節・筋肉内）出血の原因は，ほとんどが凝固系の異常であり，特に血友病に特異性が高い．

4）その他の部位

- 消化管出血：血小板の異常や播種性血管内凝固症候群 disseminated intravascular coagulation（DIC）に伴う全身性の出血症状の一環として出現することが多い．出血傾向では消化管全体にわたる多発性出血をみることがある．
- 血尿：出血傾向でみられる血尿は顕微鏡的血尿が多いが，重症例では肉眼的血尿も認められることがある．

✓ Clinical Bottom Line 最低限これだけは

- 皮膚の点状出血＝血小板または血管壁の異常
- 深部（関節，筋肉内）出血＝凝固系の異常（特に血友病）

文献
1) 加藤 淳：出血傾向へのアプローチ．日内会誌，98，1562-1568，2009．
2) Rydz N：Why is my patient bleeding or bruising? Hematol Oncol Clin North Am, 26（2），321-344, 2012.
3) Kruse-Jarres R, Singleton TC, Leissinger CA: Identification and basic management of bleeding disorders in adults. J Am Board Fam Med, 27（4），549-564, 2014.
4) 間宮繁夫：老人性紫斑病．別冊日本臨床・新領域別症候群 22（血液症候群 第 2 版 II），490-491，2013．
5) 間宮繁夫：単純性紫斑病．別冊日本臨床・新領域別症候群 22（血液症候群 第 2 版 II），488-489，2013．

〔宮崎　仁〕

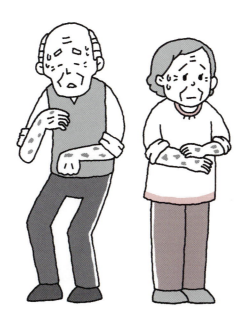

コラム 「しはん」の心配

「先生，手の甲や腕にあざがたくさん出てしまって，私，もう死期が近いのかね？」

「これはねぇ，老人性紫斑といって，お年のせいで血管がもろくなって出血しただけだから，心配ありませんよ」

「えっ，『しはん』，だって！ それは死んで時間がたつと皮膚に出てくるヤツだ．いつもテレビのサスペンス劇場を真剣に見ているから，私だってそれぐらい知ってますよ．まだ死んでもいないのに，『しはん』が出ているなんて，やっぱりお迎えが近いということだわ」

「いやいや，あなたの腕にある『しはん』は，死んじゃった人に出る『死斑』じゃなくて，紫（むらさき）という字のほうの『紫斑』．つまり青あざのことで，発音は同じでも全然違うものなの」

「いろんな『しはん』があるなんて，なんだかややっこしくて頭が痛くなりそう．先生，こんなに青あざができやすいなら，脳の血管も切れやすくなって，私，脳出血でおだぶつになるんじゃない？」

「それも大丈夫．このあざは細い静脈やもっと細い毛細血管からの出血だけど，脳出血は大事な動脈からの出血だから，腕に青あざができたからって，脳出血が起こりやすいわけではありません．脳のことが心配だったら，いつもの血圧を下げる薬をちゃんと飲んでくださいよ」

「ちゃんと飲んでますよ．腕の青あざが大した病気じゃないってことだけはわかったから，今日はもう帰るわ，やれやれ…」

内科開業医とご高齢の患者さんの間で，このような会話が交わされる機会はとても多く，診察室のありふれた光景の1つです．

プライマリ・ケア医が遭遇する頻度ナンバー1の出血性疾患（？）は，間違いなく「老人性紫斑」なのですが，血液学や皮膚科学の教科書を開いてみても，この「お年寄りの青あざ」について詳しく記載されているものは，ほとんどありません．これも，「命に別状のない病気や事象については，深入りせずにとりあえず放置しておく」という，「医師アタマ」の特性がなせるものだと思います．亜鉛の欠乏が増悪因子の1つであるとする報告があるので，老人性紫斑がひどい方は，血中の亜鉛を測定して低値であれば補充するほうがよいでしょう[1]．

ご高齢の患者さんたちは，医師の立場で考えると「些細なこと」と思われる症状について，意外に深く悩まれたり，心配を募らせたりしているもの．もしも，「お年寄りの青あざ」に関する相談を受けたら，きちんと説明してあげてくださいね．

〔宮崎　仁〕

文献　1) Haboubi NY, Haboubi NA, Gyde OH, et al: Zinc deficiency in senile purpura. J Clin Pathol, 38(10), 1189-1191, 1985.

2-C リンパ節腫脹

- 日常診療で遭遇するリンパ節腫脹の原因は多彩であるが，大半はウイルス感染症などに起因する非特異的反応性病変であり，積極的な治療の対象となる病態との鑑別が重要である．
- 病歴，経過，腫脹部位と性状を詳細に評価することが鑑別診断には必要である．
- 病因を特定できず，かつ進行性で確定診断に基づいた治療が必要と判断される場合は生検の適応である．
- 生検は診断の確定と治療の選択には極めて有用であるが，「患者にリスクを強いる行為」であり，実施には慎重な判断が必要である．
- リンパ腫では適切な治療により高率に治癒が期待できるが，組織型の確定と病期・病態に基づいた治療計画が必須である．

1. リンパ節の基本構造 (図2-2)

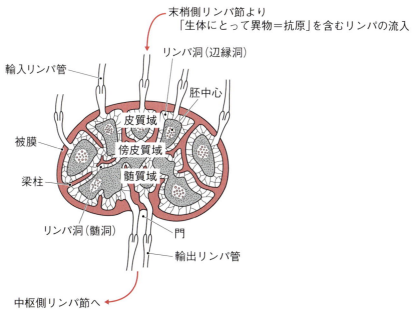

図2-2 リンパ節の基本構造

リンパの流れは，全身的には末梢側から中枢側へ，リンパ節では輸入リンパ管➡辺縁洞➡小柱洞➡髄洞➡輸出リンパ管の一方向性である．リンパ節では免疫機能の活性化によりリンパ流に含まれる抗原を除去する．

- リンパ節はリンパ管経路に存在する長径 1 〜 25 mm の小器官で，深在，表在を合わせ全身には約 600 個が存在する．
- リンパの流れは全身では末梢側から中枢側へ，リンパ節では輸入リンパ管➡辺縁洞➡小柱洞➡髄洞➡輸出リンパ管の一方向性で，最終的に 2 つの主要な総幹管（胸管と右リンパ総幹管）に集約され，左右の鎖骨下静脈へ還流する．

2. リンパ節の主要な機能

- リンパ系臓器として，T，B リンパ球が定着し増殖することで末梢血へリンパ球を供給する．
- 主要免疫臓器として，マクロファージや T，B リンパ球の相互作用によりリンパ流に含まれる微生物や血中の抗原を認識し，細胞性，液性免疫の活性化を介してこれらを除去する．

3. リンパ節腫脹の病態生理

- リンパ節が腫脹する生理学的あるいは病的な機序には以下の 5 つが挙げられる．
  - 対抗原反応によるリンパ球とマクロファージの増加
  - 局所感染に起因する炎症細胞の浸潤
  - 局所で腫瘍化したリンパ球やマクロファージの増殖
  - 転移性悪性腫瘍細胞の浸潤と増殖
  - 脂質代謝異常症における代謝物質を蓄積したマクロファージの浸潤

4. 疫学的事項

リンパ節腫脹を伴う主な疾患を表 2-5 に示した．

- リンパ節腫脹の原因疾患は感染症が最も多い．プライマリ・ケア領域では，70％以上は特異的（伝染性単核球症，トキソプラズマ症，結核など原因を同定），または非特異的（原因不明）な反応性腫脹である．
- 腫瘍性疾患の頻度は 20％未満で，感染性疾患に比べ低い[1]が，加齢に伴い上昇する．
- 鑑別診断には，年齢，既往歴，職歴，臨床経過など種々の背景因子を考慮する必要がある．

5. 鑑別診断の手順とポイント

1）問　診

年齢・性別

- 比較的若年者では，特異的〔EBV または CMV による伝染性単核球症，トキソプラズマ症，結核，風疹，亜急性組織球性壊死性リンパ節炎（菊池病）など原因を同定〕，非特異的な反応性腫脹が 80％以上を占める．

表 2-5 リンパ節腫脹を伴う主な疾患

①感染性疾患	・ウイルス感染：伝染性単核球症（EBV，CMV），水痘，風疹，麻疹，単純ヘルペス，アデノウイルス，HIV など ・細菌感染：溶連菌性咽頭炎，結核，非定型抗酸菌症，梅毒，レプトスピラ症，ネコひっかき病，ジフテリア，非特異的皮膚感染症 ・その他：真菌，クラミジア，マイコバクテリア，マラリア，寄生虫，スピロヘータ感染など
②免疫性疾患（免疫グロブリン異常症）	・膠原病：SLE，関節リウマチ，皮膚筋炎，Sjögren 症候群など ・血清病 ・薬剤反応：フェニトイン，カルバマゼピン，アロプリノール，ヒドララジン，キニジン，カプトプリル，ペニシリン，セファロスポリン，金製剤など ・免疫芽球性リンパ節腫脹症（現在は大部分が T 細胞リンパ腫と考えられている）
③悪性疾患	・リンパ節原発：悪性リンパ腫（HL，NHL），悪性組織球症など ・浸潤，転移：がん，白血病，肉腫，アミロイドーシスなど
④内分泌疾患	・甲状腺機能亢進症，Addison 病など
⑤脂質代謝異常（蓄積）症	・Gaucher 病，Niemann-Pick 病，Fabry 病など
⑥その他，原因不明	・粘膜皮膚リンパ節症候群（川崎病），組織球性壊死性リンパ節炎（亜急性壊死性リンパ節炎，菊池病），軟部好酸球肉芽腫症（木村氏病），Castleman 病，サルコイドーシスなど

EBV：EB ウイルス Epstein-Barr virus，CMV：サイトメガロウイルス cytomegalovirus，HIV：ヒト免疫不全ウイルス human immunodeficiency virus，SLE：全身性エリテマトーデス systemic lupus erythematosus，HL：Hodgkin リンパ腫 Hodgkin lymphoma，NHL：非 Hodgkin リンパ腫 non-Hodgkin lymphoma

◆ 加齢に伴い腫瘍性の割合が増加する．30 歳以下ではリンパ節腫脹の約 80％は良性疾患であるが，50 歳以上では良性疾患の割合は 40％程度に過ぎない．
◆ Hodgkin リンパ腫 Hodgkin lymphoma（HL）は 20 歳前後（主に結節硬化型，左鎖骨上窩リンパ節や縦隔病変の頻度が高い）と，50 歳以降（主に混合細胞型）の二峰性分布を示す．
◆ 非 Hodgkin リンパ腫 non Hodgkin lymphoma（NHL）は一部の組織型を除き加齢とともに増加し，60 歳代に一峰性分布を示す．
◆ SLE や組織球性壊死性リンパ節炎（菊池病）は女性に多く，軟部好酸球肉芽腫症（木村氏病）は男性に多い傾向がある．

既往歴，社会歴

◆ 悪性腫瘍や結核，梅毒，膠原病などの既往，職業歴，外傷歴，ペット飼育の有無，直近の海外渡航歴，薬剤服薬歴，性行動（HIV 感染症を疑う場合）などを確認する．
◆ 成人 T 細胞白血病／リンパ腫 adult T-cell leukemia/lymphoma（ATLL）は，九州，南西諸島の出身者に頻度が高い．本人のみならず両親の出身地も確認する必要がある．

臨床経過

受診までの経過（リンパ節腫脹に気づいた契機，大きさ，疼痛・圧痛の有無，その後の経過，自然消退の有無など）と，発熱，盗汗，体重減少，皮疹，全身瘙痒感の有無は有用な情報となる．

- 2週間程度の経過では，感染症に起因する特異的/非特異的な炎症性腫脹である可能性が高い．
- 数カ月の経過では，結核や非Hodgkinリンパ腫，転移性腫瘍の可能性を考慮する．
- 1年に及ぶ緩徐な経過では，非特異的反応性腫脹の可能性が高いが，結核やHodgkinリンパ腫，低悪性度非Hodgkinリンパ腫も鑑別対象となる．
- 腫瘍性疾患の一部は増大，縮小を繰り返すことがある．いったん縮小した後も完全消失までは経過観察が必要である．

> **MEMO** 頻度は低いが，知っておくべき特異的リンパ節腫脹症
>
> **組織球性壊死性リンパ節炎（菊池病）**
> - 原因不明の良性リンパ節炎で，40歳未満の女性にやや多い．
> - 発熱，自発痛・圧痛のある頸部リンパ節腫脹，白血球減少，貧血，赤沈亢進，末梢血異型リンパ球出現など．
> - 無治療または対症療法で自然軽快．時に対症的にステロイドの投与．
>
> **Castleman病**
> - 原因不明のリンパ増殖性疾患．
> - インターロイキン-6（IL-6）過剰産生に起因する発熱，体重減少，リンパ節腫脹，皮疹，貧血，CRP上昇，多クローン性高γ-グロブリン，低アルブミン，低コレステロールなど．
> - 予後は数年と比較的不良．
> - 限局型は外科的切除，多発型はステロイドなどの免疫抑制療法．近年は抗IL-6抗体（トシリズマブ）の導入．

2）視　診

- リンパ節腫脹部表面皮膚の発赤，紅斑，腫瘤形成の有無，周辺の創傷の有無などを確認する．

3）触　診

リンパ節腫脹では，その他の部位の表在リンパ節腫大，脾腫の有無を確認する必要がある．

部位，大きさ，数，性状

各リンパ節領域に関連頻度の高い疾患を図2-3に示した．これらを中心に鑑別診断を進める．

- 腫脹部位が解剖学的にリンパ節か否かを確認する．頸部では唾液腺，甲状腺，軟骨，囊胞，総頸・外頸動脈との鑑別が，鼠径部では停留精巣や鼠径ヘルニアとの鑑別が必要である．
- 限局性か全身性か，大きさと数，発赤，疼痛，圧痛などの炎症所見や周囲軟部組織との癒着の有無，脾腫の有無を確認する．
- 非連続性に3カ所以上のリンパ節領域にリンパ節腫脹を認める場合は全身性と判断する．
- 正常リンパ節は長径1cm以下であるが，健常成人でも鼠径や頸部（特に顎下）はリンパ節を触知する．鼠径は長径2cm，顎下は1cmまでは正常とする．

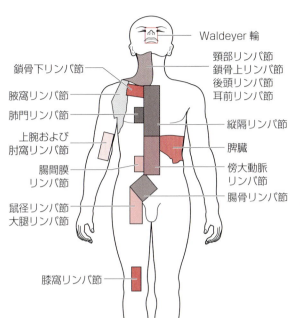

- 後頭部リンパ節：頭部感染，トキソプラズマ症，風疹
- 耳介前部リンパ節：眼瞼・結膜感染
- 化膿性頸部リンパ節：頸部リンパ節結核
- 片側頸部，顎下リンパ節：口腔・歯科疾患，トキソプラズマ症，結核，悪性リンパ腫，頭頸部・甲状腺がん
- 左鎖骨上窩リンパ節：胃，腸管悪性腫瘍転移，Hodgkinリンパ腫
- 右鎖骨上窩リンパ節：肺がん，食道がん
- 両側頸部リンパ節：伝染性単核球症，菊池病
- 片側腋窩リンパ節：乳がん，上肢感染，ネコひっかき病，悪性リンパ腫
- 鼠径リンパ節：各種性病（両側），下肢感染（片側），卵巣がん，子宮頸がん，外陰がん，直腸がん，悪性リンパ腫
- 縦隔リンパ節：悪性リンパ腫，サルコイドーシス，肺がん
- 後腹膜リンパ節：腹腔内炎症性疾患・腫瘍，悪性リンパ腫（悪性リンパ腫は，HL，NHLを含む）

図 2-3　リンパ節領域と各リンパ節領域に関連頻度の高い疾患

MEMO　リンパ節の長径と腫瘍性との関係

リンパ節の長径が 2.0 cm 以上，あるいは 2 方向径の積が 2.25 cm^2 以上の場合は腫瘍性である頻度が多い．

◆ がんの転移，線維化を伴う結核などは石様で硬く，周囲・下層の軟部組織に浸潤・癒着があれば可動性がない．悪性リンパ腫は弾性硬で通常は可動性がある．炎症性では比較的軟らかく圧痛がある．

MEMO　「圧痛あり」のリンパ節は良性か？

腫瘍性でもリンパ節内の出血，免疫反応，壊死を伴う場合などは圧痛がある．

◆ 腹腔内や後腹膜のリンパ節腫脹は腫瘍性である頻度が高いが，腸間膜リンパ節では結核も鑑別対象となる．若年者では胚細胞腫瘍の頻度が高い．

MEMO　脾腫を伴うリンパ節腫脹を診たら

脾腫は触診所見と画像所見とがしばしば一致しない．全身性疾患を疑う場合は，画像検査で脾腫の有無を確認する．脾腫を伴うリンパ節腫脹では，がんの転移は否定的である．

Clinical Bottom Line 最低限これだけは

リンパ節腫脹の鑑別には詳細な病歴聴取と，発熱，体重減少などの全身症状の有無，リンパ節腫脹の性状とその領域範囲，脾腫の有無を確認する必要がある．

6. 臨床検査

　病歴や身体所見から推定される疾患を鑑別できるように検査項目を設定する．図 2-4 に鑑別診断の手順を，表 2-6 にスクリーニング検査，鑑別診断に必要な特殊検査を示した．

- プライマリ・ケア領域において比較的若年者のリンパ節腫脹の鑑別に実施した検査の実態調査では，全血球算定 33％，咽頭培養 16％，胸部 X 線検査 12％であり，リンパ節生検は 3％に実施され，かつその半数は正常か反応性変化との結果であった[2]．
- 良性と悪性との鑑別には種々の画像検査（CT，MRI，超音波，カラードプラー）が有用である．CT と MRI は，頸部リンパ節のがん転移の診断において正確性が高い（感度 65～90％）[3]．
- 頭頸部がん患者の頸部リンパ節腫脹は，超音波検査で長軸（L），短軸（S）の比率（L/S）を測定することで 95％の感度と特異度で良性 / 悪性の鑑別が可能である[4]．
- ^{18}F-FDG-PET/CT はスクリーニング検査として用いるべきではない．

MEMO　sIL-2R はリンパ腫の診断に有用か

血清可溶性インターロイキン-2 受容体（sIL-2R）はリンパ節腫脹の際にしばしば測定されるが，特異性が低く，反応性病変や感染症などでも 1,000 U/mL 程度に上昇することがある．リンパ腫の確定診断後に病勢のサロゲートマーカーとして利用できるが，診断ツールとしての有用性は低い．

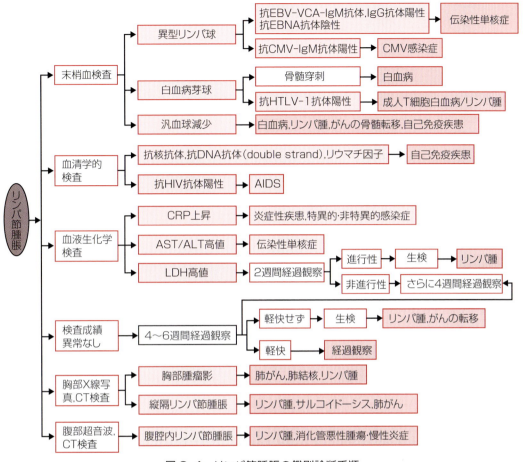

図 2-4　リンパ節腫脹の鑑別診断手順

（文献 5 より一部改変）

表 2-6　リンパ節腫脹を鑑別する一般検査（局所感染症以外の場合）

①スクリーニング検査	・血球数算定および血液像 ・一般血液生化学検査 ・血清学的検査：CRP，リウマチ因子，抗核抗体，抗 DNA 抗体など ・胸部 X 線
②特殊検査（病歴，臨床病態から適応を検討）	・血清検査：血清梅毒検査，およびトキソプラズマ，CMV，EBV 抗体，HTLV-I 抗体，HIV 抗体など ・ツベルクリン反応 ・画像検査：腹部エコー，胸・腹部 CT，^{18}F-FDG-PET/CT（腫瘍性疾患に限る） ・骨髄穿刺（生検）検査
*悪性リンパ腫を疑う場合には	・血清 LDH（およびアイソザイム）：一般に血清 LDH は腫瘍の増殖性（速度）を反映する ・血清 sIL-2R：一般に sIL-2R は腫瘍量を反映する ・その他：CRP，血清免疫グロブリン定量，血清 β_2-ミクログロブリンなども有用

CRP：C 反応性蛋白 C-reactive protein，HTLV-I：ヒト T リンパ球好性ウイルス I 型 human T-cell leukemia virus type I，^{18}F FDG-PET：^{18}F フルオロデオキシグルコースポジトロン断層法 ^{18}F-fluorodeoxy glucose-positron emission tomography，LDH：乳酸脱水素酸素 lactate dehydrogenase，sIL-2R：可溶性インターロイキン-2 受容体 soluble interleukin-2 receptor

7. リンパ節生検

1）生検部位と実施時期

　生検はリンパ節腫脹の診断に最も有用な検査法であるが，患者にはリスクを伴う侵襲的検査である．適応と実施時期は慎重に判断する．

- 早急に診断を確定し治療の実施が必要と判断される場合，あるいは4〜6週間以上にわたり改善傾向がない場合は生検の適応である．
- 生検の要否を判断する所見として，①大きさ（画像上で2方向径の積＞ 2.25 cm^2），②位置（鎖骨上窩），③年齢（＞ 40歳），④性状（硬い，下層と癒着），⑤圧痛（なし）は生検の実施を支持する[6]．

> **MEMO**　リンパ節のサイズと生検実施の判断基準
>
> 長径1.0 cm以下のリンパ節の多くは良性・非特異的である．特に若年者では全身疾患を疑う所見がなければ，生検せずに経過をみるべきである．

- 全身リンパ節腫脹での生検部位は，確定診断率の高さから最大径のリンパ節，または頸部・鎖骨上窩部リンパ節での実施が望ましい[1,7]．
- 細針吸引生検は採取組織量が少なく，がん転移の有無を診断する以外には不適切である．
- プライマリ・ケア医がリンパ節生検の適用を迷う場合は，血液専門医か臨床腫瘍専門医に相談することが望ましい．

2）リンパ節生検時の検査項目と注意事項

　原因疾患の頻度から，主に感染症と腫瘍の鑑別を念頭に検査計画を立てる（表2-7）．

- 診断に有用な臨床情報を病理医に提供し，共有することが正確な診断につながる．

表2-7　リンパ節を生検する際に考慮すべき検査

①組織学的検査：HE染色，免疫組織化学染色—主に悪性リンパ腫，がんの同定・鑑別に関するもの
②捺印（スタンプ）標本による細胞形態学的検査，組織FISH法検査
③細菌学的検査：一般細菌，結核など
④細胞表面マーカー検査：各種モノクローナル抗体を用いたフローサイトメトリー法（主に悪性リンパ腫）
⑤染色体検査：G-banding法（無添加短期培養法で実施する）
⑥遺伝子解析検査
⑦電子顕微鏡検査
＊および生検組織の凍結保存（後日の追加検査に対応）

HE染色：Hematoxylin-Eosin染色，FISH法：fluorescence *in situ* hybridization法，G-banding法：Giemsaバンド染色法

> **MEMO　病理診断依頼書に記載すべき臨床情報**
>
> ①年齢と性別，②リンパ節腫脹の部位と大きさ，肝・脾腫の有無，③生検したリンパ節の部位，④臨床診断，⑤臨床経過の緩急，随伴症状の有無，全身状態，⑥局所所見として，被覆皮膚の発赤，疼痛，圧痛の有無など，⑦主要なスクリーニング検査の結果（画像所見を含む），⑧既往歴（必要に応じて），など．

- 表2-7の検査のうち病理組織検査以外の特殊検査は，ホルマリン固定後は実施困難である．
- 生検部位と検体の処理手順は事前に確認し，1回の生検で鑑別に必要な検査がすべて実施できるように配慮する．
- 可能であれば後日の追加検査に備え，生検組織の一部を凍結保存する．

Clinical Bottom Line 最低限これだけは

> 生検を逡巡し，実施するタイミングを見誤らないように注意する．一方，安易な針生検や無計画なリンパ節生検は厳に避ける必要がある．リンパ節生検の実施を迷う場合は，血液専門医か臨床腫瘍専門医に相談することが望まれる．

8. 生検結果の評価と解釈

- 病理診断結果と臨床病態とが合致しない場合は病理医と再検討し，必要に応じ血液病理専門医にレビューを依頼する（日本病理学会にはコンサルテーションシステムがある）．
- 臨床的に悪性腫瘍が疑われるが，生検で診断が確定できない場合は再生検も検討する．
- 反応性か腫瘍性か判断が困難な場合は，遺伝子解析を実施する（免疫グロブリン重鎖遺伝子再構成，T細胞受容体遺伝子再構成の有無など）．

9. こんなとき専門医へ

- リンパ節生検の要否を迷う場合，またリンパ節生検が必要と判断される場合は，専門医に紹介することが推奨される．特に病態の急速な進行があり，早急に確定診断に基づいた治療が必要と判断される場合，腫瘍性疾患が疑われる場合は，早期に専門医へ紹介することが望ましい．

文献
1) Sinclair S, Beckman E, Ellman L：Biopsy of enlarged, superficial lymph nodes. JAMA, 228 (5), 602-603, 1974.
2) Williamson HA：Lymphadenopathy in a family practice；A descriptive study of 249 cases. J Fam Pract, 20 (5), 449-452, 1985.

3) van den Brekel MW, Castelijns JA：Imaging of lymph nodes in the neck. Semin Roentgenol, 35 (1), 42-53, 2000.
4) Ying M, Ahuja AT, Evans R, et al：Cervical lympadenopathy；sonographic differentiation between tubeculous nodes and nodal metastases from non-head and neck carcinomas. J Clin Ultrasound, 26 (8), 383-389, 1998.
5) 新津 望，岡本昌隆：2．活動状況・各種統計　総論．悪性リンパ腫　臨床と病理―ALTSGの研究から―，平野正美監，成人リンパ腫治療研究会（ALTSG）編，14-28，先端医学社，2005.
6) Pangalis GA, Vassilakopoulos TP, Boussiotis VA, et al：Clinical approach to lymphadenopathy. Semin Oncol, 20 (6), 570-582, 1993.
7) Saltzstein SL：The fate of patients with nondiagnostic lymph node biopsies. CA Cancer J Clin, 16 (3), 115-116, 1966.

- Henry PH, Longo DL：リンパ節腫脹と脾腫．ハリソン内科学16版，福井次矢，黒川　清監，353-358，メディカル・サイエンス・インターナショナル，2006.
- 井野晶夫：リンパ節腫脹の診断の進め方．血液・腫瘍科，49（Suppl 4），265-269，2004.
- 山下智子，岡本昌隆：悪性リンパ腫の鑑別診断．臨床編Ⅱ．診断法．診断と鑑別診断／悪性リンパ腫の診断と鑑別診断．日本臨牀社，65（Suppl 1），342-345，2007.

〔岡本昌隆〕

悪性リンパ腫の施設病理医診断と血液病理医診断, および血液病理医間の診断一致率について —central review に基づく解析

　筆者らの成人リンパ腫治療研究会 (Adult Lymphoma Treatment Study Group) では, 1998 年 1 月より 2003 年 12 月までの 6 年間に延べ 10 施設で悪性リンパ腫と施設診断した 1,367 例を連続登録し, 6 名の血液病理医による中央診断を実施した. その結果, 施設診断は非 Hodgkin リンパ腫 non-Hodgkin's lymphoma (NHL) で中央診断では Hodgkin リンパ腫 Hodgkin's lymphoma (HL) と変更とされた例が 4 例, 逆に施設診断は HL で中央診断では NHL と変更された例が 6 例あった. また施設診断がリンパ腫であった 20 例 (1.5%) は, 非リンパ腫病変として**表 1** のように診断が修正された[1]. これらの症例にはリンパ腫の治療が実施されていた.

　一方, 施設診断では類縁疾患 (非リンパ腫, 反応性病変) と診断されていた 22 例のうち 1 例は NHL と診断された.

　悪性リンパ腫は, 現行の WHO 分類第 4 版 (2008 年) では HL は 2 群 5 病型, NHL は 5 群 48 以上の病型に細分類されている. これら細病型まで診断が確定した症例における 6 名の血液病理医間の診断一致率は, B 細胞性 NHL では 969 例中 928 例 (96%), T/NK 細胞リンパ腫は 184 例中 172 例 (93%) であり, HL では 98 例中 90 例 (92%) であった. B 細胞リンパ芽球性リンパ腫 (63%), 濾胞性リンパ腫のグレード (86〜91%), 縦隔 (胸腺) 大細胞型 B 細胞リンパ腫 (86%), 末梢性 T 細胞リンパ腫非特異型 (85%) は診断一致率が低かった. 濾胞性リンパ腫のグレードは, WHO の「blue book」に 400 倍視野での中心芽細胞の数を具体的に示してグレードを規定しているが, 現実には病理医は直感的な組織像の印象でグレードを判断しているようで, 病理医個々に一定の傾向があり, グレードに関する意見の一致率が低い原因であったと考えられる.

　また, 最近では血液病理医も細胞表面形質, 染色体分析結果を重視し, 濾胞性リンパ腫のグレードの推定に染色体分析結果を参考にすることも少なからずある. WHO 分類は 2016 年に改訂が予定されているが, リンパ腫は腫瘍細胞の起源と責任遺伝子変化によりさらに細分化される傾向にある. 近年のリンパ腫の治療は各組織型ごとに特異的な治療法が選択されることから, 別項に示したリンパ節生検時の検査の重要性は増している.

〔岡本昌隆〕

表 1 中央診断による施設診断の修正

施設診断	中央診断	
Hodgkin リンパ腫	非特異的反応性病変	1 例
非 Hodgkin リンパ腫	非特異的反応性病変	12 例
非 Hodgkin リンパ腫	その他の腫瘍 　急性骨髄性白血病 FAB M0 　がん転移 　顆粒球肉腫 　横紋筋肉腫 　胚細胞腫 　その他の肉腫	7 例 1 1 1 1 1 2

文献 1) 岡本昌隆：総論 悪性リンパ腫の病型頻度. 悪性リンパ腫臨床と病理―WHO 分類（第 4 版）に基づいて, 吉野　正, 中峯寛和, 岡本昌隆ら編著, 74-81, 先端医学社, 2009.

〔岡本昌隆〕

「悪性リンパ腫」の社会的認知度・知名度を考える

　1832年にThomas HodgkinがHodgkin病の概念を報告して180余年が経つが，高名な外科医であるTheodor Billrothが「悪性リンパ腫」の用語を最初に用いた（1871年）ことは血液内科医にも案外知られていない．

　患者や家族にリンパ腫を告知する場合，「聞いたことがない」「どんな病気ですか？」と質問されることも多く，疾患の詳細はともかく白血病や再生不良性貧血と比べるとリンパ腫の社会的知名度の低さが実感される．リンパ腫はまれな疾患ではなく，厚生労働省の統計では2010年度臓器別年齢調整（昭和60年日本人モデル人口）罹患率では第7位（結腸，直腸を大腸で一括すれば6位，性別では男性7位，女性10位）で，男女合わせて11.1人（粗率は18.7人）／10万人／年（白血病は6.2人）である（国立がん研究センターがん対策情報センター，http://ganjoho.jp/professional より）．実に罹患数では白血病の2倍，再生不良性貧血の10倍近い数であるが，医師国家試験では上位5臓器（5大がん）までしか問われないので，医学生や医療従事者にもほとんど知られていないのが事実である．

　リンパ腫は比較的高齢者に多く，また臓器特異性がなく（約半数はリンパ節以外から発症する）病型も多彩（Hodgkinリンパ腫は2群5病型，非Hodgkinリンパ腫は5群48病型以上に分類）である．一方，病型により差はあるが，白血病に比べ概して治癒割合も高いことから，地味で"華々しさ"がなく映画や小説の主人公には不向きなのかもしれない．しかし，多発性骨髄腫でもすでに40年前に小説の主人公として取り上げられている（渡辺淳一『無影燈』，角川文庫，1974年刊）．では著名人にリンパ腫患者はいないのか？　墓碑銘を見れば青島幸男（直木賞作家，元東京都知事），高原須美子（第42代経済企画庁長官，経済評論家，第4代プロ野球セントラルリーグ会長），諸井虔（実業家，元経済同友会副代表幹事，日経連副会長），宮脇俊三（紀行作家），内藤武敏（俳優），リチャード・ハリス（アイルランド，俳優）…，存命の政治家与謝野馨氏も著書（『全身がん政治家』文芸春秋社，2012年刊）でリンパ腫であったことを公表している．芸能界，著名人に多彩な顔ぶれが記憶される白血病と比べ多彩ではあるが，"知る人ぞ知る"である．最近では夏川草介『神様のカルテ3』（小学館文庫，2014年刊）の古狐先生，石田衣良『6 teen』（新潮文庫，2012年刊）のユズル君，映画「あなたへ」（東宝，2012年）では高倉健が演ずる主人公倉島英二の妻洋子はリンパ腫の設定である．しかし，古狐先生は50歳代後半と思われるがリンパ芽球性リンパ腫，ユズル君は小児悪性リンパ腫，洋子さんは診断時に末期のリンパ腫といずれも臨床的にはまれな設定である．著者がマニアックなのか，医療監修の見落としであろうか．ようやく映画，小説に取り上げられるようになったリンパ腫であるが，不正確な描写も多い．情報が氾濫する現代こそ，われわれは専門医として正しい情報を発信し，リンパ腫の社会的認知度，知名度の改善に努める必要がありそうだ．

〔岡本昌隆〕

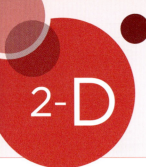

2-D 発熱・易感染性

- 発熱とは「深部体温が正常な日内変動を逸脱して上昇している状態」と定義される．
- 発熱患者を診察するに当たっては，その発熱が急性か慢性かによってアプローチの仕方を変える必要がある．
- 急性の発熱患者の診察ポイントは「敗血症＋α」のrule out（rule in）である．
- 慢性の発熱患者の診察ポイントは「結核，悪性疾患，膠原病」のrule in（rule out）である．
- 易感染状態の患者は典型的な臨床症状や検査所見をきたしにくいことが多い．プライマリ・ケア医は「この所見は何か変?!」と思える臨床力を身につけておく必要がある．

1. 最初のステップ

1）急性の発熱患者を診た場合

◆ 発熱は一般外来でみられる最もありふれた症候の1つである．
◆ 急性の発熱患者を診たとき最初に行うことは，その熱が原因検索の時間的余裕があるのか，急いで治療を始めなければならないかを見極めることである．
◆ 緊急度の高い疾患には敗血症，化膿性髄膜炎，急性喉頭蓋炎，心不全を伴う感染性心内膜炎など感染性疾患が多いが，悪性症候群，セロトニン症候群，甲状腺クリーゼも劇的な経過をとり得ることを忘れない．
◆ 重症度の指標となる身体所見 toxic appearance や red flag sign を見落とさない（表2-8）．

表2-8 発熱患者の toxic appearance & red flag sign

①悪寒戦慄，衰弱した外観，高熱・低体温（敗血症の10％は低体温で来院）
②低血圧，頻脈，頻呼吸（→グラム陰性桿菌による菌血症の可能性）
③乏尿（→急性腎不全）
④意識の混濁，せん妄（家族からの「急にボケちゃって」という病歴）（→敗血症）
⑤心肺機能の低下（→敗血症，心不全）
⑥新たに出現した心雑音（→心内膜炎）
⑦点状出血，急激に広がる皮疹，広範な粘膜出血病変（→敗血症，DIC）
⑧著明な白血球増加または減少，血小板減少，汎血球減少（→血液悪性腫瘍）
⑨代謝性アシドーシス（→乳酸アシドーシス）

DIC：播種性血管内凝固症候群 disseminated intravascular coagulation

> **MEMO** 敗血症を見落とさないための "key sentence"
>
> - 2016年2月に米国集中治療医学会 Society of Critical Care Medicine（SCCM）では，敗血症を『感染症に対する制御不能な宿主反応によって引き起こされた生命を脅かすような臓器障害』と定義し，臓器障害を『SOFA score が2点以上増加するもの』とした．
> - ICU で使用されることの多い SOFA score は一般医にはなじみが薄く，ベッドサイドで使用できる quick SOFA（qSOFA）が提唱された（表）．
>
> 表　quick SOFA
>
> | |
> |---|
> | ・呼吸回数 22 回/分以上 |
> | ・精神状態の変化 |
> | ・収縮期血圧 100 mmHg 未満 |
> | 2つ以上を満たし，かつ感染症を疑う場合を敗血症とする |
>
> Singer M, Deutschman CS, Seymour CW, et al. The Third International Consensus Definitions for Sepsis and Septic Shock (Sepsis-3). JAMA. 2016 Feb. 23：315（8）：801-10 より
>
> - 敗血症性ショックの定義も『適切な輸液負荷にもかかわらず，平均動脈圧 65 mmHg 以上を維持するために循環作動薬が必要で，血清乳酸値が 2 mmol/L（18 mg/dL）より高いもの』に変更されている（普段の血圧を知っておくことが大事）．
> - C 反応性蛋白 C-reactive protein（CRP）は感染症か非感染症かの区別にはあまり役に立たない（感度 67%，特異度 67%）ばかりか，重症度を含めた病態の評価にはほとんど役にたたない．
> - プロカルシトニン procalcitonin（PCT）は細菌による敗血症の診断にある程度有用（感度 88.0%，特異度 86.0%）であり，特に早期敗血症の診断に有用である．
> - 乳酸値は敗血症の予後予測に有用であるが，やはり緊急では測定できず，プライマリ・ケアの現場では使用しにくい．
> - 実は，もっと役に立つのが血小板の値．血小板の減少は多臓器不全や予後増悪を予測する独立した危険因子である．

2）慢性の発熱患者を診た場合

◆「かぜだと思って市販の総合感冒薬を飲んでも治らなくて，お医者さんに行って抗生物質もらっても治らなくて…」のパターン．一般的には不明熱 fever of unknown origin（FUO）の原因疾患が鑑別対象となる．

◆ 古典的な FUO は，Petersdorf と Beeson が 1961 年に定義したもの．38.3℃ 以上の熱が3週間以上続き，入院1週間のワークアップで原因のわからないものをいっていた．

◆ その後，画像などの診断技術の進歩，治療による免疫抑制者の増加，後天性免疫不全症候群 acquired immunodeficiency syndrome（AIDS）の出現，アメリカを中心とする極端な入院期間の短縮などにより，新たな FUO の定義が提唱された（表2-9）[1]．

表 2-9 新しい FUO の定義（Durack と Street の分類）

①古典的 FUO	・38.3℃以上の発熱が数回 ・上記エピソードが 3 週間以上持続 ・3 回の外来通院，入院 3 日間の精査でも原因不明
②院内感染症の FUO	・急性期の治療を受けている患者で 38.3℃以上の発熱 ・入院時には平熱であった（あるいは潜伏期であった） ・入院 3 日間の精査でも原因不明．適切な細菌培養検査でも 2 日間陰性
③顆粒球減少症の発熱	・2 回以上 38℃以上の発熱を記録 ・顆粒球が 500/mm^3 以下か，1～2 日以内に 500/mm^3 以下になると予想される ・入院 3 日間の精査でも原因不明．適切な細菌培養検査でも 2 日間陰性
④HIV 感染症の発熱	・38℃以上の発熱が数回 ・HIV 抗体が陽性であり外来で 3 週間あるいは入院で 3 日間持続 ・適切な精査を 3 日間しても原因不明．適切な細菌培養検査でも 2 日間陰性

（文献 1 より）

◆ FUO の原因頻度に関するいくつかの報告があるが，いずれの報告も感染症が約 30％，結合組織病・膠原病が約 20％，悪性新生物が約 10～15％，血管炎疾患群が約 10％であり，大方のイメージどおり感染症，結合組織病・膠原病，悪性新生物の 3 つが主要な原因疾患である（また，どんなにワークアップしても 30％以上は原因がわからないといわれている）[2-5]．

◆ まず行うのは結核の否定（日本は依然として結核蔓延国！）．

◆ 悪性新生物の中では悪性リンパ腫 malignant lymphoma（ML）が最多 52％[6]．大腸リンパ腫では発熱と下痢のみが症状で粘膜生検が必要となる．白血病患者でも発熱をきたすが，高齢者では白血病の前段階〔塗抹標本で所見がわかりにくい骨髄異形成症候群 myelodysplastic syndrome（MDS）〕でも発熱をきたし得る．

◆ FUO として受診した血液疾患患者が，必ずしも盗汗や体重減少といった，いわゆる全身症状（B 症状）を伴うわけではない．しかし，必ず聴取しなければいけない病歴である．

◆ リンパ節腫脹はその数，大きさ，圧痛の有無，可動性などが診断のきっかけになることがあるが，最終的には生検をする必要がある〔☞ 2-C（p.17）参照〕．

◆ 熱型のフォローは，従来いわれているほど診断には寄与しない．しかし，Hodgkin リンパ腫の stage B では異常 T 細胞が間欠的に発熱性物質を放出して不定期の発熱をきたし，それに正常体温の期間が続く（Pel-Ebstein fever）．また，周期性好中球減少症では 21 日周期で好中球減少をきたし，好中球数が最も少ないときに発熱をきたすことが多い．

◆ MDS で FUO をきたす場合は，特徴的な染色体異常（trisomy 8）をもち，Behçet 病類似の口内炎や陰部潰瘍，回盲部潰瘍を合併することがあるが，末梢血での形態異常を伴わないこともあり，疑わなければ診断が難しい．

◆ FUO にさまざまな臓器障害を合併する病態として血球貪食性リンパ組織球症 hemophagocytic lymphohistiocytosis（HLH）や血栓性血小板減少性紫斑病 thrombotic microangiopathy（TMA）がある．いずれも背景に基礎疾患をもつ場合が多く，その中に血液疾患が含まれる．

MEMO 発熱患者に血液疾患を考慮する "keyword" と "鑑別疾患"
（一瞬「あれ？」っと思ってみる）

keyword	想起する血液疾患	鑑別疾患
眼球病変	悪性リンパ腫	転移
リンパ節腫脹	悪性リンパ腫 リンパ節腫脹をともなう良性疾患	ネコひっかき病，結核，LGV，EBV・CMVなどのウイルス感染症，トキソプラズマ症，HIV感染，成人Still病，SLE，ブルセラ症，Whipple病，菊池病，サルコイドーシス
胸骨痛	白血病	骨髄転移，Tietze病，流行性筋痛症
肝腫大	悪性リンパ腫	アルコール性肝疾患，肝細胞がん，転移，回帰熱，肉芽腫性肝炎，Q熱，腸チフス
脾腫大	白血病 悪性リンパ腫	結核，ブルセラ症，亜急性細菌性心内膜炎，CMV感染症，EBV感染症，関節リウマチ，サルコイドーシス，オウム病，回帰熱，アルコール性肝疾患，腸チフス，ロッキー山紅斑熱，菊池病
脾臓部圧痛	骨髄増殖性腫瘍 白血病	転移，骨髄浸潤，ブルセラ症，骨髄炎
腰背部痛	骨髄腫 （急性溶血反応）	膿胸，感染性心内膜炎，胆嚢炎・総胆管結石，膵炎，腎盂腎炎，腹部大動脈瘤，腎梗塞，脊髄圧迫症状
精巣上体炎，精巣炎	悪性リンパ腫	結核，ブルセラ症，レプトスピラ症，伝染性単核球症，ブラストミセス症，がん，血管炎症候群
倦怠感	血液疾患全般	がん，伝染性単核球症，腸チフス，SLE，関節リウマチ，トキソプラズマ症，黄疸を伴わない肝炎
皮疹	悪性リンパ腫 Sweet病	成人Still病，SLE，Beçhet病，血管炎症候群，敗血症，髄膜炎菌髄膜炎，感染性心内膜炎，toxic shock syndrome，麻疹，風疹，CMV感染症，EBV感染症，HIV感染症，薬疹（Stevens-Johnson症候群，TEN，DIHS）
骨痛	骨髄腫 悪性リンパ腫	がん転移，粟粒結核，深在性真菌症，チフス

LGV：性病性リンパ肉芽腫 lymphogranuloma venereum，EBV：EBウイルス Epstein-Barr virus，CMV：サイトメガロウイルス cytomegalovirus，HIV：ヒト免疫不全ウイルス human immunodeficiency virus，SLE：全身性エリテマトーデス systemic lupus erythematosus，Q熱：query fever，TEN：中毒性表皮壊死症 toxic epidermal necrolysis，DIHS：薬剤性過敏症症候群 Drug-induced hypersensitivity syndrome

（文献7より一部改変）

2. 検査のポイント

- 血液疾患に特異的な症状はなく，いつもと違う重篤感を訴える患者には積極的に血液検査を行うべき．
- プライマリ・ケアのセッティングで病歴や画像診断のみで発熱患者から血液疾患を rule in することは難しく，血液検査を行う閾値を下げておく必要がある．
- 一般的には発熱患者に，①白血球数が多い，あるいは少ない，②幼若球が出現している，③貧血がある，④血小板が低下している，⑤2系統以上の血球減少があるときに血液疾患を疑う．
- 白血球数が増加し，かつ芽球以外の幼若球が出現している場合は慢性骨髄性白血病，成熟リンパ球数＞5,000/μL の場合は慢性リンパ性白血病の可能性がある．急いで専門科コンサルトを．
- 好中球数＜500/μL の場合は，原疾患にかかわらず内科的エマージェンシー．急いで感染管理が行える施設へのコンサルトが必要．
- 貧血を認めた場合，その貧血が自分の手に負えるかどうかの判断が重要．平均赤血球容量 mean corpuscular volume（MCV）や網赤血球（骨髄造血能を反映），ビタミン B_{12}，葉酸などの確認と共に，便潜血の有無も確認．
- 血小板が低下している場合，凝固検査（プロトロンビン時間 prothrombin time（PT），活性化部分トロンボプラスチン時間 activated partial thromboplastin time（APTT），フィブリノーゲン，フィブリン・フィブリノーゲン分解産物 fibrin/fibrinogen degradation products（FDP），D-ダイマー）も追加する（詳細は☞「5-1. 血液学的エマージェンシーの播種性血管内凝固症候群（p.198）」を参照）．
- 生化学検査から血液疾患を疑うことは難しいが，発熱患者の乳酸脱水素酵素 lactate dehydrogenase（LDH）や尿酸値の上昇は白血病やリンパ腫を疑う材料になる．
- 有核赤血球があり，溶血がなければ骨髄浸潤を示唆する．

MEMO FUO ＋血液検査異常をきたす疾患

血球減少		HLH，TMA
白血球分画異常	リンパ球増加・異型リンパ球	伝染性単核球症，慢性リンパ性白血病，ML
	好酸球増加	ML，慢性骨髄性白血病，好酸球増加症候群
	幼若芽球	急性白血病，慢性骨髄性白血病，がんの骨髄転移，播種性結核
血球形態異常		TMA（破砕赤血球），巨大血小板・pseudo-Pelgar 奇形（MDS）

ML：悪性リンパ腫 malignant lymphoma

Clinical Bottom Line 最低限これだけは

「いつもと違うんです」という発熱患者には積極的に血液検査を！　血液疾患を疑うきっかけは，①白血球数が多い，あるいは少ない，②幼若球が出現している，③貧血がある，④血小板が低下している，⑤2系統以上の血球減少がある．

MEMO　慢性活動性 EBV 感染症 chronic active Epstein-Barr virus infection (CAEBV)

- 慢性または反復性の伝染性単核球症（infectious mononucleosis）様の症状が長時間継続し，抗 EBV 抗体の異常なパターンを特徴とするリンパ増殖性疾患．
- 欧米よりも東アジア（特に日本）に多く，全年齢層で発症する．
- EBV は人に感染するヘルペスウイルスのうち，唯一腫瘍ウイルスとしての側面をもち，B 細胞（Burkitt リンパ腫，移植後リンパ球増殖性疾患，Hodgkin リンパ腫），T 細胞（鼻性 T/NK リンパ腫），上皮由来細胞（咽頭がん，胃がん）の原因となる[8]．
- NK リンパ球に EBV が感染している人では蚊にさされた後の皮膚が強くただれる（蚊アレルギー）ことが知られ，このような人では将来的に高率に CAEBV や EBV 関連性悪性リンパ腫を発病するといわれている[9]．
- 多くの場合，3 週以上にわたる 38.3 ℃を超える発熱，血球減少による貧血・出血症状，肝脾腫などを呈し，多くの場合重篤な症状を呈するが，慢性的な倦怠感などで現れる症例も報告されている．
- 合併症は，HLH，心筋炎，冠動脈瘤，肝不全，間質性肺炎など多臓器に及ぶ[9]．

3. 易感染患者と出会ったら

◆ 患者が易感染状態となる原因は，①好中球の異常：好中球減少（好中球数＜ 500/μL）ならびに好中球機能低下（糖尿病，肝硬変，透析患者などにみられる），②細胞性免疫の低下（ステロイド・免疫抑制薬の使用，造血幹細胞移植後，AIDS，Hodgkin リンパ腫をはじめとする悪性リンパ腫などでみられる），③液性免疫の低下（多発性骨髄腫，慢性リンパ性白血病による免疫グロブリンの量的・機能的低下，脾臓の摘出・機能低下などでみられる）にわけられる[10]．

◆ 発熱患者に一般採血を行って見つかる易感染状態は好中球減少と細胞性免疫不全．好中球減少時はどのような細菌感染も起こし得る（特に問題となるのは緑膿菌と黄色ブドウ球菌）．細胞性免疫不全の場合は，**表 2-10** に示すような起因菌を考える[10]．高齢者は細胞性免疫不全をもっていると心得ること．

◆ 「採血に問題なし＝易感染状態否定」ではない．抗体が絡む液性免疫不全の存在も考慮する（液性免疫不全に関しては成書参照）．

表 2-10　細胞性免疫不全と問題となる微生物の例

	起因菌
ウイルス	ヘルペスウイルス属（HSV, VZV, EBV, CMV）
細　菌	*Listeria, Legionella, Mycobacterium, Nocardia, Salmonella, Staphylococcus aureus*
真　菌	*Aspergillus, Pneumocystis, Cryptococcus, Candida*
寄生虫	*Toxoplasma, Isospora, Cyclospora, Strongyloides*

HSV：単純ヘルペスウイルス herpes simplex virus，VZV：水痘‐帯状疱疹ウイルス varicella-zoster virus

- 特に緊急性の高い易感染患者は好中球減少症におけるグラム陰性桿菌による菌血症と，脾摘患者における肺炎球菌やインフルエンザ桿菌による菌血症である．尿路感染症や腹腔内感染症，脾摘患者の呼吸器感染症も迷わず入院できる施設へ紹介を．
- 典型的な感染症の症状・症候の出現はないものと考える（胸部X線写真で浸潤影を呈さない肺炎，髄液細胞数増加を伴わない髄膜炎，混濁尿を欠く尿路感染症など）．そのため，病歴・身体所見がより重要になる〔AIUEOS（☞ Clincal Bottom Line 参照）をチェック！〕[10]．
- 発熱患者の約半数に感染症が存在し，好中球が $100/mm^3$ にまで減少した患者の1/5に菌血症が存在するといわれている．
- 通常のよくみられる起因菌に加え，菌交代ではなく，はじめから緑膿菌や真菌の感染症もあり得る．

✓ Clinical Bottom Line 最低限これだけは

好中球減少患者をみたら，以下の"AIUEOS"をチェックする．
- A：anus（肛門）
- I：indwelling catheter（血管内カテーテル）
- U：upper GI（上部消化管）
- E：eye（眼）
- O：oral（口腔内）
- S：skin（皮膚），sinus（副鼻腔）

- 一口に「好中球減少」といっても，年齢，患者背景，症状の程度などでその後の対応もさまざま．紹介前（あるいは治療開始前）にリスク評価を行う（表2-11）[11]．
- 好中球減少患者に対する抗生物質の選択，治療期間などに関してはいくつかのガイドラインが発表されている[12]．
- 1973～2004年に行われた好中球減少患者に対して抗生物質予防投与を行った95のトライアルでは，プラセボ・無治療に比較して抗生物質予防投与はリスクを減少させ，特にニューキノロン系抗生物質の投与は全原因死亡率，感染症関連死亡率，発熱，臨床的に記載された感染症，微生物学的に記載された感染症のいずれも減少させた[13]．

表 2-11　好中球減少患者から低リスク患者を見つける『MASCC リスクスコア』

特　徴		ウエイト
疾患による負荷	微候または症状がない	5
	中等度の症状	3
低血圧がない		5
COPD がない		5
真菌感染症のない悪性疾患，または血液悪性疾患		4
脱水症状がない		3
外来患者		3
60 歳未満		2

21 点以上を低リスクとする．（重篤な感染症を発症する可能性は 5% 以下）ただし，原則的に 16 歳以上には適用されない．
COPD：慢性閉塞性肺疾患 chronic obstructive pulmonary disease

（文献 11 より）

◆ 好中球減少患者に対する白血球増加因子〔顆粒球コロニー刺激因子 granulocyte colony stimulating factor（G-CSF）〕の投与は，一般的に専門医の管理下で行うことが望ましいとされてきたが，アメリカ臨床腫瘍学会 American Society of Clinical Oncology（ASCO）が 2006 年に改訂したガイドラインでは一次予防の段階からの G-CSF 投与が推奨されている．また，2011 年に出版されたアメリカ感染症学会 Infectious Diseases Society of America（IDSA）の『発熱性好中球減少症ガイドライン』でもリスクが 20% を超える場合の予防的な G-CSF 投与が推奨されており，今後はプライマリ・ケア医による G-CSF 投与が一般化する可能性がある [14, 15]．

 Clinical Bottom Line 最低限これだけは

発熱患者の red flag sign 〜直ちに専門医へ〜
- 外傷歴がない胸骨痛，説明のつかないリンパ節腫脹・脾腫，高齢者の貧血を伴う腰痛
- 鉄剤に全く反応しない貧血
- 白血球減少，特に幼若球の出現
- 白血球減少患者で幼若球が出現していなくても，①グラム陰性桿菌による菌血症を疑うとき，②低リスク群（表2-11）に分類されないとき
- 血小板減少，FDA 上昇に D-ダイマー上昇を伴う

文献

1) Durack DT, Street AG : Fever of unknown origin ; re-examined and redefined. Current Clinical Topics in Infectious Disease, Remington JS, et al (eds), Blackwell, 35-51, 1991.
2) Mourad O, Palda V, Detsky AS : A comprehensive evidence-based approach to fever of unknown origin. Arch Intern Med, 163 (5), 545-551, 2003.
3) de Kleijn EM, Vandenbroucke JP, van der Meer JW : Fever of unknown origin (FUO). I A. prospective multicenter study of 167 patients with FUO, using fixed epidemiologic entry criteria. The Netherlands FUO Study Group. Medicine, 76 (6), 392-400, 1997.
4) Iikuni Y, Okada J, Kondo H, et al : Current fever of unknown origin 1982-1992. Intern Med, 33 (2), 67-73, 1994.
5) Shoji S, Imamura A, Imai Y, et al : Fever of unknown origin : a review of 80 patients from the Shin'etsu area of Japan from 1986-1992. Intern Med, 33 (2), 74-76, 1994.
6) de Kleijn EM, Vandenbroucke JP, van der Meer JW: Fever of unknown origin (FUO). I A. prospective multicenter study of 167 patients with FUO, using fixed epidemiologic entry criteria. The Netherlands FUO Study Group. Medicine (Baltimore), 76, 392-400, 1997.
7) Tolia J, Smith LG : Fever of Unknown Origin ; Historical and Physical Clues to Making the Diagnosis. Infect Dis Clin North Am, 21 (4), 917-936, 21, 2007.
8) Kanegane H, Nomura K, Miyawaki T, et al: Biological aspects of Epstein-Barr virus(EBV)-infected lymphocytes in chronic active EBV infection and associated malignancies. Crit Rev Oncol Hematol, 44, 239-249, 2002.
9) 前田明彦, 佐藤哲也, 石浦嘉人ら：慢性活動性EBウイルス感染症：この10年間で解明されたこと. 臨床とウイルス 34 (3); 123-132, 2006.
10) 青木 眞：免疫不全と感染症. レジデントのための感染症診療マニュアル 第2版, 1133-1220, 2007.
11) Klastersky J, Paesmans M, Rubenstein EJ, et al : The Multinational Association for Supportive Care in Cancer Risk Index ; Scoring System for Low-Risk Febrile Neutropenic Cancer Patients. J Clin Oncol, 18 (16), 3038-3051, 2000.
12) Hughes WT, Armstrong D, Bodey GP, et al : 2002 guidelines for the use of antimicrobial agents in neutropenic patients with cancer. Clin Infect Dis, 34 (6), 730-751, 2002.
13) Gafter-Gvili A, Fraser A, Paul M, et al : Meta-analysis : antibictic prophylaxis reduces mortality in neutropenic patients. Ann Intern Med, 142 (12pt 1), 979-995, 2005.
14) Smith TJ, Khatcheressian J, Lyman GH, et al : 2006 update of recommendations for the use of white blood cell growth factors ; an evidence-based clinical practice guidelines. J Clin Oncol, 24 (19), 3187-3205, 2006.
15) Freifeld AG, Bow EJ Sepkowitz KA, et al: Clinical Practice Guideline for the Use of Antimicrobial Agents in Neutropenic Patients with Cancer: 2010 Update by the Infectious Diseases Society of America; Clinical Infectious Diseases, 52, e56-93, 2011.

〔安藤大樹, 山中克郎〕

Chapter 3

血液データ異常から考える

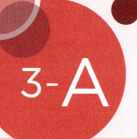

3-A 赤血球の減少（貧血）

- 体内の赤血球総量が減少した状態を，「貧血」とよぶ．貧血は疾患ではなく症候であり，背後に存在する原因をつきとめる必要がある．
- 病態生理学的にみると，貧血は以下の3つのメカニズムのいずれかで生じる．①急性または慢性の失血・出血，②骨髄での赤血球生産低下，③赤血球破壊亢進（溶血）．
- 実際には，病歴・診察所見から推論された「病態生理学的アプローチ」と，全血球計算 complete blood counts（CBC），網赤血球数，末梢血スメア所見などの情報に基づく「形態学的アプローチ」とを組み合わせて，貧血の鑑別診断を進めていく．

1. 最初のステップ

◆ 貧血が新たに生じたものか，以前から慢性的に存在したのかは，極めて重要な情報なので，過去のCBCデータがあれば必ず調べておくこと．

◆ 貧血だけか，他の血球系の異常も伴っているか：図3-1に貧血の診断に関する最初のステップを示した[1]．まず，貧血に加えて白血球数および血小板数の増減を伴っているかをチェックする．

◆ 3系統すべての血球減少，すなわち汎血球減少は，腫瘍細胞の骨髄浸潤や，全血球系統の産生を抑制する重大な疾患〔☞ 3-G 参照（p.86）〕の存在を示唆するので，直ちに専門医による精査が必要である．

◆ 2系統の血球減少（貧血＋白血球減少または貧血＋血小板減少）についても，骨髄異形成症候群 myelodysplastic syndrome（MDS）とその関連疾患などの鑑別を要するため，原則として専門医による評価の対象となる〔☞ 4-E 参照（p.145）〕．

◆ 白血球の増加を伴う貧血では，炎症性疾患，急性白血病，慢性骨髄増殖性腫瘍〔慢性骨髄性白血病 chronic myelogenous leukemia（CML），骨髄線維症〕，慢性リンパ性白血病 chronic lymphocytic leukemia（CLL）などを鑑別する〔☞ 3-D 参照（p.60）〕．血小板増加を伴う貧血では，本態性血小板血症 essential thrombocythemia（ET），5q-症候群などを鑑別する〔☞ 3-F 参照（p.80）〕．

◆ 網赤血球の増加はあるか：次に網赤血球数をチェックする．高値であれば赤血球破壊亢進（溶血）なので，溶血性貧血の原因診断へと進む．正常〜低値であれば，平均赤血球容量 mean corpuscular volume（MCV）をチェックする．

◆ MCVに注目して鑑別を進める：貧血の原因特定におけるMCVの感度・特異度は，共に高くないが，小球性貧血（MCV＜80 fL），正球性貧血（MCV 80〜100 fL），大球性貧血（MCV

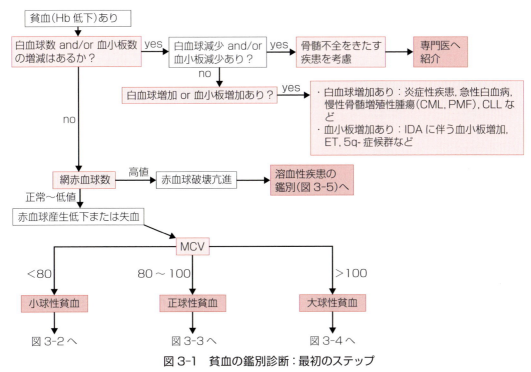

図 3-1　貧血の鑑別診断：最初のステップ

PMF：原発性骨髄線維症 primary myelofibrosis
CLL：慢性リンパ球性白血病 chronic lymphocytic leukemia

- ＞100 fL）の 3 つのカテゴリーに整理して考えることは，臨床上有用である[2]．

 Clinical Bottom Line 最低限これだけは

貧血患者を診たら，まず MCV と網赤血球を「読む」．

2. プライマリ・ケアで診る小球性貧血

- プライマリ・ケアで遭遇する小球性貧血患者の原因を**表 3-1** に示したが，圧倒的多数は，鉄欠乏性貧血 iron deficiency anemia（IDA）である（検査前確率 80％）〔☞ 4-A 参照（p.124）〕．
- しかし，「MCV 低値＝鉄欠乏」ではないし，「血清鉄低値＝ IDA」でもない．MCV 低値，血清鉄低値というだけで，IDA と診断して鉄剤の投与を行ってはいけない．**図 3-2** の手順で鑑別を行うこと[3]．
- IDA の次に頻度の高い小球性貧血は，慢性疾患に伴う貧血 "anemia of chronic disease（ACD）" である．ACD も IDA と同様に MCV 低値，血清鉄低値となるため，両者の鑑別が重要となる．IDA と ACD の鑑別には，血清フェリチン値が最も有用．血清フェリチン値 12 ng/mL 未満なら IDA と確定できる（陽性尤度比 50）[3-6]．ACD を IDA と誤診して，不要な鉄剤を投与することは避けるべきである〔鑑別の詳細は，4-A（p.124），4-C（p.135）を参照のこと〕．
- IDA と診断したら，さらに鉄欠乏の原因（月経過多，消化管出血など）を必ず検索し，基礎

表3-1 プライマリ・ケアで遭遇する小球性貧血

鉄欠乏性貧血（IDA）	最も頻度が高い．鉄欠乏をきたす基礎疾患の同定が必須
慢性疾患に伴う貧血（ACD）	IDAの次に頻度が高い．IDAと誤診しないために，血清フェリチンの測定・評価を行う
サラセミア	頻度はまれだが，遭遇する機会はあり得る．蔓延地域（東南アジアなど）からの移住者，旅行者に注意
鉄芽球性貧血	頻度はまれ．骨髄検査による評価が必要となる

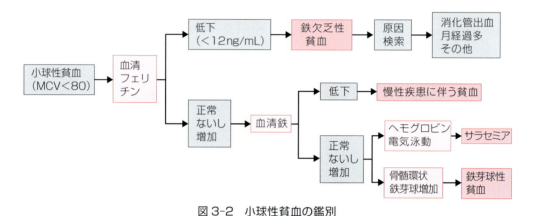

図3-2 小球性貧血の鑑別

疾患を探し出すこと．

- サラセミアを見逃さない：日本におけるプライマリ・ケアの外来診療でも，頻度はまれであるが，サラセミアの患者に遭遇する機会はあり得る．最新の分析結果に基づく推定では，日本人における発生頻度は，βサラセミア1/1,000人，αサラセミア1/3,500人程度と決して少なくない[8]．日本におけるサラセミアは，保因者または軽症型（ほとんどが軽症βサラセミア）であるために，大部分の患者は，見逃されているか，IDAと誤診されているものと思われる．最近では，蔓延地域（東南アジアなど）からの旅行者や移住者を診療する場面も増えているので注意を要する．CBCは「①貧血の程度は軽い，②MCVが極端に低値（60 fL台が多い），③赤血球数 red blood count（RBC）は増加」という，非常に特徴的な所見を呈する．血清鉄と血清フェリチンは，正常～増加を示す．末梢血スメアでは，標的赤血球 target cellが認められるので，検査室に検鏡を依頼するとよい．簡易的なスクリーニングとして，Mentzer index（MEMO参照）が有用である．確定診断にはヘモグロビン電気泳動や遺伝子解析などが必要となる．
- IDAあるいはACDと診断できない小球性貧血については，原則として専門医へのコンサルテーションを行うこと（骨髄穿刺や異常ヘモグロビン症の検索などが必要となるため）．

✓ Clinical Bottom Line 最低限これだけは

血清フェリチン値は小球性貧血の鑑別に必須．血清鉄が低値というだけで，鉄剤投与を開始するのは御法度！　必ずフェリチン値を確認．

> **MEMO** Mentzer index
>
> IDA とサラセミアを鑑別するために用いられる指標.
> 　計算式：MCV/RBC（×10^6）
> 13 以下である場合はサラセミアの可能性あり.

3. プライマリ・ケアで診る大球性貧血

◆ プライマリ・ケアで遭遇する大球性貧血の原因を**表 3-2** に示した.

◆ 大球性貧血を呈する患者に遭遇する機会は，プライマリ・ケアの外来でも決してまれではない．しかし，大球性貧血の代表的疾患として知られる巨赤芽球性貧血を診る頻度は低い．アメリカで行われた自宅で生活する地域住民 300 万人を対象とした大規模調査では，65 歳以上の高齢者貧血の原因のうちで，「ビタミン B_{12} 欠乏のみ」であった患者の頻度は 6% を占めるに過ぎない[9].

◆ 実際にプライマリ・ケア医が診ている大球性貧血は，MCV 100〜110 fL の範囲の非巨赤芽球性貧血で，「高齢者における原因不明の貧血 unexplained anemia of the elderly（UAE）」とよばれるものが主体となる〔☞詳細は 4-I 参照（p.172）〕．プライマリ・ケア医の役目は，経過観察のみでよい場合が多い UAE と，見逃して治療が遅れると神経系合併症などによる障害を残す可能性もある巨赤芽球性貧血とを，大球性貧血のなかで明確に鑑別することにある．鑑別の手順を**図 3-3** に示した.

◆ MCV 100〜110 fL のレベルでは巨赤芽球性貧血である可能性は極めて低い．MCV が 110 fL を超えると，巨赤芽球性貧血の可能性が出てきて，130 fL 以上となる疾患は「巨赤芽球性貧血以外にはない」と言っても過言ではない（特異度 100%）[2].

表 3-2 プライマリ・ケアで遭遇する大球性貧血

非巨赤芽球性貧血	巨赤芽球性貧血
(MCV 100〜110 fL)	(MCV 110 fL 以上)
・<u>アルコール多飲</u> ・肝疾患 ・甲状腺機能低下症 ・骨髄異形成症候群（MDS） ・<u>成因不明</u>	・ビタミン B_{12} 欠乏 　・<u>胃切除術後</u> 　・悪性貧血 　・その他（加齢，菜食主義など） ・葉酸欠乏 　・アルコール依存症 　・薬剤性（抗痙攣薬服用など） 　・その他（妊娠，偏食など） ・ビタミン B_{12} および葉酸値正常 　・薬剤性（がん治療薬など）

＊下線は遭遇する頻度が高いものを示す.

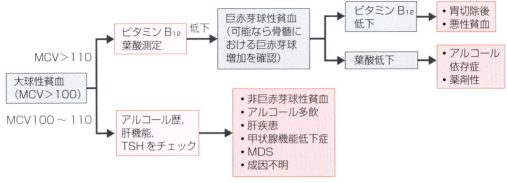

図 3-3　大球性貧血の鑑別

TSH：甲状腺刺激ホルモン thyroid stimulating hormone

表 3-3　巨赤芽球性貧血の検査所見（プライマリ・ケア医が実施可能なもの）

末梢血	MCV：110fL 以上 ・RDW：高値（RDW-CV 15% 以上） ・血液像：過分葉好中球，大卵形赤血球 macroovalocyte，赤血球大小不同 ・網赤血球数：低下 ・白血球数，血小板数：減少（汎血球減少）
生化学（無効造血の反映）	LDH：高値 ・間接ビリルビン：高値 ・血清ハプトグロビン：低値
精密検査	血清ビタミン B_{12} または葉酸：低値 ・抗内因子抗体／抗壁細胞抗体：陽性（←悪性貧血の場合）

◆ 巨赤芽球性貧血を疑わせる病歴：胃切除（特に胃全摘術）の既往，アルコール多飲，極端な偏食や厳格な菜食主義の有無，現在服用中の薬剤について確認する．

◆ 巨赤芽球性貧血を疑わせる症候：皮膚の変化（蒼白と軽微な黄疸のため"lemon-yellow skin"とよばれる），舌の変化（舌乳頭が萎縮し表面が平滑となり疼痛を自覚する．Hunter 舌炎とよばれる），年齢不相応の白髪などについて注目する．ビタミン B_{12} 欠乏に伴う神経病変は，亜急性脊髄連合変性症として知られているが，四肢のしびれや脱力，下肢の振動覚低下，歩行障害，深部反射亢進，病的反射などの症候が出現する場合がある．

◆ MCV 110 fL 以上の貧血を診たら，表 3-3 に示した検査項目についてチェックを行う．巨赤芽球性貧血の本態である「DNA 合成障害による無効造血（骨髄内における赤芽球レベルの溶血）」を示唆する検査異常，すなわち，LDH 上昇，間接ビリルビン上昇，汎血球減少があれば巨赤芽球性貧血である可能性はさらに高まる．同時に，血液検査の検体を提出している検査室／検査センターに対して，「血液像で過分葉好中球，大卵形赤血球 macroovalocyte，赤血球大小不同があるかどうか確認してほしい」と依頼する．さらに，RDW（red cell distribution width：赤血球分布幅）値にも注目する．赤血球容積が不均一になると RDW は高くなるので，巨赤芽球性貧血では RDW 高値（RDW-CV 値で 15% 以上）となる〔☞詳細は 3-K（p.114）参照〕．RDW は特別に依頼しなくても，検体を自動血球計数装置にかけると，必ず「自動的に」測定

される検査項目なので，検査室 / 検査センターに問い合わせれば簡単に教えてくれる．
- 「胃全摘術から 5 年以上経過しており，血清ビタミン B_{12} が測定感度以下」といった典型例では，それ以上の精査は不要である．胃切除術の既往がなく，悪性貧血を疑う場合は，抗内因子抗体，抗壁細胞抗体の測定や，萎縮性胃炎の確認のために上部消化管内視鏡検査を行う場合もある．なお，古くから教科書に記載されてきた有名な Schilling 試験（ビタミン B_{12} 吸収試験）は，検査キットの出荷が途絶えたため，現在では臨床検査として行われることはない．
- MCV 100 〜 110 fL のレベルでは，巨赤芽球性貧血である可能性は低いので，アルコール乱用，肝疾患，甲状腺機能低下症などの原因を検索する．
- 上記の鑑別を行っても原因が不明の場合は，「原因不明の大球性貧血」として MDS や特殊な溶血性貧血などを除外する必要があるので，専門医へ紹介する[10]．

4. プライマリ・ケアで診る正球性貧血

- このカテゴリーには，雑多な基礎疾患が数多く混在している．プライマリ・ケアの外来で遭遇する頻度が高いのは，二次性貧血であり，その中には，ACD と腎性貧血が含まれる．図 3-4 に鑑別の手順を示した[11]．ACD/ 二次性貧血以外のものは，原則として専門医へのコンサルテーションが必要となる〔☞ 4-C（p.135）参照〕．

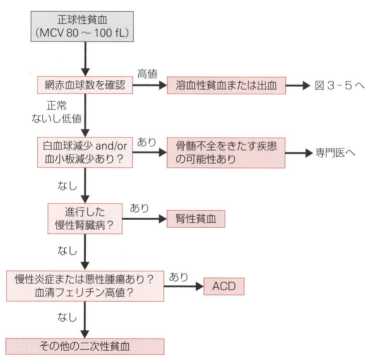

図 3-4　正球性貧血の鑑別

5. プライマリ・ケアで診る溶血性貧血

- プライマリ・ケア医としては，溶血所見を見逃さないようにするだけでよい．
- 溶血所見とは，正球性貧血，網赤血球増加，乳酸脱水素酵素 lactate dehydrogenase (LDH) 増加，間接ビリルビン増加，血清ハプトグロビン減少である．病型診断のための検査（図 3-5）は専門医が行う．
- 溶血性貧血では，しばしば貧血が急激に進行し，重篤化することがあるので，溶血性貧血が疑われたらすみやかに専門医に紹介する（☞第 5 章参照）．

6. 患者さんのマネジメント

- 貧血の治療は原因となる疾患により異なる．正しい診断の手順をふまずに，単に Hb と血清鉄が低値という理由だけで，鉄剤の投与を開始してはならない！

7. こんなとき専門医へ

- IDA と明らかな ACD/ 二次性貧血以外の貧血については，原則として専門医へコンサルテー

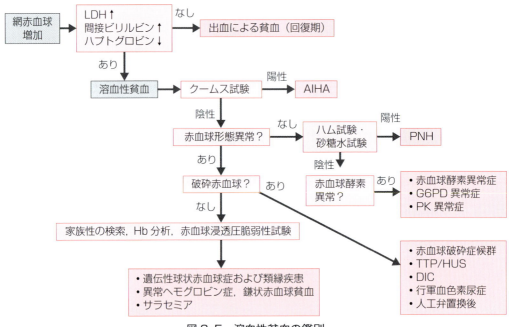

図 3-5　溶血性貧血の鑑別

Hb：ヘモグロビン hemoglobin, AIHA：自己免疫性溶血性貧血 autoimmune hemolytic anemia, PNH：発作性夜間ヘモグロビン尿症 paroxysmal noctural hemoglobinuria, G6PD：グルコース-6-リン酸脱水素酵素 glucose-6-phosphate dehydrogenase, PK：ピルビン酸キナーゼ pyruvate kinase, TTP：血栓性血小板減少性紫斑病 thrombotic thrombocytopenic purpura, HUS：溶血性尿毒症症候群 homolytic uremic syndrome, DIC：播種性血管内凝固症候群 disseminated intravascular coagulation

ションすることを推奨する.
◆ 特に以下の場合は, 必ず専門医を受診させること.
- 汎血球減少を認めた場合.
- 強い溶血所見を認めた場合.
- 適切な診断手順をふんでも, 貧血の原因がはっきりしない場合.
- IDA と考え鉄剤を投与しても, 貧血が改善しない場合.

> ✓ **Clinical Bottom Line** 最低限これだけは
>
> 貧血の red flag sign（危険信号）〜直ちに専門医へ〜
> - 汎血球減少を伴う貧血
> - 強い溶血発作を認めるとき

8. 患者さんへの説明ポイント

◆ 貧血の背後には必ず原因となる疾患が隠れているので, それを探し出して治すことが重要である.

◆ IDA 以外の貧血では, 鉄を多く含む食品や鉄剤を摂取しても改善しないことを理解してもらう.

文献

1) Koury MJ, Rhodes M: How to approach chronic anemia. Hematology Am Soc Hematol Educ Program, 2012: 183-190, 2012.
2) Djulbegovic B : Red blood cell problems. Reasoning and Decision Making in Hematology, Djulbegovic B, et al (eds), 13-57, Churchill Livingston, 1992.
3) DeLoughery TG: Microcytic anemia. N Engl J Med, 371 (14), 1324-1331, 2014.
4) Camaschella C: Iron-deficiency anemia. N Engl J Med, 372 (19), 1832-1843, 2015.
5) Killip S, Bennett JM, Chambers MD: Iron deficiency anemia. Am Fam Physician, 75 (5), 671-678, 2007.
6) 日本鉄バイオサイエンス学会治療指針作成委員会編：鉄剤の適正使用による貧血治療指針 改訂第2版. 響文社, 札幌, 2009.
7) Weiss G, Goodnough LT: Anemia of chronic disease. N Engl J Med, 352 (10), 1011-1023, 2005.
8) 山城安啓, 服部幸夫：日本におけるヘモグロビン異常症：その特徴と諸外国との比較. 臨床血液, 56 (7), 752-759, 2015.
9) Guralnik JM, Eisenstaedt RS, Ferrucci L, et al: Prevalence of anemia in persons 65 years and older in the United States: evidence for a high rate of unexplained anemia. Blood, 104 (8), 2263-2268, 2004.
10) Younes M, Dagher GA, Dulanto JV, et al: Unexplained macrocytosis. South Med J, 106 (2), 121-125, 2013.
11) Brill JR, Baumgardner DJ: Normocytic anemia. Am Fam Physician, 62 (10), 2255-2264, 2000.

〔宮崎 仁〕

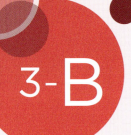

3-B 赤血球の増加（多血症）

- 赤血球増加症（多血症）には，①身体全体の赤血球量 red cell mass が実際に増加している"絶対的"赤血球増加症 absolute polycythemia，②循環血漿量 plasma volume が減少している"相対的（見かけの）"赤血球増加症 relative / apparent polycythemia，③両者が混在している病態がある．
- プライマリ・ケア医が遭遇する赤血球増加症の圧倒的多数は，喫煙に起因する"smokers' polycythemia"であるが，専門医への紹介が必要な真性赤血球増加症を見逃さないことも大切である．

1. 赤血球増加症の原因となる疾患の頻度を知る

◆ 赤血球増加症はプライマリ・ケア医が遭遇する頻度の高い症候であるが，その診断に当たっては，赤血球増加症の原因となる基礎疾患の有病率 prevalence や検査前確率 pretest probability を知ることが重要である[1,2]（表3-4）．

◆ 喫煙者の赤血球増加症の圧倒的多数は，喫煙そのものが赤血球増加の原因となっている．喫煙者の赤血球増加症における，真性赤血球増加症 polycythemia vera（PV）や喫煙以外の原因の二次性赤血球増加症の頻度は1％以下である[2]．

◆ 非喫煙者の赤血球増加症の原因としては，喫煙以外の原因による相対的赤血球増加症の頻度が高いが，PVも30％程度を占めているので注意を要する．

表3-4 赤血球増加症診断に有用な臨床疫学データ

赤血球増加症の原因となる主要疾患の有病率	喫煙：600〜1,000/10万人 真性赤血球増加症：1〜2/10万人 腫瘍：0.2〜0.7/10万人
赤血球増加症の病因診断における検査前確率	・喫煙者 　喫煙：98％ 　真性赤血球増加症：1％ 　腫瘍およびその他の原因：1％以下 ・非喫煙者 　相対的赤血球増加症：(喫煙以外の原因による) 65％ 　真性赤血球増加症：33％ 　腫瘍およびその他の原因：1％

（文献1，2より一部改変）

> **Clinical Bottom Line** 最低限これだけは
>
> 喫煙者の赤血球増加症の98％は，喫煙そのものが赤血球増加の原因となっており，真性赤血球増加症やその他の原因による赤血球増加症の頻度は1％に過ぎない．

2. プライマリ・ケアで遭遇する赤血球増加症の原因

- 赤血球増加症には，①身体全体の赤血球量が実際に増加している絶対的赤血球増加症，②循環血漿量が減少している相対的（見かけの）赤血球増加症，③両者が混在している病態がある．
- 絶対的赤血球増加症と相対的赤血球増加症の鑑別を厳密に行うには，放射性同位元素を用いた循環赤血球量の測定が必要であるが，検査手法が煩雑であるために実際の臨床ではほとんど行われていない．
- プライマリ・ケアの外来診療で遭遇する可能性がある赤血球増加症の原因について表3-5に示した[3-5]．次にその要点を述べる．

1）相対的赤血球増加症

- 相対性赤血球増加症とは，以下のような原因で，循環血漿量が減少して血液濃縮が生じた結果，見かけ上で赤血球増加が起こっている（循環赤血球量は増加していない）病態である．
- 急性の原因：嘔吐，下痢，高熱が長びく場合や重症熱傷などに伴う脱水により血液濃縮が生

表3-5　プライマリ・ケアで遭遇する赤血球増加症の原因

相対的（見かけの）赤血球増加症 循環血漿量の減少	＜急性＞ ・嘔吐，下痢，高熱，重症熱傷などに伴う脱水／血液濃縮 ＜慢性＞ ・Gaisböck症候群（いわゆる「ストレス赤血球増加症」） 　→喫煙，肥満，高血圧，飲酒，ストレス（？）が関与 ・長期にわたる不適切な利尿薬の投与
絶対的赤血球増加症 赤血球量の増加	＜クローナルな疾患＞ ・真性赤血球増加症（真性多血症） ＜二次性赤血球増加症 secondary polycythemia＞ ◆低酸素血症の関与あり 　・喫煙 　・慢性閉塞性肺疾患（COPD） 　・睡眠時無呼吸症候群／高度な肥満に伴う低換気状態 　・チアノーゼを伴う心疾患 　・腎疾患（腎動脈狭窄など） ◆低酸素血症の関与なし 　・エリスロポエチン（EPO）産生腫瘍（腎がん，肝細胞がんなど） 　・薬剤性（アンドロゲン，赤血球造血刺激因子製剤）

COPD：慢性閉塞性肺疾患 chronic obstructive pulmonary，EPO：エリスロポエチン erythropoietin

じた結果，相対性赤血球増加症が発生することがある．脱水が補正されれば赤血球増加は消失する．
- 慢性の原因：喫煙，肥満，高血圧，飲酒などの背景をもつ中高年の男性に，軽度〜中等度の赤血球増加症が認められることは古くから知られており，1905年にGaisböckが報告したことから，欧米ではGaisböck症候群という名前で知られている[3, 6]．その後，この病態は循環赤血球量が増加していない相対性赤血球増加症であることが判明し，心理的ストレスの影響を考慮して「ストレス赤血球増加症」とも呼ばれるようになった[7]．しかし，慢性的な精神心理的ストレスが血液濃縮を引き起こすという明確なエビデンスはないので，ストレス赤血球増加症という病名は妥当ではない．禁煙や肥満の解消により多くの患者では赤血球増加は改善する[5]．Gaisböck症候群以外の原因としては，長期にわたる不適切な利尿薬の投与も本症の原因となる．

2）真性赤血球増加症（PV）

- PVは，造血幹細胞レベルの異常によって生じる骨髄増殖性腫瘍myeloproliferative neoplasms（MPN）の1つで，クローナルな血液疾患である．〔☞ MEMO「クローナルclonalな疾患とは？」参照（p.82）〕
- PVの患者では，ほぼ全例で*JAK2*遺伝子に関連した変異が認められ，診断やクローナル・マーカーとして用いられるようになっている（☞ MEMO「*JAK2*遺伝子」参照）．
- PVの診断は世界保健機関World Health Organization（WHO）分類の診断基準に則って行われる．2008年版の基準を**表3-6**に示す[8]．

MEMO　*JAK2*遺伝子

PVの患者で*JAK2*遺伝子変異（V617F変異またはエクソン12変異）が，ほとんどのケースで認められることがわかった[9]．*JAK2*はEPOなどのサイトカイン細胞内シグナル伝達を担うチロシンキナーゼであり，PV発症の鍵を握っている遺伝子である．2008年に改訂されたWHO分類から，*JAK2*遺伝子変異の有無を重視した新しいPVの診断基準が使われるようになっている（ただし，わが国では2015年現在のところ，*JAK2*遺伝子に関する臨床検査は保険未収載）．*JAK2*阻害薬の臨床試験も行われており，PVの診断および治療戦略は大きな転機を迎えている．

3）二次性赤血球増加症

- 二次性赤血球増加症は，低酸素血症が関与している病態と関与していない病態に大別できる．
- 低酸素血症が関与している病態：喫煙が最も多い（☞ MEMO「smokers' polycythemia」参照）．それ以外には，COPD，睡眠時無呼吸症候群／高度な肥満に伴う低換気状態，チアノーゼを伴う心疾患などでも発生する．

表 3-6 真性赤血球増加症の診断基準（WHO 分類 2008 年版）

大基準	1. Hb 値が男性 18.5 g/dL，女性 16.5 g/dL を超える もしくは 赤血球量増加を示す他の所見の証明 　• Hb 値もしくは Ht 値が，年齢，性別，居住地の高度を考慮した基準値の 99 パーセンタイルを超える 　• Hb 値が男性 17 g/dL，女性 15 g/dL を超え，かつ個々の症例の基礎値（鉄の補充により補正されない）より，2 g/dL 以上上昇している場合 　• 赤血球量が予測値の 25% 以上を超える 2. JAK2V617F，もしくは機能的に類似な *JAK2* 変異が存在
小基準	1. 骨髄生検において，赤血球系，顆粒球系，巨核球系細胞の著明な増殖により過形成を示す 2. 血小板 EPO 低値 3. 内因性赤芽球系コロニー形成

大基準の 2 項目と小基準の 1 項目を満たすか，大基準の第 1 項目と小基準の 2 項目を満たす
Hb：ヘモグロビン hemoglobin，Ht：ヘマトクリット hematocrit

◆ 低酸素血症が関与していない病態：頻度はまれであるが，エリスロポエチン産生腫瘍（腎がん，肝細胞がんなど）を見落とさないこと．

> **MEMO** smokers' polycythemia
>
> 喫煙者で赤血球増加が発生する機序は，CO ヘモグロビン濃度の上昇による循環赤血球量の増加と，循環血漿量の減少の両者が関与している[10]．同時に肥満，高血圧，飲酒の合併が認められることが多い．当然のことながら，禁煙により赤血球増加症は改善される．

3. プライマリ・ケアにおける赤血球増加症鑑別のステップ

◆ Ht 値を測定し，男性 52%，女性 48% 以上の高値が 2 カ月以上にわたって持続していれば「赤血球増加症」と診断できる[11]．

◆ Ht 値が男性 60%，女性 55% 以上の著明な高値を示す場合は，絶対的赤血球増加症である可能性が非常に高い（検査前確率 99%）ため，直ちに専門医療機関での精査を考慮すること[1]．

◆ 開業医のオフィスでも実施可能な，鑑別診断のための診療項目は，①病歴，②脾腫の有無（身体診察・腹部超音波），③経皮的動脈血酸素飽和度 oxygen saturation by pulse-oximeter（SpO_2），④全血球計算 complete blood count（CBC），⑤血清フェリチン，⑥血清 EPO，⑦血清ビタミン B_{12}，⑧好中球アルカリホスファターゼ neutrophil alkaline phosphatase（NAP）である．

◆ 赤血球増加症診療におけるプライマリ・ケア医の役目は，無治療で経過観察可能な相対的赤血球増加症（大半は smokers' polycythemia）と，専門医療機関での評価・治療を要する PV やその他の二次性赤血球増加症とを区別することである．以下に，プライマリ・ケアにおける赤血球増加症鑑別のステップを示す[3, 4, 11, 12]．

1）ステップ1 〜病歴〜

- 年齢・性別：40歳以下の若年者ではPVの発症は極めてまれ．慢性の相対的赤血球増加症（いわゆる「ストレス赤血球増加症」）の大部分は，中高年の男性である．
- 喫煙歴：常習喫煙者で，Ht値が男性57％，女性52％以下の中等度〜軽度の赤血球増加ならば，smokers' polycythemiaと直ちに診断できるので，それ以上の評価は不要である．
- 現病歴・既往歴：COPD，先天性心疾患，高血圧，肥満，腎疾患および血液濃縮（脱水，熱傷，嘔吐・下痢など）に関する現病歴・既往歴についてチェックすること．
- 「多血」に伴う自・他覚症状：頭痛，頭重感，めまい感，顔面紅潮（深紅色の口唇・鼻尖），手掌紅潮，眼瞼結膜や口腔粘膜の充血など．真性赤血球増加症では高ヒスタミン血症に伴う皮膚瘙痒感，痒疹，消化性潰瘍が認められる場合がある．

2）ステップ2 〜脾腫の有無〜

- 脾腫の有無を身体診察または腹部超音波検査で確認する．
- PVの診断における脾腫の診断的価値は，感度70％，特異度100％である．脾腫と高度のHt値上昇（男性57％，女性52％以上）の両者を認めたら，PVである可能性は極めて高くなる．

3）ステップ3 〜 CBC・フェリチン〜

- 白血球数，血小板数を確認する．
- 白血球増加（発熱や感染がない状態で12,000/μL以上）や血小板数増加（45万/μL以上）が認められれば，骨髄増殖性腫瘍（PV，慢性骨髄性白血病 chronic myelogenous leukemia（CML），本態性血小板血症，原発性骨髄線維症）の可能性を考慮すること．
- 血清フェリチン：PVでは赤血球造血亢進による鉄不足のためにフェリチンの低下が認められることが多い．

4）ステップ4 〜 SpO_2 〜

- パルスオキシメータで，SpO_2を測定する．
- SpO_2が低値であれば，低酸素血症が関与している二次性赤血球増加症の基礎疾患（COPD，肺性心，先天性心疾患など）の有無について検索する．睡眠時無呼吸および高度な肥満に伴う低換気状態では，覚醒時のSpO_2は正常である場合が多いため注意すること．

5）ステップ5 〜特殊検査（EPO・ビタミンB_{12}・NAP）〜

- 外注検査で測定可能なEPO，ビタミンB_{12}，NAPを調べることが鑑別診断に役立つ場合がある．
- 血清EPO濃度が異常に低値（20 mU/mL以下）であればPV，正常〜高値であれば二次性赤血球増加症の可能性が高まるが，感度や特異度のばらつきが大きく，診断的な価値はさほど大きくない．
- 異所性EPO産生腫瘍の頻度：①腎がん，②肝細胞がん，③小脳血管腫．
- ビタミンB_{12}・NAP：PVでは，ビタミンB_{12}高値（900 pg/mL以上），NAP高値（NAPスコ

ア100以上）となる．二次性赤血球増加症では両者とも正常．慢性骨髄性白血病では，ビタミンB_{12}高値，NAP異常低値となる．

4. 患者さんのマネジメント

◆ smokers' polycythemia や，いわゆる「ストレス赤血球増加症」を含む相対的赤血球増加症の患者は，無治療で経過観察するのみでよい．喫煙者には禁煙を，肥満者には減量の支援を行うこと．瀉血を行ってはいけない．
◆ 基礎疾患を有する二次性赤血球増加症については，原疾患の治療・管理を行う．
◆ 確定診断のついたPVの管理（瀉血療法など）は，専門医に任せるべきである．

5. こんなとき専門医へ

◆ 前述した鑑別のステップで，PVや喫煙以外の基礎疾患を有する絶対的赤血球増加症（二次性赤血球増加症）が疑われる患者は，すべて専門医療機関へ紹介する．特にHt値男性60％，女性55％以上の場合は原則として精査の対象となる．

6. 患者さんへの説明ポイント

◆ 赤血球増加症の原因が喫煙や肥満にあることをよく理解してもらい，禁煙を強力にすすめる．減量，節酒，ストレスの緩和など，生活習慣の改善に努めるように指導する．

文献

1) Titmarsh GJ, Duncombe AS, McMullin MF, et al: How common are myeloproliferative neoplasms? A systematic review and meta-analysis. Am J Hematol, 89 (6), 581-587, 2014.
2) Djulbegovic B: Diagnostic approach to polycythemia. Reasoning and decision making in hematology, Djulbegovic B, et al(eds), Churchill Livingston, New York, 79-83, 1992.
3) Kremyanskaya M, Mascarenhas J, Hoffman R: Why dose my patient have erythrocytosis? Hematol Oncol Clin North Am, 26 (2), 267-283, 2012.
4) Vannucchi AM: How I treat polycythemia vera. Blood, 124 (22), 3212-3220, 2014.
5) Messinezy M, Pearson TC: Apparent polycythaemia: diagnosis, pathogenesis, and management. Eur J Haematol, 51 (3), 125-131, 1993.
6) Russell RP, Conley CL: Benign polycythemia: Gaisboeck's syndrome. Arch Intern Med, 114, 734-740, 1964.
7) Lawrence JH, Berlin NI: Relative polycythemia; the polycythemia of stress. Yale J Biol Med, 24 (6), 498-505, 1952.
8) Swerdlow SH, Campo E, Harris NL, et al (eds): WHO Classification of Tumours of Haematopoietic and Lymphoid Tissues. Lyon, International Agency for Research on Cancer, 2008.
9) 枝廣陽子：遺伝子変異情報をMPNの診療にどのように活用すべきか．臨血, 56 (8), 949-955, 2015.
10) Smith JR, Landaw SA: Smoker's polycythemia. N Engl J Med, 298 (1), 6-10, 1978.
11) McMullin MF, Bareford D, Campbell P, et al: Guidelines for the diagnosis, investigation and management of polycythaemia/erythrocytosis. Br J Haematol, 130 (2), 174-195, 2005.
12) Tefferi A, Barbui T: Polycythemia vera and essential thrombocythemia: 2015 update on diagnosis, risk-stratification and management. Am J Hematol, 90 (2), 163-173, 2015.

〔宮崎　仁〕

3-C 白血球の減少

- プライマリ・ケアの外来診療で遭遇する白血球減少の大部分は好中球減少症であり，好中球以外の白血球減少をみるのはまれである．ほとんどは感染症に伴う一過性の軽度な減少であり，経過観察のみですむことが多いが，なかには緊急な対処や専門医へのコンサルテーションが必要な場合もある．

1. プライマリ・ケアにおける白血球減少鑑別のステップ

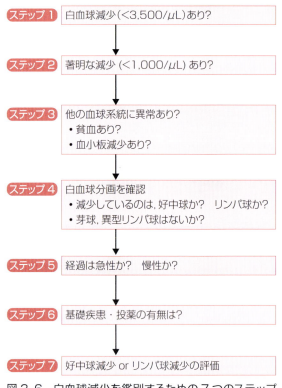

図 3-6 白血球減少を鑑別するための 7 つのステップ

◆ 図 3-6 にプライマリ・ケアの外来診療で白血球減少に遭遇した場合に鑑別診断を進めるための手順を示した[1-3]．

1) ステップ1：白血球減少あり？

- 白血球数は個人差が大きく基準範囲の設定が難しいが，通常は 3,500/μL 以下で白血球減少と判定する．

2) ステップ2：著明な減少あり？

- 白血球数が 1,000/μL 以下の場合は，「著明な白血球減少あり」と判断し，重症感染症罹患のリスクが高いため，直ちに専門医療機関へ紹介する．

3) ステップ3：他の血球系統に異常あり？

- 白血球減少をみたら，全血球計算 complete blood count（CBC）を確認し他の血球系統に異常はないかチェックする．
- 白血球減少に加えて，貧血と血小板減少の両方，あるいは，いずれか1つが同時に認められれば，「汎血球減少 pancytopenia」あるいは「2系統に及ぶ血球減少 bicytopenia」となる．その場合は，造血器腫瘍，骨髄異形成症候群，再生不良性貧血などの除外診断が必要となるため，専門機関への紹介を考慮すべきである〔☞ 3-G 参照（p.86）〕．

4) ステップ4：白血球分画を確認

- 白血球分画を確認し，①どの分画（血球）が減少しているのか，②芽球（白血病細胞）や異型リンパ球などの特殊な細胞の出現はないかについてチェックを行う．
- プライマリ・ケアの外来診療では，成熟した好中球（分葉核球，杆状核球）の減少が圧倒的多数を占めるが，リンパ球の減少に遭遇することもまれにある．それ以外の分画（好酸球，好塩基球，単球）の減少については，実際の臨床では問題になることはない．
- 芽球が出現している場合は，急性白血病や骨髄異形成症候群 myelodysplastic syndrome（MDS）の可能性が高いので，直ちに専門医療機関に紹介すること．異型リンパ球が出現している場合は，ウイルス感染に伴う白血球減少を疑う（詳細は後述）．

5) ステップ5：経過は急性か？慢性か？

- 白血球減少が急性のものか，慢性のものかという情報は，病態の鑑別に重要である．
- 幼少期からの長い病歴，繰り返す発熱エピソード，好中球減少症の家族歴などがある場合は，頻度は非常にまれであるが，先天性の好中球減少症の可能性について検討を要する．
- 急性の白血球減少症の多くは，ウイルス感染症に伴う一過性の好中球減少であるが，薬剤性の可能性もあるので，次のステップで投薬の有無などを確認する．
- 過去の受診や検診のデータから，慢性の経過と判断できる場合は，基礎疾患などについての情報が必要になるため，やはり次のステップへ進む．

6) ステップ6：基礎疾患・投薬の有無は？

- 基礎疾患としては，感染症以外にも，がんに対する治療（抗がん薬・放射線照射），自己免疫疾患，

栄養障害（ビタミン B_{12}，葉酸，銅など），脾腫をきたす疾患などの有無が重要である．
◆ 薬剤性の好中球減少症をきたす可能性がある投薬を受けていないかをチェックする．

7）ステップ 7：好中球減少またはリンパ球減少の評価を行う

◆ 最終的なステップとして，減少している分画（好中球か？　リンパ球か？）に応じた評価と鑑別診断を進める．
◆ 好酸球，好塩基球，単球の減少が，プライマリ・ケアの外来診療で問題となることはない．

A. 好中球減少症

◆ 好中球が 1,500/μL 以下に減少していれば，好中球減少症 neutropenia とする．
◆ 好中球数の計算方法

　　　好中球数（/μL）＝白血球数（/μL）×好中球（杆状核球＋分葉核球）分画（%）/100

◆ 好中球減少症の重症度：好中球減少症には，重症度は軽症から重症まであり，好中球数に基づき，表 3-7 のように分類される．特に好中球数 200/μL 以下の状態を「無顆粒球症 agranulocytosis」と呼び，最重症なタイプの好中球減少症と位置づけている．
◆ 表 3-8 に，主な好中球減少症の原因を示した．
◆ 先天性好中球減少症は，小児科ですでに診断が確定し管理されている場合がほとんどであるため，プライマリ・ケアの外来診療で遭遇する頻度は極めて低い[1, 3]．
◆ アフリカ系民族は，白人と比較すると生理的に好中球数が少なく，好中球減少症の定義を満たす場合がある（良性民族性好中球減少症 benign ethnical neutropenia）が，治療の必要はない[2]．
◆ プライマリ・ケアの外来診療における好中球減少症の原因として最も頻度が高いのが，ウイルス感染症である．ウイルス性発疹症（伝染性紅斑，風疹，麻疹など）でよくみられる．また，急性ヒト免疫不全ウイルス human immunodeficiency virus（HIV）感染症でも，好中球減少症は認められるので，リスクのあるケースでは見逃さないこと．
◆ 重症感染症（重症敗血症，粟粒結核など）の場合は，細菌感染であっても，好中球減少が認められる場合がある．

表 3-7　好中球減少症の重症度

	好中球の絶対数（/μL）	感染のリスク
軽症	1,000～1,500	低い
中等症	500～1,000	中程度
重症	200～500	高い
無顆粒球症（agranulocytosis）	200 以下	非常に高い

表 3-8 好中球減少症の原因

①先天性好中球減少症	a. 重症先天性好中球減少症（severe congenital neutropenia） b. 周期性好中球減少症 c. その他（軟骨毛髪形成不全症，先天性角化異常症など）
②後天性好中球減少症	a. 感染症 　・ウイルス感染症（最も頻度が高い） 　・重症感染症（重症敗血症，粟粒結核など） 　・細菌感染症（腸チフスなど） 　・その他（リケッチア，マラリアなど） b. 薬剤性　→　表 3-9 参照 c. 血液疾患 　・再生不良性貧血 　・造血器悪性腫瘍（急性白血病，悪性リンパ腫，多発性骨髄腫など） 　・骨髄異形成症候群 　・原発性骨髄線維症 　・巨赤芽球性貧血 d. 自己免疫疾患（SLE，Felty 症候群など） e. 脾機能亢進症（肝硬変，Banti 症候群など） f. 栄養障害（鉄，ビタミン B_{12}，葉酸，銅などの欠乏） g. その他（甲状腺機能亢進症など） h. 原因不明（慢性特発性好中球減少症）

SLE：全身性エリテマトーデス systemic lupus erythematosus

表 3-9 好中球減少をきたす薬剤

1. 精神科領域 　・クロザピン 　・フェノチアジン系抗精神病薬 　・三環系・四環系抗うつ薬 　・抗痙攣薬 2. 抗甲状腺薬（チアマゾール，プロピルチオウラシルなど） 3. 循環器領域 　・抗不整脈薬（プロカインアミド，フレカイニドなど） 　・ACE 阻害薬 4. 抗血小板薬（チクロピジン） 5. 非ステロイド系抗炎症薬 6. 抗菌薬・抗生物質（サルファ薬，ST 合剤，βラクタム系など） 7. H_2 受容体拮抗薬 8. その他

ACE：アンギオテンシン変換酵素 angiotensin converting enzyme，ST：スルファメトキサゾール・トリメトプリム sulfamethoxazole / trimethoprim

◆ 腸チフス，赤痢では，細菌感染症であるが好中球減少をきたすことがある．
◆ 好中球減少症の原因となる薬剤（抗がん薬・悪性腫瘍治療薬は除く）を，表 3-9 にまとめて示した[4]．何らかの薬剤を内服中の患者が，急激に進行する高度な好中球減少をきたし，他の血球系の異常が認められない場合は，薬剤性の無顆粒球症を疑うべきである．

- 好中球減少をきたす血液疾患には，再生不良性貧血，急性白血病，骨髄異形成症候群 myelodysplastic sydrome（MDS）などがあるが，いずれも白血球系以外の血球系にも異常が認められる場合が多い．
- その他の原因としては，自己免疫的機序によるもの（SLEなど），脾機能亢進によるもの，栄養障害によるものなどがある．
- 慢性特発性好中球減少症：栄養障害や自己免疫疾患などの原因疾患が存在せず，骨髄所見でも異常が認められず，慢性に経過する好中球減少症があり，「慢性特発性好中球減少症 chronic idiopathic neutropenia」と呼ばれている[5]．健康診断などで偶然に発見され，予後は良好であると考えられている．

B. リンパ球減少症

- リンパ球が 800〜1,000/μL 以下に減少していれば，リンパ球減少症 lymphopenia とする．
- リンパ球減少症の原因を**表3-10**にまとめた．
- 先天性のリンパ球減少症には，重症複合免疫不全症 severe combined immunodeficiency（SCID），Wiskott-Aldrich 症候群などで認められるが，プライマリ・ケアの外来で診ることはない．
- 感染症のなかで，リンパ球減少をきたす代表的な疾患は，HIV 感染症（CD4 陽性 T リンパ球の減少）と粟粒結核である．
- 血液疾患のなかで，リンパ球減少をきたすのは，Hodgkin リンパ腫，再生不良性貧血がある．
- 医原性のリンパ球減少症の原因となるのは，ステロイド投与，抗腫瘍薬投与，放射線照射がある．
- その他の原因としては，高度の低栄養状態（アルコール依存症など），SLEなどの自己免疫疾患などがある．

表3-10 リンパ球減少症の原因

①感染症	・HIV 感染症 ・結核
②血液疾患	・再生不良性貧血 ・Hodgkin リンパ腫
③薬剤性	・抗腫瘍薬 ・ステロイド ・免疫抑制薬
④その他	・放射線照射 ・自己免疫疾患（SLEなど） ・高度の低栄養状態

HIV：ヒト免疫不全ウイルス human immunodeficiency virus

2. 患者さんのマネジメント / こんなとき専門医へ

◆ プライマリ・ケアの外来診療では，原因が何であれ，中等症以上の好中球減少症患者を診たら，専門医療機関へコンサルテーションを行うべきである．

◆ 特に発熱を伴う場合は，「好中球減少時の発熱 febrile neutropenia」となり，救急搬送も含めた迅速な対応を要する〔4-F 参照（p.151）〕．

Clinical Bottom Line 最低限これだけは

発熱を伴う好中球減少症 febrile neutropenia を診たら，緊急事態！ 専門医療機関へ迅速に救急搬送する．

◆ 健康診断などで偶然に発見された軽度の好中球減少症で，原因や基礎疾患がはっきりしない場合は，「慢性特発性好中球減少症の疑い」として経過を観察してよいが，好中球減少が進行する場合は，MDSや再生不良性貧血への進展を否定する必要があるため，専門医療機関での精査が必要である．

3. 患者さんへの説明ポイント

◆ 急性に進行する好中球減少症の場合は，感染のリスクが高いため，直ちに原因の究明と治療が必要である．

◆ 慢性に経過する軽度の好中球減少症の場合は，普通の生活で問題ないが，定期的な血液検査を受けて追跡する必要がある．

文献
1) Newburger PE, Dale DC: Evaluation and management of patients with isolated neutropenia. Semin Hematol, 50（3），198-206, 2013.
2) Reagan JL, Castillo JJ: Why is my patient neutropenic? Hematol Oncol Clin North Am, 26（2），253-266, 2012.
3) Boxer LA: How to approach neutropenia. Hematology Am Soc Hematol Educ Program, 2012, 174-182, 2012.
4) Andersohn F, Konzen C, Garbe E: Systematic review: Agranulocytosis induced by nonchemotherapy drugs. Ann Intern Med, 146（9），657-665, 2007.
5) Papadaki HA, Palmblad J, Eliopoulos GD: Non-immune chronic idiopathic neutropenia of adult: an overview. Eur J Haematol, 67（1），35-44, 2001.

〔宮崎　仁，祖父江　良〕

3-D 白血球の増加

- 白血球増加（11,000/μL以上）をみたら，「著明な増加（50,000/μL以上）ではないか」「他の血球系統に異常はないか」をまず確認する．続いて，白血球分画のうちで，どの分画が増えているか，芽球は出現していないかをチェックする．
- プライマリ・ケアの外来診療で遭遇する白血球増加の圧倒的多数は，好中球増加症である．その原因としては，急性の経過なら感染症（主として細菌感染）が，慢性の経過なら喫煙や肥満を背景とする「慢性特発性好中球増加症 chronic idiopathic neutrophilia」が大部分を占めている．

1. プライマリ・ケアにおける白血球増加鑑別のステップ

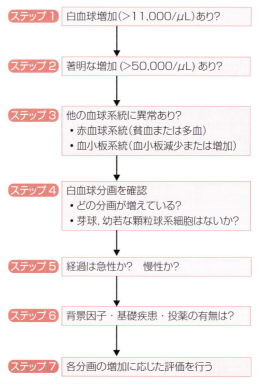

図3-7 白血球増加を鑑別するための7つのステップ

- プライマリ・ケアの外来診療で白血球増加に遭遇した場合に鑑別診断をすすめるための手順を図3-7に示した[1-4].

1) ステップ1：白血球増加あり？

- 白血球数は個人差が大きく基準範囲の設定が難しいが，通常は11,000/μL以上で白血球増加と判定する（表3-11）[1-3].
- 白血球数が偽高値となる場合：自動血球測定器による測定では，溶血不良，血小板凝集，多数の巨大血小板，多数の有核赤血球，寒冷凝集素がみられたときは，これらの粒子成分を白血球数として計測し偽高値となることがある[5].
- 年齢による変動：新生児では白血球数は20,000/μLと増加しており，1歳未満の乳児～小児期でも成人よりは高値となる.
- 生理的な変動：白血球数は疾病のない状態でも生理的な条件によって増加をきたす場合がある[5]. その原因としては，運動，喫煙，食事後，妊娠，月経周期，過度な寒冷または温熱刺激，精神的ストレスなどが知られている. 生理的な変動で，白血球数が30,000/μL以上となることはまれである.

2) ステップ2：著明な増加あり？

- 白血球数が50,000/μLを超えている場合は，「著明な白血球増加あり」と判断し，芽球（白血病細胞）の有無にかかわらず，直ちに専門医療機関への紹介を考慮すべきである.
- 著明な白血球増加をきたす主な病因：類白血病反応（☞ MEMO「類白血病反応」参照），白血病〔急性骨髄性白血病 acute myelocytic leukemia（AML），急性リンパ性白血病 acute lymphocytic leukemia（ALL），慢性骨髄性白血病 chronic myelogenous leukemia（CML），慢性リンパ性白血病 chronic lymphocytic leukemia（CLL）〕

表3-11 白血球数・白血球分画の基準値

分 画	絶対数（/μL）	比率（%）
全白血球	3,300～11,000	
好中球	2,000～7,500	50～70
好酸球	40～400	2～5
好塩基球	20～100	0.2～1
単 球	200～800	3～6
リンパ球	1,500～4,000	20～40

> **MEMO** 類白血病反応
>
> 類白血病反応 leukemoid reaction とは，著明な白血球増加に加えて，通常は骨髄中に存在する未熟な顆粒球系前駆細胞（骨髄球，後骨髄球など）が末梢血中に出現する現象を指す．類白血病反応をきたす病態として，重症感染症（敗血症，粟粒結核など），がんの骨髄転移（胃がんの頻度が高い）などがあり，いずれも CML との鑑別が問題となるため，血液専門医による評価が必要である．がんの骨髄転移では，末梢血中に赤芽球も出現する「白赤芽球症 leukoeryhtroblastosis」が同時に認められることがある．

3）ステップ3：他の血球系統に異常あり？

- 白血球増加をみたら，全血球計算 complete blood count（CBC）を確認し他の血球系統に異常（貧血または多血，血小板減少または増加）はないかについても確認すること．異常がある場合は，「2〜3系統に及ぶ血球異常」となるため，専門医療機関への紹介を考慮すべきである．
- 「白血球増加＋貧血＋血小板減少」というパターンなら，白血病の可能性あり．「白血球増加＋血小板増加」というパターンなら，骨髄増殖性腫瘍患の可能性あり．いずれにしても，血液専門医による評価が必要となる．

4）ステップ4：白血球分画を確認

- 白血球増加の鑑別診断で最も重要なことは，白血球分画を確認し，①どの分画（血球）が増加しているのか，②芽球（白血病細胞）や未熟な顆粒球系前駆細胞（骨髄球，後骨髄球）の出現はないかについてチェックを行うことである．
- プライマリ・ケアの外来診療では，成熟した好中球（分葉核球，杆状核球）の増加が圧倒的多数を占める．成熟した好中球以外の分画（血球）が増加している場合は，各々に応じて特殊な病態の検索と適切な対応が必要となる（☞ステップ7参照）．
- 芽球が出現している場合は，その数が多い少ないにかかわらず，直ちに専門医療機関に紹介すること．
- 未熟な顆粒球系前駆細胞（骨髄球，後骨髄球）が出現している場合は，CML やがんの骨髄転移などの可能性があるため，やはり専門医療機関での評価が必要となる．

 Clinical Bottom Line 最低限これだけは

> 白血球増加症をみたら，どの白血球分画が増加しているかを確認すること．成熟好中球増加症以外のパターンなら，特殊な病態を考慮して，適切な評価を行う．

5) ステップ5：経過は急性か？慢性か？

- 白血球増加が急性のものか，慢性のものかという情報は，病態の鑑別に重要である．
- 急性の成熟好中球増加症なら，ほとんどが感染症に伴うものであると判断できる．感染症として説明できる臨床的な徴候があるかどうか，問診や診察などで「裏を取る」こと．
- 過去の受診や検診のデータから，慢性の経過と判断できる場合は，「慢性特発性好中球増加症」（☞ MEMO「慢性特発性好中球増加症」参照）である頻度が高いが，基礎疾患や投薬の有無についての情報が必要になるため，次のステップへ進む．

> **MEMO　慢性特発性好中球増加症**
>
> 慢性的な好中球増加症があるにもかかわらず，適切な検索を行っても，その原因となるような疾患や病態が見つからない場合があり，「**慢性特発性好中球増加症 chronic idiopathic neutrophilia**」と呼ばれている[6, 7]．白血球数は 10,000～15,000/μL 程度の増加であることが多く，重篤な血液疾患への移行もほとんどなく，経過も良好である．本症と関連する因子としては，喫煙が最も重要であり，非喫煙者では肥満が関連している[7, 8]．プライマリ・ケアの外来で遭遇する頻度が高く，検診で偶然に発見された軽度の白血球増加症のほとんどは，本症に相当するものと考えてよい．

6) ステップ6：背景因子・基礎疾患・投薬の有無は？

- 慢性特発性好中球増加症にかかわる背景因子として，上述したように，喫煙と肥満の2つが重要であるため，その有無を確認する．
- 基礎疾患としては，慢性炎症性疾患（膠原病，炎症性腸疾患，慢性肝炎など）の有無を把握する．
- 薬剤性の白血球増加症をきたす可能性がある投薬を受けていないかにも注意する．問題となる薬剤は，ステロイド，βアドレナリン受容体刺激薬，リチウムなどである．

7) ステップ7：各分画の増加に応じた評価を行う

- 最終的なステップとして，増加している分画に応じた評価と鑑別診断を進める．

2. 好中球増加症

- 好中球が 7,500/μL 以上に増加していれば，**好中球増加症 neutrophlia** とする．
- 好中球増加症では，その原因が，①反応性か，②造血器腫瘍とその関連疾患に由来するものか，③特発性（原因が特定できない）かを見分けることが重要である．
- ステップ2～4で述べたように，著明な白血球増加（> 50,000/μL），他の血球系統にも異常あり，芽球あるいは未熟な顆粒球系前駆細胞が末梢血中に出現している場合は，造血器腫瘍〔白血病，骨髄異形成症候群 myelodysplastic syndrome（MDS）など〕の存在が否定できないので，

表 3-12 好中球増加症の原因

①反応性好中球増加症	a. 急性感染症（ほとんどが細菌感染症） b. 慢性炎症性疾患（膠原病，炎症性腸疾患など） c. 悪性腫瘍の骨髄転移（胃がん，大腸がんなど） d. 代謝性疾患（尿毒症，アシドーシス，痛風発作など） e. 組織壊死（急性心筋梗塞，肺梗塞，腫瘍壊死など） f. 良性血液疾患関連（溶血，出血，脾臓摘出後など） g. 薬剤性（ステロイド，リチウム，βアゴニストなど） h. 生理的（運動，妊娠，月経，精神的ストレスなど）
②造血器腫瘍とその関連疾患に由来するもの	a. 急性骨髄性白血病（AML） b. 骨髄異形成症候群（MDS） c. 骨髄増殖性腫瘍 ・慢性骨髄性白血病（CML） ・真性赤血球増加症（PV） ・本態性血小板血症 ・原発性骨髄線維症
③慢性特発性好中球増加症（喫煙，肥満が関与）	

血液専門医にコンサルテーションすること．

◆ 上記以外の場合は，反応性好中球増加症の可能性が高いので，表 3-12 の疾患や病態の有無について検討を行う．

◆ 検討の結果，原因となる疾患や病態が見つからない場合は，特発性＝「慢性特発性好中球増多症の疑い」として経過観察してよい[7]．

 Clinical Bottom Line 最低限これだけは

原因が特定できない慢性の好中球増加症をみたら，喫煙や肥満を背景にもつ，「慢性特発性好中球増加症」を疑い経過観察を行うこと．

3. リンパ球増加症

◆ リンパ球が 4,000/μL 以上に増加していれば，リンパ球増加症 lymphocytosis と判断する．

◆ リンパ球増加症でも，その原因が，①反応性か，②造血器腫瘍に由来するものかを見分けることが重要である．

◆ 増殖しているリンパ球が，成熟リンパ球か，異型リンパ球か，芽球・腫瘍細胞かを，白血球分画（血液像）の検査結果をみるか，検査センターに問い合わせて確認すること．

◆ 芽球あるいはリンパ系腫瘍細胞（悪性リンパ腫の白血化，ATLL など）の増加が疑われる場合は，直ちに専門医療機関に紹介する．

◆ 異型リンパ球〔☞ MEMO「異型リンパ球」（p.179）参照〕の増加を伴うリンパ球増加症であれば，伝染性単核球症および単核球症類似疾患を疑い，エプスタイン・バーウイルス

表 3-13　リンパ球増加症の原因

①反応性リンパ球増加症	a. 感染症 ・ウイルス感染症（伝染性単核球症の場合は著増） ・百日咳 ・その他の感染症（結核，梅毒，トキソプラズマなど） b. その他の原因：副腎不全，炎症性腸疾患など
②造血器腫瘍	a. 急性リンパ性白血病（ALL） b. 悪性リンパ腫の白血化 c. 成人 T 細胞白血病リンパ腫（ATLL） d. 慢性リンパ性白血病（CLL）

ATLL：成人 T 細胞白血病リンパ腫 adult T cell leukemia-lymphoma

Epstein-Barr virus（EBV）などの検索を行う（☞詳細は 4-J「伝染性単核球症と単核球症類似疾患」を参照）．

◆ 成熟リンパ球の増加は，ウイルス感染が原因であることが圧倒的に多いが，表 3-13 の疾患や病態についても検討する．

◆ CLL の白血病細胞は，成熟リンパ球と形態的には見分けがつかず，緩徐な経過をとるために，病初期ではリンパ球の著明な増加や貧血など他の血球系統の異常も認められない．わが国では CLL の頻度はまれであるが，高齢患者で原因のはっきりしない慢性の成熟リンパ球増加症に遭遇した場合は，血液専門医にコンサルテーションしたほうが無難である．

 Clinical Bottom Line 最低限これだけは

> 異型リンパ球の増加を伴うリンパ球増加症をみたら，**伝染性単核症／単核球症類似疾患**を疑いウイルスの検索を行う．高齢者で原因のはっきりしない慢性の成熟リンパ球増加をみたら，CLL の可能性も否定できないので慎重に経過を追うこと．

4. 好酸球増加症

◆ 好酸球が 400/μL 以上に増加していれば，好酸球増加症 eosinophilia とする．

◆ 好酸球増加症の原因は多彩であるが，プライマリ・ケアの外来ではアレルギー疾患（気管支喘息，アレルギー性鼻炎，アトピー性皮膚炎，蕁麻疹など）の頻度が圧倒的に高い[9, 10]．好酸球増加を説明できるようなアレルギー疾患が存在しない場合は，表 3-14 の疾患や病態について検討する．

MEMO 好酸球増加症候群 hypereosinophilic syndrome(HES)

HESとは,①6カ月以上続く好酸球増加(1,500/μL以上),②寄生虫感染やアレルギーなどの明らかな好酸球増加をきたす基礎疾患が存在しない,③好酸球浸潤による臓器症状(肝脾腫,器質性心雑音,慢性心不全,中枢神経症状,肺線維症,発熱,体重減少,貧血など)を伴う病態のことである.

表3-14 好酸球増加症の原因

①二次性	a. 感染症(大部分は寄生虫) b. 薬剤(抗痙攣薬,抗菌薬,抗リウマチ薬など) c. 肺好酸球増加症(Löffler症候群など) d. アレルギー/自己免疫/炎症性/中毒性疾患など 　• アレルギー性疾患(気管支喘息,アトピー性皮膚炎など) 　• 膠原病(Churg-Strauss症候群など) 　• サルコイドーシス 　• その他(好酸球性筋膜炎,木村氏病など) e. 悪性腫瘍(転移がん,Hodgkinリンパ腫など) f. 内分泌疾患(Addison病など)
②クローン性	a. 急性白血病 b. 慢性骨髄性腫瘍
③特発性	好酸球増加症候群 HES

5. 好塩基球増加症

◆ 好塩基球が100/μL以上に増加していれば,好塩基球増加症 basophilia とする.
◆ 好塩基球の増加をプライマリ・ケアの外来で診ることは極めてまれである.**表3-15**に原因となる疾患・病態を示したが,慢性的に高度の増加がある場合は,CMLの可能性を否定しなければならないため,専門医療機関への紹介が必要となる[3].

Clinical Bottom Line 最低限これだけは

慢性に経過する高度な好塩基球増多をみたら,CMLの可能性を考えて,専門医にコンサルテーションを行う.

6. 単球増加症

◆ 単球が800/μL以上に増加していれば,単球増加症 monocytosis とする.
◆ 単球増加の原因を**表3-16**に示した.プライマリ・ケアの外来診療で遭遇する頻度が高いのは,感染症や化学療法による骨髄抑制(好中球減少)からの回復期にみられる一過性の単球増加である[4,10].化学療法後の好中球減少時にG-CSFを投与されている場合は,単球増加がより

表 3-15 好塩基球増加症の原因

①血液疾患：慢性骨髄性白血病（CML），真性赤血球増加症（PV），骨髄異形成症候群（MDS），Hodgkin リンパ腫，マクログロブリン血症，好塩基性白血病	
②アレルギー性疾患	
③その他：甲状腺機能低下症，潰瘍性大腸炎，水痘など	

表 3-16 単球増加症の原因

①二次性	a. 感染症（結核，感染性心内膜炎，梅毒，ブルセラ症など） b. 結合組織疾患（SLE，関節リウマチ，側頭動脈炎，血管炎など） c. 炎症性腸疾患 d. サルコイドーシス e. 非造血器悪性腫瘍（軟部肉腫，頭頸部がんなど） f. リンパ系腫瘍 g. 骨髄抑制（好中球減少）からの回復期 h. サイトカイン（G-CSFなど）の投与 i. ステロイドの投与 j. 脾臓摘出後
②クローン性	a. 急性白血病（急性骨髄単球性白血病，急性単球性白血病） b. CML c. 骨髄異形成症候群（慢性骨髄単球性白血病）

SLE：全身性エリテマトーデス systemic lupus erythematosus，G-CSF：顆粒球コロニー刺激因子 granulocyte colony stimulating factor，CML：慢性骨髄性白血病 chronic myelomonocytic leukemia

顕著となることが多い．

◆ 単球増加をきたすことがある感染性疾患としては，結核と感染性心内膜炎が有名である．単球増加症の鑑別では，結核と感染性心内膜炎が隠れていないかを評価する必要がある．

◆ 慢性的に単球数 1,000/μL が持続している場合には，慢性骨髄単球性白血病 chronic myelomonocytic leukemia（CMML）（☞ MEMO 慢性骨髄単球性白血病 参照）の可能性を考える[3, 10]．CMML の診断には骨髄検査が必須で，他の造血器悪性腫瘍との鑑別も難しいために，血液専門医へ紹介が必要となる．

MEMO　慢性骨髄単球性白血病（CMML）

CMML は，骨髄増殖性腫瘍と骨髄異形成症候群の特徴を併せもつ単クローン性の造血器腫瘍である．末梢血の持続する単球増加（＞ 1,000/μL），Philadelphia 染色体（または BCR-ABL 融合遺伝子）を認めない，末梢血および骨髄の芽球は 20% 以下，少なくとも 1 系統の血球に異形成を認めるなどの特徴があり，15 ～ 30% の症例は AML へ移行する．高齢者における慢性的な白血球増加をきたす原因疾患として常に念頭に置いておく必要がある．

> **Clinical Bottom Line** 最低限これだけは
>
> 高齢者で慢性的な単球増加（＞ 1,000/μL）をみたら，CMML の可能性を考えて，専門医にコンサルテーションを行う．

7. 患者さんのマネジメント

◆ プライマリ・ケアの外来診療で，最も遭遇する頻度の高い白血球増加症は好中球増加症であり，その原因は急性の経過なら感染症，慢性の経過なら慢性特発性好中球増加症である．マネジメントとしては，急性なら感染症の探索と治療を行う．慢性特発性好中球減少症なら喫煙者には禁煙を，肥満者には減量の指導を行い，経過観察をすればよい．

8. こんなとき専門医へ

- 「著明な白血球増加（50,000/μL 以上）」がある→造血器腫瘍・骨髄増殖性疾患の可能性あり．
- 他の血球系にも異常がある（貧血，多血，血小板減少，血小板増加を伴う）→造血器腫瘍・骨髄増殖性疾患・MDS の可能性あり．
- 白血球分画で芽球がある→造血器腫瘍・MDS の可能性あり．
- 白血球分画で未熟な顆粒球系前駆細胞（骨髄球，後骨髄球）がある→CML・がんの骨髄転移の可能性あり．
- 白血球分画で異型リンパ球とは異なる「異常な形態のリンパ球」がある→ ALL・悪性リンパ腫・成人 T 細胞白血病・リンパ腫の可能性あり．
- 高齢者で慢性の成熟リンパ球増加が続いている→ CLL の可能性あり．
- 高度な好塩基球増加が慢性的に続いている→ CML の可能性あり．
- 高齢者で慢性の単球増加が続いている→ CMML の可能性あり．

9. 患者さんへの説明ポイント

◆ 慢性特発性好中球減少症の場合は，その原因が喫煙や肥満にあることをよく理解してもらい，禁煙を強力にすすめる．減量などの生活習慣の改善に努めるように指導する．

文献
1) Cerny J, Rosmarin AG: Why dose my patient have leukocytosis? Hematol Oncol Clin North Am, 26 (2), 303-319, 2012.
2) George TI: Malignant or benign leukocytosis. Hematology Am Soc Hematol Educ Program, 2012, 475-484, 2012.
3) Chabot-Richards DS, George TI: Leukocytosis. Int J Lab Hematol, 36 (3), 279-288, 2014.
4) Djulbegovic B: Leukocytosis. Reasoning and decision making in hematology, Djulbegovic B, et al(eds), Churchill Livingston, 79-83, 1992.
5) 北川誠一：偽性好中球増加症．別冊日本臨牀　新領域別症候群シリーズ No.22　血液症候群 第2版 II, 26-27, 日本臨牀社, 2013.
6) Ward HN, Reinhard EH: Chronic idiopathic leukocytosis. Ann Intern Med, 75 (2), 193-198, 1971.
7) Weir AB, Lewis JB Jr, Arteta-Bulos R: Chronic idiopathic neutrophilia: experience and recommendations. South Med J, 104 (7), 499-504, 2011.
8) 岡田　定：白血球増加症．誰も教えてくれなかった血算の読み方・考え方，岡田　定著, 54-74, 医学書院, 2011.
9) 樋口敬和：白血球分画異常：異型リンパ球，好酸球増加，白赤芽球症．medicina. 51: 435-439, 2014.
10) 岡田　定：白血球分画異常．誰も教えてくれなかった血算の読み方・考え方，岡田　定著，75-113, 医学書院, 2011.

〔宮崎　仁，祖父江　良〕

3-E 血小板減少

- プライマリ・ケアの診療では，血小板数の減少した患者に遭遇する機会は多いが，採血検査に伴い偶発的に発見された無症候性の症例が大部分を占めており，出血症状を伴う場合はまれである．
- 血小板減少の患者を診たら，①血小板のみの減少か，ほかの血球減少を伴っているか，②出血症状を有するか，③基礎疾患（全身疾患）を有するか，などをチェックしてからアセスメントとマネジメントの方針を決めることになる．
- 血小板数のみが低下しており，血小板減少に見合う出血傾向がない場合には，「偽性血小板減少症」を念頭に置いて，常に除外診断を行う必要がある．

1. 血小板減少に出会ったら

◆ 全血球計算 complete blood count（CBC）を確認：血小板数単独の減少か，ほかの2系統（赤血球，白血球）の異常を伴っているかをチェックする．汎血球減少や急性白血病を疑わせる所見（白血球の異常な増加や芽球の出現）があれば，直ちに専門医へ紹介する〔☞ 3-G（p.86）参照〕．

◆ 出血傾向の有無を確認：問診・診察にて出血傾向の病歴（月経過多，歯肉出血，鼻出血など）や身体所見（紫斑など）の有無をチェックする〔☞ 2-B（p.11）参照〕．血小板数が2万～3万/μL以下で，出血傾向があれば，直ちに専門医へ紹介する．

◆ 基礎疾患と服薬歴を確認：血小板減少に関連する基礎疾患の有無や現在投与されている薬剤の内容をチェックする．特に肝疾患，感染症，妊娠などの情報が重要．

◆ プライマリ・ケアで遭遇する頻度の高い，血小板減少をきたす病態を表3-17に示した[1,2]．

2. プライマリ・ケアにおける血小板減少へのアプローチ

1）偽性血小板減少症ではないか？

◆ 「偽の」血小板減少：血小板が正常に存在するにもかかわらず，検査で見かけ上の血小板数低下をきたすもの（☞ MEMO「血小板数の算定法」参照）．

◆ 血小板数のみが低下しており，血小板減少に見合う出血傾向がない場合には「偽の」血小板減少を rule out すること．ある報告では血小板のみが減少している外来患者のうちの15%が「偽の」血小板減少と診断されている[3]．「偽の」血小板減少の原因としては，後述するEDTA依

> **MEMO** 血小板数の算定法
>
> 採取した血液を抗凝固薬エチレンジアミン四酢酸 ethylenediamine tetra-acetic acid (EDTA)-2K（または3K）の入った試験管に入れて，自動血球計数装置を用いて血小板数を算定する検査法が一般的である．血球分析装置は容積2～20 fLの粒子を血小板として算定するため，容積の大きい血小板・血小板凝集塊は血小板とは認識されず，正常の血小板数が少なく算定される（「偽の」血小板数低下 spurious low platelet counts）．この凝集塊は時に白血球と認識され，白血球数が多く算定されることがある（「偽の」白血球数増加 spurious leukocytosis）．

表3-17 プライマリ・ケアで遭遇する血小板減少の病態

①出血傾向を伴わない偶然の機会に発見された血小板のみの減少	頻度が高い病態	・偽性血小板減少症/検査手技上のエラー ・薬剤性血小板減少症 ・ITP ・妊娠
	比較的まれな病態	・見逃されていた肝疾患 ・MDS ・先天性血小板減少症 ・HIV感染
②出血傾向を伴う重篤な血小板減少症	頻度が高い病態	・薬剤性血小板減少症 ・ITP
③多臓器疾患に合併した血小板減少症	頻度が高い病態	・薬剤性血小板減少症（ヘパリン誘発性血小板減少症を含む） ・肝疾患 ・DICを伴う敗血症 ・DICを伴う悪性腫瘍 ・妊娠（子癇前症，HELLP症候群） ・DICを伴う胎盤早期剥離 ・多臓器不全症候群
	比較的まれな病態	・TTP/HUS

ITP：特発性血小板減少性紫斑病 idiopathic thrombocytopenic purpura，MDS：骨髄異形成症候群 myelodysplastic syndrome，HIV：ヒト免疫不全ウイルス human immunodeficiency virus，DIC：播種性血管内凝固症候群 disseminated intravascular coagulation，HELLP：hemolysis, elevated liver enzyme, low platelet count，TTP：血栓性血小板減少性紫斑病 thrombotic thrombocytopenic purpura，HUS：溶血性尿毒症症候群 hemolytic uremic syndrome

（文献1より）

存性血小板凝集による，いわゆる「偽性血小板減少症 pseudothrombocytopenia」が最も多いが，それ以外にも表3-18に示したようなさまざまな要因により「偽の」血小板減少が生じる可能性がある[4]．

◆ EDTA依存性偽性血小板減少症：抗凝固薬であるEDTAの存在によって血小板膜表面蛋白の立体構造が変化し，新たに表出されたエピトープに結合する抗血小板自己抗体の働きによっ

表 3-18 自動血球計数装置による「偽の」血小板減少を起こす原因

① *in vitro* の現象	・採血容器内でのトロンビン産生による血小板凝集 （→採血後に試験管の撹拌が不十分な場合など） ・EDTA 依存性偽性血小板減少症 ・衛星現象（好中球に多くの血小板が付着する現象）
② *in vivo* の現象	・巨大血小板の出現 　先天性：Bernard-Soulier 症候群，May-Hegglin 異常 　後天性：慢性骨髄増殖性腫瘍（骨髄線維症など） ・寒冷凝集素による血小板凝集

（文献 4 より一部改変）

て，血小板凝集が生じると考えられている．凝集は EDTA 接触後数分以内に起こり，60〜90 分で最大となり，血小板数は 1/10〜1/2 に減少してカウントされることになる．約 1,000 人に 1 人の頻度で存在する．

◆ 偽性血小板減少症を疑ったら：EDTA 以外の抗凝固薬が入った採血管（ヘパリンなど）を用いて再検査を行う．採血後はよく採血管を撹拌し，できるだけ早く測定を行うことが望ましい．偽性血小板減少症であれば，血小板数は正常化する．診断に迷った場合は，検査センターの血液検査室に依頼して，末梢血スメアにて血小板凝集塊の存在を必ず確認してもらうこと．

◆ EDTA 依存性偽性血小板減少症の病的な意義は不明であり，放置しておいても臨床的には問題ないが，今後の不要な検査を避けるために，患者に「偽性」であることをよく説明しておくこと．当院では「CBC の採血時には，EDTA 採血管以外を使用して，直ちに測定してください」というカードを渡して，医療機関などでの採血時に示すように患者に対して指導している．

✓ Clinical Bottom Line 最低限これだけは

血小板数のみが低下しており，血小板減少に見合う出血傾向がない場合には，偽性血小板減少症の可能性を考えて，EDTA 以外の抗凝固薬（ヘパリンなど）を用いて，採血後直ちに測定すること．

2）健常者に認められる軽度の血小板減少の取り扱い

◆ 健康診断などで偶然に発見された軽度の血小板減少（血小板数 10 万〜15 万 / μL）のため，プライマリ・ケア医の外来を受診する健常者はまれではない．

◆ 偽性血小板減少症を除外し，見逃されている基礎疾患（肝硬変など）がないと判断できる場合，ITP の可能性を考えて，さらに精査を進めるべきかどうかは実に悩ましい問題である．

◆ Stasi らは，偶然の機会に発見された血小板数 10 万〜15 万 / μL である健常者 217 例を 10 年間にわたり追跡した結果を報告しているが，6.9％が血小板数 10 万 / μL 以下の ITP へ進展し，12％が ITP 以外の自己免疫疾患（関節リウマチ，全身性エリテマトーデス systemic lupus er-

ythematosus（SLE）など）を発症している[5]．
- 可能であれば，6 カ月に一度程度の間隔でフォローアップ（血小板数測定と診察）を行うことが望ましいが，無症状のために来院しなくなるケースが多い．健診制度などを利用して，1 年に 1 回は血小板数の測定を続けるよう患者に伝えておくことが重要である．

3）薬剤性血小板減少症の可能性は？

- さまざまな薬剤で血小板減少の副作用が報告されている（表 3-19）．詳細は☞ 4-G（p.156），および優れた総説論文[6] を参照にされたい．
- 基礎疾患を有しており，何らかの薬剤が投与されている患者については，薬剤性血小板減少症の可能性を念頭に置いて鑑別を進めるべきである．

4）見逃されている基礎疾患はないか？

- 血小板減少をきたす基礎疾患のうちで，見逃されやすいのは肝疾患（慢性肝炎／肝硬変）と HIV 感染症である．
- 慢性肝疾患：慢性肝疾患患者では 70％以上の患者に血小板減少が認められる．血小板減少症に対する精査を契機として肝硬変などの慢性肝疾患が初めて診断される場合もある．慢性肝疾患で血小板減少が発生する機序は脾機能亢進症のみではないので，診察で脾腫がないからといって，肝障害に伴う血小板減少を否定することはできない（☞ MEMO「慢性肝疾患に伴う血小板減少の発生機序」参照）[7]．
- HIV 感染：HIV 感染者が血小板減少症を合併することはよく知られているが，多数の薬剤を組み合わせてウイルスの増殖を抑える，多剤併用療法である HAART（highly active anti-retroviral therapy）が導入されてから，その頻度は低下傾向にある．カナダの施設に登録された 5,290 名の HIV 陽性患者のうち，血小板 10 万／μL 以下は 26％，2 万／μL 以下は 3％，ITP に準じた治療を受けたものは 0.6％ と報告されている[8]．

表 3-19　薬剤性血小板減少症をきたす薬剤

① ヘパリン
② キニン，キニジン
③ 抗リウマチ薬（金製剤，D-ペニシラミンなど）
④ 抗生物質／抗菌薬（ST 合剤など）
⑤ 抗痙攣薬（バルプロ酸，カルバマゼピン，フェニトインなど）
⑥ H_2 ブロッカー（シメチジンなど）
⑦ 鎮痛薬（アセトアミノフェンなど）
⑧ 利尿薬（サイアザイド系利尿薬）
⑨ 抗がん薬／免疫抑制薬

ST：スルファメトキサゾール・トリメトプリム sulfamethoxazole／trimethoprim

（文献 6 より一部改変）

> **MEMO** 慢性肝疾患に伴う血小板減少の発生機序
> - 血小板分布異常（脾臓における血小板の隠蔽 splenic platelet sequestration）．
> - 骨髄における血小板産生抑制（C 型肝炎ウイルス hepatitis C virus（HCV）感染やアルコールなどの影響）．
> - トロンボポエチン thrombopoietin（TPO）の血中濃度や活性の低下．
> - その他（抗血小板自己抗体の発現，インターフェロン療法の影響など）．

5）妊婦と血小板減少

- 妊娠期間中のいずれかの時期に，血小板減少を認める妊婦の頻度は約 5 〜 10％といわれているが，ほとんどは血小板数 10 〜 15 万 /μL の範囲であり，10 万 /μL 未満となるケースは 1％に過ぎない[9]．
- その原因 / 基礎疾患としては，特に治療を要しない「妊娠性血小板減少症 gestational thrombocytopenia（GT）」とよばれる軽微な異常から，ITP や SLE の合併などの自己免疫疾患の併発，子癇前症，HELLP 症候群，DIC を伴う胎盤早期剝離などの生命を脅かす重篤な疾患まで，さまざまな病態や重症度のものが含まれている〔詳細は☞ 4-H（p.166）参照〕．そのうちで最も頻度が高いのは GT であり，全体の 70 〜 80％を占めている[9, 10]．
- GT は以下に示すような特徴を有する[9, 10]．①血小板減少の程度は軽度である（血小板数が 7 万 /μL 以下になることはまれ），②無症状であり，出血傾向はない，③妊娠前および妊娠初期の血小板数は正常であり，過去に血小板減少症の既往歴はない，④分娩後 2 〜 12 週間以内に血小板数は正常化する．GT は妊娠の継続や分娩の際のリスクにはならないので放置しておいてよい．新生児の血小板数も正常である．

6）ITP の診断

- ITP は，ほかの基礎疾患や薬剤などの原因が明らかでないにもかかわらず，血小板の破壊が亢進し血小板減少をきたす後天性の疾患である[11]．欧米では「特発性 idiopathic」とはいわずに，「免疫性血小板減少性紫斑病 immune thrombocytopenic purpura」「自己免疫性血小板減少症 autoimmune thrombocytopenia」という病名が用いられることが多く，最近では国際作業部会 International Working Group（IWG）が「primary ITP（primary immune thrombocytopenia）」という用語の使用を提唱している[12]．
- 疫学的知識：従来は 20 〜 40 歳代の若年女性に好発するとされてきたが，最近の調査では 60 〜 80 歳にも発症ピークが認められ，高齢者の発症では，男女比に差はない．急性 ITP（6 カ月以内に自然寛解するタイプ）は 5 歳以下の小児例が圧倒的に多く，成人例のほとんどすべては慢性 ITP（6 カ月以上の経過あり）である．
- 症状：皮下出血，歯肉出血，鼻出血，性器出血など皮膚粘膜出血が主症状．高度の血小板減少例では，血尿，消化管出血，吐血などの重篤な出血症状を呈する場合もある．血友病などの凝固因子欠乏症でみられるような関節内出血，筋肉内出血は，ITP では認めない．

表 3-20　ITP 診断のポイント

①血小板減少（< 10 万/μL）あり
②偽性血小板減少症ではない
③末梢血スメアで MDS を疑わせるような形態異常 dysplasia なし
④貧血なし
⑤白血球数正常
⑥血小板減少をきたし得る各種疾患（表 3-9 参照）を否定できる

- ITP の診断は，現状では「除外診断」によってなされるため，内科医／プライマリ・ケア医の力量が問われることになる．表 3-20 に ITP 診断の要点を示した[12]．
- 非専門医にとっては，骨髄異形成症候群（MDS）を否定するための血液形態学的評価は難しいので，表 3-20 の③以外の項目に該当する患者については，とりあえず「ITP 疑い」と考えてマネジメントすればよい．
- 抗血小板自己抗体の検出：ITP が血小板に対する自己免疫疾患であるという認識から，血小板表面に結合している PAIgG（platelet-associated IgG 血小板結合 IgG）や血清中の血小板膜蛋白に対する抗体を検出する試みがなされてきたが，ITP 診断におけるこれらの検査の特異度は十分ではない．一般的な ELISA 法による PAIgG（2006 年に保険収載）の測定では，ITP に対する感度は 90％以上であるが，特異度は 20〜30％程度であると報告されている．したがって，PAIgG を測定するメリットはなく，ガイドラインでも測定を推奨していない[13,14]．特異度を高めた血小板特異抗体（GPIIb/IIIa）の新しいアッセイ法や，血中 TPO 濃度と網状血小板比率を用いた血小板回転の指標の測定なども研究室レベルでは実施されているが，いずれの検査も臨床検査として普及しておらず，保険収載もされていない[15]．
- 骨髄穿刺の適応：アメリカ血液学会 American Society of Hematology（ASH）のガイドラインでは，典型的な ITP の病像を呈している患者であれば，「年齢に関わりなく骨髄穿刺を行う必要はない」としている[14]．一方，国際的な共通認識に基づいた ITP 治療指針では，骨髄穿刺の実施が適切な状況として，① 60 歳以上の患者，②寛解後の再発患者，③ first line 治療に反応しない患者，④脾摘を考慮する場合の 4 つをあげている[13]．「ITP 疑い」例に対する骨髄穿刺の適応については，専門医が判断すべき問題である．
- 二次性 ITP の除外：以下の疾患は，自己免疫的機序により「二次性」に ITP と同じ病態を呈するので除外が必要である（IWG は「secondary ITP」と命名している）[12]．SLE，抗リン脂質抗体症候群，リンパ増殖性疾患，HIV 感染，HCV 陽性慢性肝疾患．なお，海外のガイドラインでは，ITP 診断時に HCV 抗体と HIV 抗体の検査を推奨している[13,14]．

> **Clinical Bottom Line** 最低限これだけは
>
> 以下の2つの条件を満たせば，ITP と診断できる．
> - 血小板のみの減少で，ほかの血球系の数や，末梢血スメアで観察される血球形態は完全に正常であること．
> - 血小板減少が生じる可能性のある病態，疾病，薬剤などが存在しないこと．

7) 多臓器疾患に合併した血小板減少症

- DIC を伴う敗血症，子癇前症，多臓器不全症候群，TTP/HUS などの多臓器疾患に伴う重篤な血小板減少症は，入院管理されている患者から発生する場合が圧倒的に多く，プライマリ・ケア医の外来診療で遭遇する機会は極めてまれと思われる．全身状態が不良な血小板減少症を診たら，直ちに集中治療が可能な病院へ搬送すべきである．

3. 患者さんのマネジメント

- 原因や血小板数のいかんを問わず，著明な出血傾向がある場合や，消化管出血などのような生命を脅かす出血を呈しているときは，緊急治療を要するので，直ちに専門医療施設または救急救命処置ができる病院へ搬送すること．
- 薬剤性血小板減少症が疑われる場合は，直ちに原因薬剤を中止して血小板数の推移を注意深く観察する．
- 血小板減少が軽度な慢性肝疾患や GT であれば，定期的な採血のみで経過を観察してよい．

■ ITP 患者のマネジメント

図3-8 に厚労省「血液凝固異常症に関する調査研究」班が作成した，「成人特発性血小板減少性紫斑病治療の参照ガイド 2012 年版」に準拠した成人 ITP の治療の流れを示した．本ガイドの特徴を以下に列記する[16]．

1) 血小板数3万/μL 以上で重篤な出血症状がない場合は，無治療で経過を観察する．
2) ピロリ菌検査を最初に行い，陽性者は除菌療法を治療の第一選択とする（☞ MEMO「ITP とピロリ菌除菌」参照）
3) 新規薬剤であるトロンボポエチン受容体作動薬の位置づけを定めた（☞ MEMO「トロンボポエチン受容体作動薬」参照）

※緊急時あるいは外科的処置に対する対応：入院管理下で免疫グロブリン大量療法，ステロイドパルス療法（メチルプレドニゾロン），血小板輸血などを行う．

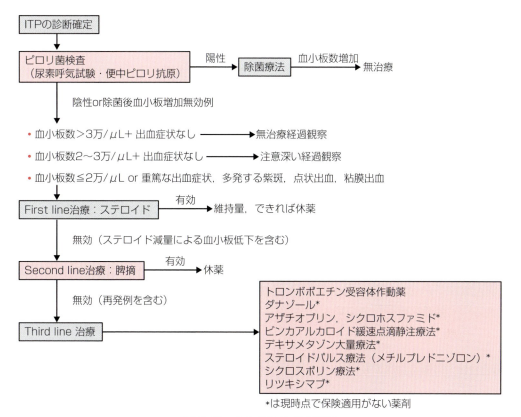

図 3-8 成人 ITP 治療の流れ

(文献 16 より)

MEMO　ITP とピロリ菌除菌

ITP に対してピロリ菌 *Helicobacter pylori* の除菌が有効であるという報告が,2000 年以降に日本とイタリアを中心に行われた.除菌成功後に血小板数が増加する割合は,わが国の研究班の成績では 63%,世界的な系統的レビューでは 50.3% である[17, 18].除菌により血小板数が回復する機序としては,血小板膜蛋白とピロリ菌の構成蛋白との交差反応やピロリ菌の持続感染が宿主の免疫機構に与える影響など,複数の要因が関連していると考えられている.

4. こんなとき専門医へ

- 血小板数が 2 万〜3 万 / μL 以下で,出血傾向があれば,直ちに専門医へ紹介する.
- 血小板減少だけでなく,貧血や白血球減少を伴っている場合は,2 系統にわたる血球減少 bi-cytopenia,汎血球減少 pancytopenia として,専門医による精査の対象になる.
- 薬剤性血小板減少症が疑われる患者で,血小板減少が高度であり,血小板輸血などの治療を考慮しなければならない場合は,血液専門医の下で治療を行うほうが安全である.

MEMO　トロンボポエチン受容体作動薬

トロンボポエチン（TPO）受容体作動薬は，巨核球・血小板産生刺激因子である TPO の受容体に結合し，巨核球の成熟を促進し血小板産生を亢進させる薬剤である[19]．注射薬であるロミプロスチム（ロミプレート®）と経口薬であるエルトロンボパグ オラミン（レボレード®）があるが，いずれも用量依存性に血小板増加の効果が得られる．しかし，ITP を根治させる治療ではなく，出血症状をコントロールすることに主眼を置いたものであり，わが国の参照ガイド 2012 年版では，third line 治療として「多発する，あるいは重篤な出血症状，ないし血小板数が 3 万 /μL 未満」のケースが対象となると位置づけている[16]．

Clinical Bottom Line 最低限これだけは

成人慢性 ITP 患者では，血小板数 3 万 /μL 以上で重篤な出血症状がない場合は，無治療で経過を観察してよい．

◆ ITP の除外診断に自信がもてないケースは，専門医にコンサルテーションを行うべきである．

5. 患者さんへの説明ポイント

◆ 出血症状（皮下出血，粘膜出血，歯肉出血，血尿，月経過多など）が出現した場合は，直ちに受診するように日頃から指導する．

◆ 血小板機能を低下させる薬剤の服用は，出血傾向を助長する可能性があるので，安易に消炎鎮痛薬，解熱薬，頭痛薬，総合感冒薬などを服用しないように説明しておく．他科（特に整形外科）から非ステロイド系抗炎症薬 non-steroidal anti-inflammatory drugs（NSAIDs）などが処方された場合は，主治医や薬剤師とよく相談してから内服するように伝える．

表 3-21　成人 ITP の各種外科処置時に推奨される血小板数

①予防的歯科処置（歯石除去などの深部クリーニング）	≧ 2〜3 万 /μL
②簡単な抜歯	≧ 3 万 /μL
③複雑な抜歯	≧ 5 万 /μL
④局所歯科麻酔	≧ 3 万 /μL
⑤小手術	≧ 5 万 /μL
⑥大手術	≧ 8 万 /μL
⑦脳神経外科手術	≧ 10 万 /μL
⑧脾摘	≧ 5 万 /μL
⑨経腟分娩	≧ 5 万 /μL
⑩帝王切開	≧ 8 万 /μL

（文献 13，16 より）

- 抜歯を伴う歯科処置や外科手術を受ける予定があるときは，必ず事前に相談するように指導しておくこと．成人ITPの各種外科的処置時に推奨される血小板数の一覧を表3-21に示す[13,16]．

文献

1) Stasi R: How to approach thrombocytopenia. Hematology Am Soc Hematol Educ Program, 2012, 191-197, 2012.
2) Gauer RL, Braun MM: Thrombocytopenia. Am Fam Physician, 85 (6), 612-622, 2012.
3) Silvestri F, Virgolini L, Savignano C, et al: Incidence and diagnosis of EDTA-dependent pseudothrombocytopenia in a consecutive outpatient population referred for isolated thrombocytopenia. Vox Sang, 68 (1), 35-39, 1995.
4) 塚田理康：偽性血小板減少症．別冊日本臨床・領域別症候群 21（血液症候群Ⅱ），347-349, 1998.
5) Stasi R, Amadori S, Osborn J, et al: Long-term outcome of otherwise healthy individuals with incidentally discovered borderline thrombocytopenia. PloS Med, 3 (3), 388-394, 2006.
6) Aster RH, Bougie DW: Drug-induced thrombocytopenia. N Engl J Med, 357 (6), 580-587, 2007.
7) Hayashi H, Beppu T, Shirabe K, et al: Management of thrombocytopenia due to liver cirrhosis: a review. World J Gastroenterol, 20 (10), 2595-2605, 2014.
8) Ambler KL, Vickars LM, Leger CS, et al: Clinical Features, Treatment, and Outcome of HIV-Associated Immune Thrombocytopenia in the HAART Era. Adv Hematol, 2012:910954, 2012.
9) Gernsheimer T, James AH, Stasi R: How I treat thrombocytopenia in pregnancy. Blood, 121 (1), 38-47, 2013.
10) Myers B: Diagnosis and management of maternal thrombocytopenia in pregnancy. Br J Haematol, 158 (1), 3-15, 2012.
11) Cines DB, Blanchette VS: Immune thrombocytopenic purpura. N Engl J Med, 346 (13), 995-1008, 2002.
12) Rodeghiero F, Stasi R, Gernsheimer T, et al: Standardization of terminology, definitions and outcome criteria in immune thrombocytopenic purpura of adults and children: report from an international working group. Blood, 113 (11), 2386-2393, 2009.
13) Provan D, Stasi R, Newland AC, et al: International consensus report on the investigation and management of primary immune thrombocytopenia. Blood, 115 (2), 168-186, 2010.
14) Neunert C, Lim W, Crowther M, et al: The American society of hematology 2011 evidence-based practice guideline for immune thrombocytopenia. Blood, 117 (16), 4190-4207, 2011.
15) Kuwana M, Kurata Y, Fujimura K, et al: Preliminary laboratory-based diagnostic criteria for immune thrombocytopenic purpura: Evaluation by multi-center prospective study. J Thromb Haemost, 4 (9), 1936-1943, 2006.
16) 厚生労働省難治性疾患克服研究事業血液凝固異常症に関する調査研究：ITP治療の参照ガイド作成委員会：成人特発性血小板減少性紫斑病治療の参照ガイド2012年版．臨血, 53, 433-442, 2012.
17) Fujimura K, Kuwana M, Kurata Y, et al: Is eradication therapy useful as the first line of treatment in Helicobacter pylori – positive idiopathic thrombocytopenic purpura? Analysis of 207 eradicated chronic ITP case in Japan. Int J Hematol, 81 (2), 162-168, 2005.
18) Stasi R, Sarpatwari A, Segal JB, et al: Effects of eradication of Helicobacter pylori in patients with immune thrombocytopenic purpura: a systematic review. Blood, 113 (6), 1231-1240, 2009.
19) Imbach P, Crowther M: Thrombopoietin-receptor agonists for primary immune thrombocytopenia. N Engl J Med, 365 (8), 734-741, 2011.

〔宮崎　仁〕

3-F 血小板増加症と本態性血小板血症

- プライマリ・ケアの診療では，血小板数が増加した患者に遭遇する機会はまれではないが，採血検査に伴い偶発的に発見された無症候性の症例が圧倒的多数を占めている．
- 血小板増加症の診断では，反応性（二次性）のものであるか，本態性血小板血症 essential thrombocythemia（ET）をはじめとする骨髄増殖性腫瘍 myeloproliferative neoplasms（MPN）であるかを鑑別することが必要であるが，実際の鑑別は専門医療機関で行うことになる．
- ET と診断された場合でも，無治療でプライマリ・ケア医の外来にて経過観察が可能な患者と，専門外来で薬物療法を実施すべき患者とに分かれるので，治療方針についても専門医と連携しながら決める．

1. 血小板増加に出会ったら

◆ 血小板増加と判定するカットオフ値は？：従来の ET の診断基準では血小板数 60 万/μL 以上をカットオフ値としていたが，現在国際的に用いられる WHO 分類 2008 年版（表 3-22）からは 45 万/μL 以上に改訂された[1]．これは，疾患を早期に発見する感度を上げるためにとられた措置である．

◆ 1 回だけの採血結果で「血小板増加症」と決めつけないで，間隔をおいて血小板数をフォローすること．ある報告では，血小板数 40 万/μL を超える 99 例のうち，8 カ月後も引き続き血小板増加を認めた症例は，わずか 8 例であった[2]．反対に以前の検診結果の情報などから持続的な血小板増加が確認できた場合は，慎重に鑑別を進める必要がある．

表 3-22　ET の WHO 分類（2008 年版）基準

①血小板数 45 万/μL 以上が持続している．
②骨髄生検標本で主として巨核球系の増殖が観察され，大型で成熟した巨核球の増加を認める．顆粒球系や赤芽球系細胞の有意な増加や左方偏位を認めない．
③ PV，PMF，CML，MDS およびその他の骨髄球系腫瘍の WHO 分類基準に合致しない．
④ *JAK2V617F* 変異，あるいはその他のクローナルなマーカーが陽性である．または，クローナルなマーカーは陰性で，反応性血小板増加症が否定できる．
・上記の 4 条件すべてに合致するものを ET と診断する．

PV：真性赤血球増加症 polycythemia vera，PMF：原発性骨髄線維症 primary myelofibrosis，CML：慢性骨髄性白血病 chronic myelogenous leukemia，MDS：骨髄異形成症候群 myelodysplastic syndrome

（文献 1 より）

2. 反応性か？　クローナルな血液疾患か？

◆ 血小板増加をみたら，①炎症や腫瘍などに伴う反応性（二次性）のものか，② MPN や MDS のようなクローナルな血液疾患（☞ MEMO「クローナル clonal な疾患とは？」，コラム「悩ましき『がんもどき』たち」参照）に伴うものかを鑑別する必要がある．

◆ 両者の頻度は，①反応性 70～80％，②クローナルな血液疾患 20％程度とする報告が多い[3-5]．

◆ 反応性（二次性）血小板増加症をきたす主な病態・疾患を表 3-23 に，血小板増加をきたす可能性のあるクローナルな血液疾患を表 3-24 に示した．

◆ 血小板 50 万/μL 以上の患者 732 例を解析した報告によると，ET の頻度はクローナルな血小板増加症のうちの 45％を占めていたが，血小板増加症全体でみると 5％を占めるに過ぎなかった[6]．

◆ 血小板増加と遺伝子変異：クローナルな血液疾患に起因する血小板増加と診断するためには，遺伝子変異に関する情報が有用である．従来から CML の診断に用いられてきた BCR-ABL 変異に加えて，最近ではフィラデルフィア染色体陰性の MPN である ET，PV，PMF でも，*JAK2*，*MPL*，*CALR* に関する遺伝子変異が相次いで発見された[7]．ET，PV，PMF の大部分は，これら 3 種の遺伝子のいずれかが変異している．このうち *JAK2V617F* 変異はすでに現行の WHO 分類基準に取り入れられているが，*MPL* と *CALR* に関する遺伝子変異も加えた診断基準の改訂が，近い将来行われものと思われる[7,8]．

◆ 血小板増加をきたす MDS の病型：MDS では血小板数が減少することが一般的であるが，以下の 2 つの病型では血小板増加が認められるので注意すること[5]．① 5q-症候群：染色体検査で 5 番染色体長腕（5q）欠失を認め，1/3 以上の症例で血小板数は増加している．②著明な血小板増加と環状鉄芽球を伴う不応性貧血 refractory anemia with ring sideroblasts associated with marked thrombocytosis（RARS-T）：WHO 分類 2008 年版では，MDS と MPN の双方の特徴を併せ持つ MDS/MPN のカテゴリーに分類されており，MDS である RARS の亜型か，ET を併発しているのか，あるいは MDS/MPN の一病型であるかは，現在のところ不明．

表 3-23　反応性（二次性）血小板増加症をきたす病態・疾患

①鉄欠乏
②脾臓摘出後
③外傷・外科手術後
④感染症
⑤慢性炎症性疾患
⑥リウマチ・膠原病関連疾患
⑦悪性腫瘍
⑧リンパ増殖性疾患
⑨その他

表 3-24　血小板増加をきたすクローナルな血液疾患

①本態性血小板血症（ET）
②慢性骨髄性白血病（CML）
③真性赤血球増加症（PV）
④原発性骨髄線維症（PMF）
⑤骨髄異形成症候群（MDS）

MEMO クローナル clonal な疾患とは？

「クローン」とは同一の起源をもち，なおかつ均一な遺伝情報をもつ核酸，細胞，個体の集団を指す．白血病に代表される腫瘍性疾患では，腫瘍細胞を解析するとすべて単一のクローン（モノクローン）で構成されていることが証明できる．クローナリティの解析には，その疾患に特異的な遺伝子異常がマーカー（クローナル・マーカー）として用いられることが多い．CML における *BCR-ABL* 融合遺伝子や，CML 以外の MPN における *JAK2* 遺伝子の異常は，代表的なクローナル・マーカーである．反応性（二次性）の血液異常では，クローナル・マーカーは認められない．

 Clinical Bottom Line 最低限これだけは

血小板増加症の大半は反応性（二次性）血小板増加症であり，原因となる基礎疾患を検索しなければならない．ET などの骨髄増殖性腫瘍に由来する血小板増加は全体の 10〜20％を占めるに過ぎない．一過性の血小板増加も多いので，血小板数を経時的に追うことも大切である．

3. 患者さんのマネジメント

◆ 血小板増加症の患者を発見したら，2〜3 カ月間隔で全血球計算 complete blood count（CBC）の検査を行い血小板数のフォローアップをしながら，反応性（二次性）血小板増加症の原因となる病態・疾患（表 3-23）の有無について検索する．

◆ 原因疾患が判明した場合は，その治療や管理を行う．

◆ 持続性の血小板増加（血小板数 45 万 μL 以上）が認められ，反応性血小板増加症の原因疾患が見つからない場合は，血液専門医にコンサルテーションを行い，骨髄穿刺/生検，骨髄染色体検査，*BCR-ABL* および *JAK2V617F* 変異の検索などの諸検査を行う必要がある．

◆ 血小板増加症は無症状であることが大部分であるが，ET の患者などで血小板数が著増している場合には，血管運動症状（頭痛，耳鳴，視覚障害，動悸，指尖の知覚異常など）が多く，次いで血栓症の合併が問題となる．

◆ ET と確定診断された患者の管理および治療方針は，血栓症発症などのリスクに応じて決めることになる（表 3-25）．血栓症発症のリスクファクターとしては，年齢（60 歳以上），血栓症の既往，*JAK2V617F* 遺伝子変異あり，心血管系リスクファクターあり（高血圧，糖尿病，喫煙など）が知られている[8,9]．

◆ ET では血小板数が 100 万/μL 以上になると血清中の von Willebrand 因子が消費されるために，血栓症よりも出血性の合併症のリスクが高くなると考えられている．著明な血小板増加を示す患者では，予防的な低用量アスピリン投与を行う際には，あらかじめ von Willebrand 因子活性（リストセチンコファクター活性など）を評価することが推奨されている[8]．

表3-25 ETにおけるリスクに応じた治療法の選択

リスク別患者カテゴリー	治療法
低リスク（著明な血小板増加なし） ・年齢60歳未満かつ血栓症の既往なし ・血小板数100万/μL未満	・低用量アスピリン または ・無治療で経過観察（ただし「*JAK2V617F*遺伝子変異なし」かつ「心血管系リスクファクターなし」の場合）
低リスク（著明な血小板増加あり） ・年齢60歳未満 and 血栓症の既往なし ・血小板数100万/μL以上	・（「リストセチンコファクター活性30%以上」ならば）低用量アスピリン または ・無治療で経過観察（ただし「*JAK2V617F*遺伝子変異なし」かつ「心血管系リスクファクターなし」の場合）
高リスク ・年齢60歳以上かつ/または血栓症の既往あり	・低用量アスピリン＋ヒドロキシカルバミド（ハイドレア®）*

＊：保険適用なし

（文献8より一部改変）

- ETの治療方針について確立したガイドラインはないが，コンセンサスが得られていると思われる内容を表3-25にまとめた[4,8,10]．
- ETにおける血小板数のコントロールには，ヒドロキシカルバミド（ハイドレア®）が頻用されてきた（保険適応外）が，2014年より，新たにアナグレリド（アグリリン®）がわが国でも処方できるようになった（☞ MEMO「アナグレリド」）．
- ETの治療方針の決定は血液専門医との連携のもとに行う．無治療で経過観察あるいは低用量アスピリン内服のみでよい患者はプライマリ・ケア医の外来で診療可能である．ヒドロキシカルバミドまたはアナグレリドの内服による血小板数の調節が必要な患者は，原則として専門医が治療を行ったほうが安全である．
- 反応性（二次性）血小板増加症については，ヒドロキシカルバミドによる血小板減少や低用量アスピリン内服による血栓症予防を行う適応はない[5]．

MEMO アナグレリド

アナグレリドはキナゾリン誘導体であり，血小板凝集阻害や巨核球の成熟段階に作用して血小板産生を低下させる．海外で行われたヒドロキシカルバミドとアナグレリドの無作為比較試験では，両者の有効率および骨髄線維症移行率は同等であった[11]．

4. こんなとき専門医へ

- 著明な血小板増加（血小板数100万μL以上）の場合は，直ちに専門医へ．
- 持続性の血小板増加（血小板数45万μL以上）が認められ，反応性血小板増加症の原因となる病態・疾患が見つからない場合．

- MPNを疑わせる以下の所見が併存している場合：赤血球増加症，白血球増加，白赤芽球症 leukoerythroblastosis（末梢血中に幼若な顆粒球系および赤芽球系細胞が出現する現象），脾腫の存在．

5. 患者さんへの説明ポイント

- 多くの血小板増加症は原因となる疾患が隠れている可能性が高いので，それを探しながら血小板数の推移を経時的に追っていく方針となる．
- 持続的な血小板増加があり，原因疾患が見つからない場合や，MPNを疑わせる検査所見・診察所見がある場合は，専門医療機関での検査（骨髄穿刺／生検など）を行い，血小板数のコントロールや，血栓症を予防するための治療が必要となる場合もある．

文献

1) Swerdlow SH, Campo E, Harris NL, et al (eds.): WHO Classification of Tumours of Haematopoietic and Lymphoid Tissues. International agency for research on cancer, 2008.
2) Ruggeri M, Tosetto A, Frezzato M, et al: The rate of progression to polycythemia vera or essential thrombocythemia in patients with erythrocytosis or thrombocytosis. Ann Intern Med, 139 (6), 470-475, 2003.
3) Schafer AI: Thrombocytosis. N Engl J Med, 350 (72), 1211-1219, 2004.
4) Sulai NH, Tefferi A: Why does my patient have thrombocytosis? Hematol Oncol Clin North Am, 26 (2), 285-301, 2012.
5) Harrison CN, Bareford D, Butt N, et al: Guideline for investigation and management of adults and children presenting with a thrombocytosis. Br J Haematol, 149 (3), 352-375, 2010.
6) Griesshammer, M, Bangerter M, Sauer T, et al: Aetiology and clinical significance of thrombocytosis: analysis of 732 patients with an elevated platelet count. J Intern Med, 245 (3), 295-300, 1999.
7) 枝廣陽子：遺伝子変異情報をMPNの診療にどのように活用すべきか．臨血, 56 (8), 949-955, 2015.
8) Tefferi A, Barbui T: Polycythemia vera and essential thrombocythemia: 2015 update on diagnosis, risk-stratification and management. Am J Hematol, 90 (2), 163-173, 2015.
9) Barbui T, Finazzi G, Carobbio A, et al: Development and validation of an International Prognostic Score of thrombosis in World Health Organization-essential thrombocythemia (IPSET-thrombosis). Blood, 120 (26), 5128-5133, 2012.
10) 山口博樹：MPNの診療のエビデンス：ランドマーク的臨床試験を中心に．臨血, 56 (8), 939-948, 2015.
11) Gisslinger H, Gotic M, Holowiecki J, et al: Anagrelide compared with hydroxyurea in WHO-classified essential thrombocythemia: the ANAHYDRET Study, a randomized controlled trial. Blood, 121 (10), 1720-1728, 2013.

〔宮崎　仁〕

悩ましき「がんもどき」たち

　私，「がんもどき」が嫌いです．といっても，おでんなんかに入れるあの「飛竜頭（ひろうす）」が食べられないというわけではありません．

　料理人ならぬ医者が扱うのは「癌もどき」．つまり，癌のようであって，癌ではない，ヘンテコな奴らを，われわれ血液内科医は嫌っているのであります．

　「クローナルな疾患 clonal disease」「クローナリティ clonality」という言葉/概念（☞本文 MEMO「クローナル clonal な疾患とは？」参照）は，血液学のテキストや論文には頻繁に登場しますが，血液内科を専門としない医師にとって，「クローナルって，何のこっちゃ？」と理解に苦しむところではないでしょうか．

　「クローン clone」とは，完全に同じ構造の遺伝子セットをもつ一群の細胞や個体のことで，世界初の体細胞クローン哺乳類であった羊の「ドリー」を憶えている方もいるでしょうし，一卵性双生児は天然のクローンです．

　白血病や悪性リンパ腫に代表される造血器腫瘍は，たった1つの細胞に起源をもつ，均一なクローン（モノクローン）集団であると考えられています．したがって，造血器腫瘍を診断・治療する専門医にとって，目前の細胞が均一なクローンの集団（すなわち腫瘍）なのか，雑多なクローンの寄せ集め（すなわち非腫瘍）であるのかは大問題．

　言い換えると，「クローナリティが証明されれば，その病変（細胞）は造血器腫瘍であると確定してよい」ということです．Philadelphia染色体のような染色体の核型分析だけに頼って細胞のクローナリティを解析していたのは過去の話であり，分子生物学の発展のおかげで，種々の血液腫瘍に特異的な遺伝子変異などが多数発見されて，それらの異常を「クローナル・マーカー」として利用できる時代となりました．

　では，シンプルに「腫瘍性疾患」とよべばいいのに，わざわざ「クローナルな疾患」なんて小難しい言葉を使ってしまうのは，なぜなのでしょうか？

　さあ，ここでやっと，「がんもどき」の登場です．真性赤血球増加症や本態性血小板血症，原発性骨髄線維症，MDSなどでは，悪性腫瘍とはいいがたい病態の時期であっても，クローナリティが証明できるケースが多く，さらに経過を追っていくと，ホンモノの悪性腫瘍である急性白血病へと進展する場合もある．まさに血液界の「がんもどき」的な存在といえます．

　このように，白とも黒とも判じがたい「がんもどき」たちがいるために，モノクローナルな細胞集団であっても，すっきりと「悪性腫瘍」「癌」とはよべず，もやもやとした「クローナルな疾患」なんていい方をしなければならないわけですね．

　またこれらの病気は「がんもどき」であるがゆえに，良性である二次性（反応性）の赤血球増加症や血小板増加症との鑑別が難しい場合があります．さらに油断していると悪性腫瘍（急性白血病）に化けていることもあるので，血液内科医にとっては実に悩ましい奴らであることを憶えておいてください．

〔宮崎　仁〕

3-G 汎血球減少

- 汎血球減少 pancytopenia とは，赤血球，白血球，血小板の 3 系統すべてにおいて，血球減少が認められる状態である．
- 汎血球減少は骨髄の内外における重大な造血障害の反映であり，直ちに専門医療機関へ送って，原因の検索および治療を開始しなければならない．

1. 汎血球減少の診断基準

◆ 成人では以下の 3 項目のすべてを満たす場合に「汎血球減少」と診断できる〔特発性造血器障害に関する調査研究班「再生不良性貧血の診断基準（平成 22 年度改訂）」に準拠〕[1]．
  - ヘモグロビン hemoglobin（Hb）：10.0 g/dL 未満
  - 好中球：1,500/μL 未満
  - 血小板：10 万/μL 未満

2. 汎血球減少に遭遇したら

◆ 全血球計算 complete blood count（CBC）で汎血球減少を認めたら，必ず白血球分画および網赤血球数も検査すること．その結果から，好中球数（白血球数×分葉核球および桿状核球の％）と，網赤血球絶対数（赤血球数×網赤血球の‰，☞ MEMO「網赤血球数の表示について」参照）を計算する．

◆ 好中球数 1,000/μL 未満，血小板数 5 万/μL 未満，網赤血球絶対数 6 万/μL 未満のうち，少なくとも 2 項目を満たせば，中等症以上の汎血球減少症であると判断してよい〔特発性造血器障害に関する調査研究班「再生不良性貧血の重症度基準」（平成 16 年度修正）に準拠〕[1,2]．

◆ 中等症以上の汎血球減少は，適切に対応しないと生命に危険が及ぶ造血障害（急性白血病，再生不良性貧血など）である可能性が高いため，血液学的エマージェンシーとして扱う．プライマリ・ケア医の外来で経過を観察してはいけない．直ちに血液専門医のいる医療機関に紹介し，迅速に診断および治療を開始すること．

◆ 汎血球減少は骨髄における深刻な造血障害の反映であることが多く，その原因となる疾患の診断をつけるには，ほとんどの症例で骨髄穿刺の検査が必要となる．したがって，汎血球減少に遭遇したら「骨髄穿刺の適応→血液専門医へ紹介」という流れを忘れないで実行してほしい．

Clinical Bottom Line 最低限これだけは

汎血球減少は骨髄における深刻な造血障害の反映であることが多い．骨髄穿刺による精査が必須となるので，必ず血液専門医へコンサルテーションすること．

MEMO　網赤血球の表示について

通常の臨床検査における網赤血球数は，赤血球1,000個当たりの網赤血球の比率（千分率）で表示される．網赤血球数10‰（パーミルあるいはプロミルと発音）とは，「赤血球1,000個当たりに，10個の網赤血球が観察される」という意味であり，百分率に換算すると1％になる．これに対して網赤血球絶対数は実数であるので，（赤血球数）×（網赤血球数の‰）により算出する．例えば，赤血球数500万/μL，網赤血球数15‰ならば，500万×0.015で，網赤血球絶対数は75,000/μLとなる．現在の自動血球計数装置では，網赤血球数（比率），網赤血球絶対数共に，フローサイトメトリー法により自動的に算出しているので，そのデータを利用すべきである〔☞ 3-K を参照（p.114）〕．

3. 汎血球減少をきたす主な疾患

- 表3-26に汎血球減少をきたす主な疾患のリストを示した[1-5]．
- 汎血球減少は，①骨髄における血球産生の低下，②骨髄における無効造血，③骨髄外における血球破壊の亢進のいずれかが原因となって生じるものである．
- このうちで，最も緊急の対応が必要なものは，前述のように急性白血病と重症再生不良性貧血である．
- プライマリ・ケア医が日常診療で遭遇する頻度が高い汎血球減少の原因としては，MDS，肝硬変による脾機能亢進症などがある．

表3-26　汎血球減少をきたす主な疾患

①骨髄における血球産生の低下	再生不良性貧血 巨赤芽球性貧血（ビタミンB_{12}欠乏症，葉酸欠乏症） 白血病 非造血細胞による骨髄の置換：多発性骨髄腫，悪性リンパ腫，骨髄線維症，がんの骨髄転移
②骨髄における無効造血	MDS
③骨髄外における血球破壊の亢進	PNH 脾機能亢進症：肝硬変，門脈圧亢進症 重症感染症：敗血症，粟粒結核 自己免疫疾患：SLE

MDS：骨髄異形成症候群 myelodysplastic syndrome，PNH：発作性夜間ヘモグロビン尿症 paroxysmal nocturnal hemoglobinuria，SLE：全身性エリテマトーデス systemic lupus erythematosus

> **MEMO** bicytopenia の取り扱い
>
> 赤血球，白血球（好中球），血小板のうち，いずれか2血球系統の減少が認められる状態を"bicytopenia"（2系統にわたる血球減少）とよぶが，汎血球減少と同様に造血幹細胞の異常に基づく骨髄不全の可能性があるため，放置せずに汎血球減少と同様な鑑別診断のプロセスを行う[3,6]．

4. プライマリ・ケアにおける汎血球減少症診断の手掛かり

1) 再生不良性貧血

- 好中球数・網赤血球数は低下，末梢血に芽球（白血病細胞）などの異常細胞はなし．確定診断のためには，専門医療機関で骨髄穿刺により骨髄低形成（造血細胞の減少）を確認する[1]．
- 再生不良性貧血の診療は，その「重症度」により全く異なる．重症再生不良性貧血は，直ちに専門医療機関に送り，専門医の管理の下で，造血幹細胞移植や免疫抑制療法を実施する．経過観察のみでよい軽症ならば，専門医が確定診断した後で，プライマリ・ケア医の外来で経過観察することも可能である．詳細については，☞ 4-E（p.145）を参照のこと．
- 薬剤の副作用による二次性再生不良性貧血が疑われる場合には，患者の過去から現在までの薬剤服用歴を調査する．なお詳細は，☞ 4-G（p.156）を参照のこと．

2) 骨髄異形成症候群（MDS）

- 高齢者で軽症の汎血球減少症を認めた場合は MDS である可能性があるが，鑑別・確定診断には骨髄穿刺による諸検査などが必要[2]．
- 末梢血を観察すると多彩な血球形態異常 dysplasia が認められるが，トレーニングを受けていない非専門医には判読が難しい．貧血は正球性〜大球性のパターン．骨髄は正〜過形成性であり，骨髄細胞の染色体異常が高頻度に存在する．
- 無効造血を示唆する検査所見：MDS では骨髄内での無効造血（髄内溶血）が生じるが，それを示唆する血液検査所見として，乳酸脱水素酵素 lactate dehydrogenase（LDH）高値，間接ビリルビン軽度高値，ハプトグロビン低値，フェリチン高値がある．ただし，「無効造血＝MDS」というわけではなく，ほかの疾患（再生不良性貧血など）でも無効造血所見は観察されることがあるので注意すること．
- MDS についても，再生不良性貧血と同様に，経過観察のみでよい軽症症例ならば，専門医が確定診断した後で，プライマリ・ケア医の外来で経過観察することが可能である．詳細については，☞ 4-E（p.145）を参照のこと．

3) 急性白血病

- 急性白血病では白血球数が通常増加する例が多いが，約 1/4 の症例では逆に白血球数が減少

しており，そのような患者では汎血球減少が認められる．末梢血中に芽球（白血病細胞）が出現していない（非白血化）の場合もある．
- このようなパターンを呈するのは，急性前骨髄球性白血病 acute promyelocytic leukemia（APL，FAB 分類でいう AML M3）に多い．

4）がんの骨髄転移
- がんの骨髄転移では，末梢血中に顆粒球幼若細胞や赤芽球が出現する現象（白赤芽球症 leuko-erythroblastosis）が認められることがあるので，検査結果レポートの白血球分画や血液像にコメントがないか注意すること．

5）発作性夜間ヘモグロビン尿症（PNH）
- PNH では夜間睡眠中に溶血が起こり，朝起床時に黒褐色のヘモグロビン尿が認められるので，病歴に注意する．溶血型の PNH では網赤血球数は増加している．

6）Idiopathic cytopenia of undetermined significance（ICUS）
- 6 カ月以上持続する 1 血球系統以上の血球減少があり，MDS の診断基準を満たさず，血球減少をきたす他のすべての原因も除外できた場合は，idiopathic cytopenia of undetermined significance（ICUS）と診断される[1, 2, 7]．ICUS と診断した場合は，さらに 1〜6 カ月間隔での経過観察を行い，MDS や再生不良性貧血への進展を監視する必要がある．ICUS の詳細については☞ 4-E（p.145）を参照のこと．

5. 患者さんのマネジメント
- 汎血球減少では，貧血症状（動悸，息切れ，めまい，全身倦怠など），出血傾向，好中球減少に伴う感染症による発熱などが出現するために，各々の症状と重症度に合わせて，適切な処置や管理が必要となる．
- 赤血球や血小板の輸血，顆粒球コロニー刺激因子 granulocyte colony stimulating factor（G-CSF）の投与，好中球減少時の感染症管理については，原則として血液専門医のいる施設で行うべきである．

6. こんなとき専門医へ
- これまで述べてきたように，汎血球減少は原因検索のために骨髄穿刺の検査が必須であるために，原則としてすべての症例が，専門医へのコンサルテーションの対象となる．
- 特に重症な汎血球減少をみたら，直ちに専門医へ転送する必要がある．不適切な判断により診断および治療が遅れると，致死的な経過をたどることがあるので，くれぐれも迅速に対応すること．

7. 患者さんへの説明ポイント

◆ 赤血球，白血球，血小板の3系統の血球が減少していることから，骨髄で造血障害が生じていることが予想される．このまま放置すると貧血，出血傾向，発熱・感染症を併発して，重篤な病状に進展する可能性もあるので，専門医療機関での検査や治療が必要であることを説明する．

文献
1) 特発性造血障害に関する調査研究班：再生不良性貧血診療の参照ガイド（平成26年度改訂版）http://zoketsushogaihan.com/download.html
2) 特発性造血障害に関する調査研究班：骨髄異形成症候群診療の参照ガイド（平成26年度改訂版）http://zoketsushogaihan.com/download.html
3) 中尾眞二：骨髄不全のマネジメント．臨血，49 (10)，1291-1297，2008．
4) Marsh JC, Ball SE, Cavenagh J, et al: Guidelines for the diagnosis and management of aplastic anemia. Br J Haemtol, 147 (1), 43-70, 2009.
5) Weinzierl EP, Arber DA: The differential diagnosis and bone marrow evaluation of new-onset pancytopenia. Am J Clin Pathol, 139 (1), 9-29, 2013.
6) 宮崎　仁：貧血＋血小板の異常（白血球は正常）．あなたも名医！貧血はこう診る，岡田　定編，90-100，日本医事新報社，2014．
7) Valent P, Bain BJ, Bennett JM, et al: Idiopathic cytopenia of undetermined significance (ICUS) and idiopathic dysplasia of uncertain significance (IDUS), and their distinction from low risk MDS. Leuk Res, 36 (1), 1-5, 2012.

〔宮崎　仁〕

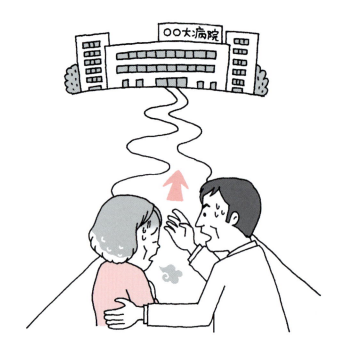

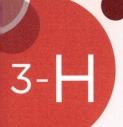

3-H M蛋白血症を見つけたら ～MGUSと骨髄腫～

- プライマリ・ケアの外来診療では，偶然の機会から血清中にM蛋白が検出される患者に遭遇することがある．
- M蛋白血症の患者を見つけたら，最も頻度が高い原因である monoclonal gammopathy of undetermined significance（MGUS）と，専門医に紹介する必要のある多発性骨髄腫 multiple myeloma（MM）の鑑別を行わなければならない．

1. M蛋白血症とプライマリ・ケア医

◆ 多発性骨髄腫（MM）に代表される形質細胞腫瘍は，Bリンパ球の最終分化段階である形質細胞のモノクローナルな増殖をきたす疾患である．モノクローナルに増殖した形質細胞から過剰に産生される，単一の免疫グロブリンを「M蛋白 M-protein」とよぶ．臨床検査では，血液または尿の蛋白電気泳動でスパイク波形（Mスパイク）として認識される（図3-9）．

◆ プライマリ・ケア医がM蛋白と遭遇するのは偶然の機会が多く，患者の症候などからMMを疑ってM蛋白を検索することはまれである．検診やスクリーニングのための採血で血清総蛋白 total protein（TP）が高値であることがわかり，蛋白電気泳動（蛋白分画）を調べたところM蛋白が見つかった，あるいはルーチンの検査項目に入っている蛋白電気泳動でM蛋白が偶然見つかったという経緯が一般的である．

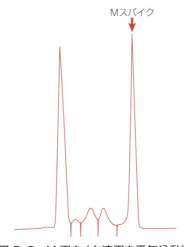

図 3-9　M蛋白（血清蛋白電気泳動）

表 3-27 M 蛋白血症をきたす疾患

①形質細胞の単クローン性増殖によるもの	1) MGUS 2) MM 　・無症候性骨髄腫 asymptomatic myeloma 　　（くすぶり型骨髄腫 smoldering multiple myeloma） 　・症候性骨髄腫 symptomatic multiple myeloma 3) その他の形質細胞腫瘍と類縁疾患 　・孤発性形質細胞腫 solitary plasmacytoma 　・形質細胞白血病 plasma cell leukemia 　・POEMS 症候群 　・原発性アミロイドーシス
②Bリンパ球の単クローン性増殖によるもの	1) 原発性マクログロブリン血症 2) 慢性リンパ性白血病（B 細胞性） 3) H 鎖病 heavy chain disease
③随伴性に認められる単クローン血症	1) 悪性腫瘍（肺がん，腎細胞がんなど）に合併するもの 2) リンパ系腫瘍に合併するもの 3) 慢性炎症（膠原病，慢性感染症など）に合併するもの 4) 脂質代謝異常（脂質異常症，Gaucher 病など）に合併するもの

POEMS：polyneuropathy, organomegaly, endocrinopathy, M protein and skin change

- M 蛋白血症（単クローン性高γグロブリン血症）をきたす疾患は，①形質細胞の単クローン性増殖によるもの，②B リンパ球の単クローン性増殖（主に IgM（immunoglobulin M 免疫グロブリン M）の M 蛋白）によるもの，③随伴性に認められる単クローン血症がある（**表 3-27**）[1-3]．

- M 蛋白血症をきたす原因疾患の頻度：Kyle らは 2006 年までに Mayo Clinic を受診した 1,684 例の M 蛋白血症を対象として，原因疾患の頻度を報告しているが，MGUS が 55％と半数以上を占めており，次いで MM が 17％であった．それ以下の頻度は，アミロイドーシス（12％），リンパ増殖性疾患（4％）という結果であった[4]．

- プライマリ・ケア医が M 蛋白血症を外来で診たら，頻度が最も高い MGUS と，専門医に紹介する必要のある MM についての鑑別を行う必要がある．

2. MGUS とは何か

- MGUS とは，「MM およびその類縁疾患やリンパ増殖性疾患などを認めない単クローン性免疫グロブリン血症」のことで，積極的な治療を必要としない疾患（病態）である．

- 以前は，良性単クローン性高γグロブリン血症 benign monoclonal gammopathy（BMG）ともよばれていたが，後述するように MM などの疾患へ進展する可能性があるために「良性」とは言い難く，国際骨髄腫ワーキンググループ International Myeloma Working Group（IMWG）による骨髄腫診断基準（2003 年）に基づき，現在では国際的に MGUS という用語／概念に統一された[2,3]．なお，MGUS の邦訳は定まっていないが，日本骨髄腫研究会のガイドラインで

ある『多発性骨髄腫の診療指針（第 3 版）』では,「意義不明の単クローン性ガンマグロブリン血症」と訳されている[1].

◆ 以下に, プライマリ・ケア医が知っておくべき MGUS のポイントをまとめた. なお, MM との鑑別診断とフォローアップの実際については別項で後述する.

- M 蛋白血症の原因（基礎疾患）として最も頻度が高く, M 蛋白血症全体の約半数を占めている[4].
- MGUS は年齢が上がるほど多く認められる. 出現頻度は 50 歳以上で 3%, 70 歳以上では 5% といわれている[5].
- MGUS から MM および類縁疾患への累積進展率は, 10 年で 10%, 20 年で 21%, 25 年で 26% であり, 1 年に約 1% の頻度で進展するため,「前骨髄腫状態」と考えられている[6].
- Mayo Clinic からの報告では, MGUS から MM および関連疾患に至るまでの期間は中央値で 10.4 年であり, 長期にわたる経過観察を要する疾患である[4].
- MGUS から MM へ進展する危険因子として, M 蛋白の量（1.5 g/dL 以上）とクラス IgG（免疫グロブリン G immunoglobulin G 型以外のタイプ）, 血清遊離軽鎖比 free light chain ratio の異常などが知られている[4].

 Clinical Bottom Line 最低限これだけは

MGUS は M 蛋白血症の原因として最も多く, 高齢になるほど頻度が高くなる. 年に 1% の割合で MM などの形質細胞腫瘍やリンパ増殖性疾患に進展するため, 長期にわたる継続的な経過観察が必要である.

3. プライマリ・ケアにおける M 蛋白血症へのアプローチ

1）診察におけるポイント

◆ M 蛋白血症の患者を診察する際には, MM やリンパ増殖性疾患の存在を rule out するために以下のポイントに留意すること.

- MM とその関連疾患の存在を疑わせる臨床所見：身体各所の疼痛（腰痛が最も多いが, 背部, 胸部, 四肢などの溶骨性変化に伴う骨痛の訴えに注意）, 整形外科治療歴（脊椎圧迫骨折やその他の病的骨折を疑わせる病歴はないか）, 貧血症状, 易感染性, 高カルシウム血症を疑わせる症状（多飲, 多尿, 口渇, 便秘, 悪心・嘔吐, 意識障害など）, 神経症状（髄外腫瘍による脊髄圧迫による脊髄横断症状, アミロイド浸潤による手根管症候群など）, 腎障害を疑わせる病歴（蛋白尿など）についてチェックする.
- リンパ増殖性疾患（悪性リンパ腫, 慢性リンパ性白血病など）の存在を疑わせる臨床所見：発熱, 盗汗, 体重減少, 貧血症状, 易感染性, 表在リンパ節腫脹, 肝脾腫についてチェックする.

2) M 蛋白血症の評価に必要な検査項目

◆ プライマリ・ケア医の外来診療で，M 蛋白血症を見つけたら，表 3-28 に示した検査を行う[1]．

3) 検査データのチェックポイント

◆ 末梢血：**貧血（Hb 10 g/dL 未満）**の有無が最も重要．白血球減少および血小板減少を伴っていないか，血液像で赤血球の連銭形成はないか．白血球分画で形質細胞を認める場合は，形質細胞白血病の可能性を考慮する．
◆ 血液生化学：鑑別診断に必要となる**血清 M 蛋白量を計算**する．
　　M 蛋白量（g/dL）＝血清 TP 量（g/dL）× M 蛋白分画（%）
　例：TP 12 g/dL で，血清蛋白電気泳動の M 蛋白分画（β～γ 域に均一成分として認める：図 3-9 参照）の比率が 40% であったとすると，血清中の M 蛋白量は，12 × 0.4 ＝ 4.8 g/dL となる．
　・生化学検査における最重要ポイントは，**高カルシウム血症（血清カルシウム＞11 mg/dL）および腎機能低下（クレアチニン＞2 mg/dL）**の有無である．その他の所見としては，アルブミン低値，乳酸脱水素酵素 lactate dehydrogenase（LDH）高値，ALP（特に骨型 ALP）高値，CRP 高値の有無などをチェックする．
◆ 血清免疫：最初にオーダーする免疫グロブリン定量検査は，IgG，IgM，IgA の 3 つでよい（IgD タイプの M 蛋白血症の頻度は極めてまれであるため）．M 蛋白の属する抗体クラス（例えば IgG）の増加が認められる．MM では一般に M 蛋白以外の正常免疫グロブリンは著減している．血清免疫電気泳動を行えば，単クローン性免疫グロブリンのクラスとタイプを決定することができる．ただし，後述する診断基準（表 3-30 参照）に照らし合わせて，明らかに MM が疑われるので直ちに専門医に紹介するようなケースでは，免疫電気泳動は省略して紹介先で実施してもらっても全く問題ない．血清 β_2 ミクログロブリンは，MM の病期分類や予後判定に必要な検査である．血清遊離軽鎖 serum free light chain（sFLC）検査は，M 蛋白の検出感度が高く，微量の M 蛋白の検出が可能である．
◆ 尿：BJP は，尿中で検出される M 蛋白の軽鎖（κ 鎖または λ 鎖）のことである．BJP は簡便な検査であるが検出感度は低い．尿蛋白分画で M 蛋白が認められる場合は，尿免疫電気泳動

表 3-28　M 蛋白血症の評価に必要な検査

①末梢血	CBC，白血球分画
②血液生化学	TP，アルブミン，蛋白分画，ALP，LDH，BUN，クレアチニン，カルシウム，電解質
③血清免疫	免疫グロブリン定量，β_2 ミクログロブリン，CRP，（血清免疫電気泳動，血清 free light chain 定量）
④尿	蛋白定量，尿中 BJP，尿蛋白分画，（尿免疫電気泳動）

CBC：全血球計算 complete blood count，ALP：アルカリホスファターゼ alkaline phosphatase，BUN：血液尿素窒素 blood urea nitrogen，IgA：免疫グロブリン A immunoglobulin A，CRP：C 反応性蛋白 C-reactive protein，BJP：Bence Jones 蛋白 Bence Jones protein

表 3-29　MGUS と MM の鑑別に必須な情報

```
①血清 M 蛋白量
②骨髄におけるクローナルな形質細胞の比率
③臓器障害（"CRAB"）の有無
  C：高カルシウム血症；血清カルシウム＞11 mg/dL または基準値より 1 mg/dL を超える上昇
  R：腎機能低下；クレアチニン＞2 mg/dL
  A：貧血；Hb 値が基準値よりも 2 g/dL 以上低下または 10 g/dL 未満
  B：骨病変；溶骨病変または圧迫骨折を伴う骨粗鬆症
  その他：過粘稠症候群，アミロイドーシス
④ M 蛋白を併発するほかの基礎疾患の有無
```

（文献 1, 2 より）

を行えば，尿中単クローン性免疫グロブリン（あるいはその軽鎖）のクラスとタイプを決定できる．

4）鑑別診断の実際

- 表 3-29 に IMWG による骨髄腫診断基準（2003 年版）に基づいた，MGUS と MM（無症候性骨髄腫，症候性骨髄腫）を鑑別するために必須な情報を示した[1,2]．
- IMWG は，2014 年に最新の知見を踏まえた改訂診断基準（2014 年改訂版）を公表した（☞ MEMO「骨髄腫の新しい診断基準」)[3]，今後は 2014 年度版が用いられるようになると思われる．

 Clinical Bottom Line 最低限これだけは

> MM による臓器障害は "CRAB"（「蟹」）と憶える．CRAB とは，C（hypercalcemia 高カルシウム血症），R（renal insufficiency 腎機能障害），A（anemia 貧血），B（bone lesion 骨病変）の 4 つ．

■ 各病型の診断基準（IMWG 診断基準 2003 年版による）

(1) MGUS
- 血清 M 蛋白＜3 g/dL
- 骨髄におけるクローナルな形質細胞比率＜10％
- ほかの B リンパ球増殖疾患が否定されること
- 臓器障害がないこと

(2) 無症候性（くすぶり型）骨髄腫 asymptomatic myeloma
- 血清 M 蛋白≧3 g/dL

and/or

- 骨髄におけるクローナルな形質細胞比率≧10％
- 臓器障害がないこと

(3) 症候性骨髄腫 symptomatic multiple myeloma
- 血清および尿に M 蛋白

表 3-30　MGUS，無症候性（くすぶり型）骨髄腫，症候性骨髄腫の比較

		MGUS	無症候性（くすぶり型）骨髄腫	症候性骨髄腫
血清 M 蛋白		＜3 g/dL	3 g/dL 以上	あり
骨髄クローナル形質細胞		＜10%	≧10%	あり
臓器障害	高カルシウム血症	なし	なし	あり（頻度　9%）
	腎機能低下	なし	なし	あり（頻度 15%）
	貧血	なし	なし	あり（頻度 55%）
	骨病変	なし	なし	あり（頻度 77%）
その他		M 蛋白を併発する基礎疾患を認めない		

（文献 1 より一部改変）

- 骨髄におけるクローナルな形質細胞の増加または形質細胞腫
- 臓器障害の存在

◆ 上記 3 病型の比較を**表 3-30** に示した．

MEMO　骨髄腫の新しい診断基準

IMWG は，MM の新しい診断基準を 2014 年に公表した[3]．改訂の要点を以下にまとめて示した．

- 2003 年版診断基準で用いられた「臓器障害」という用語は廃止され，新たな「骨髄腫診断事象 myeloma-defining event（MDE）」という用語に変更された．
- MDE のなかには，従来の臓器障害（"CRAB"）に加えて，新たに 3 つのバイオマーカーが診断基準として採用された．①骨髄中のクローナルな形質細胞の比率が 60% 以上，②腫瘍由来（involved）：非腫瘍由来（uninvolved）血清遊離軽鎖比 serum free light chain ratio が 100 以上，③ MRI（磁気共鳴映像 magnetic resonance imaging）検査において 1 カ所以上の病巣 focal lesions を認める．
- 骨髄腫の分類において「症候性 symptomatic」「無症候性 asymptomatic」という表現はなくなり，従来の無症候性骨髄腫は，「くすぶり型骨髄腫 smoldering multiple myeloma」に統一された．

4. プライマリ・ケアでの現実的な対応

◆ プライマリ・ケア医の外来では，骨髄穿刺や骨病変スクリーニングのための全身骨単純 X 線撮影（☞ MEMO「bone survey」参照）を実施することが難しいので，最終的な確定診断は専門医に委ねることになる．

- 現実的な対応としては，血清 M 蛋白量と臓器障害（骨病変以外）の有無を評価して，M 蛋白の少ない（1.5 g/dL 以下）ケース以外は専門医の外来へ紹介することになる．
- しかし，M 蛋白血症をもつ患者の大多数は，偶然の機会に発見された全く症状のない高齢者であるために，専門医の受診に関する同意を得るのに苦慮する場合もある．

> **MEMO　bone survey**
>
> MM の骨病変の有無を評価するために全身の骨単純 X 線撮影を行うことを，"bone survey" とよんでいる．疼痛などの症状のあるなしにかかわらず系統的に全身の骨格（頭蓋骨，頸椎，胸椎，腰椎，肋骨，骨盤骨，四肢の長管骨全部など）を撮影して，溶骨性病変や圧迫骨折を探す．現在では，CT，MRI，PET-CT などを用いた，より詳細な骨病変の評価が推奨されている[3]．

5. 患者さんのマネジメント

- プライマリ・ケア医の外来で経過観察が可能な M 蛋白血症は，**専門医療機関で確定診断のついた MGUS と無症候性（くすぶり型）骨髄腫だけ**である．症候性骨髄腫やリンパ増殖性疾患の患者は治療の対象となるため，専門医によるフォローアップが必要である．
- MGUS，無症候性（くすぶり型）骨髄腫ともに，治療が必要となる症候性骨髄腫への移行が予測されるために定期的な診察・検査が必須である〔☞ MEMO「無症候性（くすぶり型）骨髄腫の予後」参照〕．
- 受診間隔：MGUS は年 2〜3 回（4〜6 カ月ごと），無症候性（くすぶり型）骨髄腫では年 4〜6 回（2〜3 カ月ごと）の受診が望ましい．どちらも無症状であるため，あまり受診間隔をあけると，患者は予約日を忘れて外来を訪れなくなってしまうので注意．
- フォローアップに必要な検査：毎回の受診時には，CBC，M 蛋白量（TP，蛋白電気泳動），免疫グロブリン定量（IgG，IgA，IgM），クレアチニン，BUN，血清カルシウム値などを評価する．2 年に 1 回程度の間隔，あるいは進展を疑わせる所見が出現した時点で，専門施設へ依頼して骨髄穿刺，bone survey などの再検を行う．

> ✓ **Clinical Bottom Line　最低限これだけは**
>
> MGUS では 6 カ月ごと，無症候性（くすぶり型）骨髄腫では 3 カ月ごとのフォローアップが必要であり，M 蛋白量の推移，貧血や腎機能障害の有無などについて評価すること．

> **MEMO**　無症候性（くすぶり型）骨髄腫の予後
>
> 無症候性（くすぶり型）骨髄腫から症候性骨髄腫への累積進展率は，最初の5年間は年10％，その後の5年間は年3％，以後は年1％であり，病期移行に要する期間の中央値は4.8年である[7]．進行のリスク因子として，①骨髄中形質細胞比率10％以上，②血清M蛋白3 g/dL以上，③血清遊離軽鎖比の大きな異常（κ/λ比で0.125以下もしくは8.0以上）が知られており，3因子すべてを有するケースは症候性骨髄腫への移行リスクが高い．無症候性（くすぶり型）骨髄腫に対して化学療法などの治療を行っても，病勢の進展を止める（遅らせる）ことができるという明確なエビデンスはなく，慎重な経過観察を続けることになるが，症候性骨髄腫へ移行するリスクの高いケースに対して，新規治療薬を含むさまざまな臨床試験が世界中で行われている[8]．

6. こんなとき専門医へ

- 血清M蛋白量が3 g/dL以上の場合は，臓器障害（"CRAB"）の有無にかかわらず，直ちに専門医へ紹介して精査を行うこと．
- 血清M蛋白量が3 g/dL未満の場合であっても，専門医の下で骨病変の有無や骨髄の評価を行って，MGUSであることを確定することが望ましい．
- MGUSまたは無症候性（くすぶり型）骨髄腫として経過観察中に，血清M蛋白量の増加や臓器障害の所見が出現し病勢の進展が疑われる場合は，専門医に依頼して再評価を行う．

7. 患者さんへの説明ポイント

- MGUSは，自他覚症状はないが，長期間の経過でMMなどの疾患を発病するおそれがあるために，慎重な経過観察（通院）を続ける必要があることを患者によく説明し理解してもらう．
- 無症候性（くすぶり型）骨髄腫は，現時点では積極的な治療の適応（メリット）はないが，数年のうちに治療を要する症候性骨髄腫へ移行する可能性が高く，約3カ月ごとの経過観察（通院）が必要である．骨痛などの自覚症状が出現した場合は，すみやかに受診するように伝える．

文献
1) 日本骨髄腫研究会編：多発性骨髄腫の診療指針 第3版．文光堂，2012．
2) International Myeloma Working Group: Criteria for the classification of monoclonal gammopathies, multiple myeloma and related disorders: a report of the International Myeloma Working Group. Br J Haematol, 121 (5), 749-757, 2003.
3) Rajkumar SV, Dimopoulos MA, Palumbo A, et al: International Myeloma Working Group updated criteria for the diagnosis of multiple myeloma. Lancet Oncol, 15 (12), e538-548, 2014.
4) Kyle RA, Rajkumar SV: Monoclonal gammopathy of undetermined significance and smouldering multiple myeloma: emphasis on risk factors for progression. Br J Haematol, 139 (5), 730-743, 2007.
5) Kyle RA, Therneau TM, Rajkumar SV, et al: Prevalence of monoclonal gammopathy of undetermined significance. N Engl J Med, 354 (13), 1362-1369, 2006.

6) Kyle RA, Therneau TM, Rajkumar SV, et al: A long-term study of prognosis in monoclonal gammopathy of undetermined significance. N Engl J Med, 346 (8), 564-569, 2002.
7) Kyle RA, Remstein ED, Therneau TM, et al: Clinical course and prognosis of smoldering (asymptomatic) multiple myeloma. N Engl J Med, 356 (25), 2582-2590, 2007.
8) Ghobrial IM, Landgren O: How I treat smoldering multiple myeloma. Blood, 124 (23), 3380-3388, 2014.

〔宮崎　仁〕

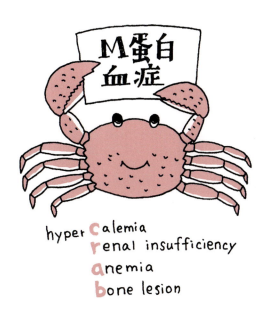

3-1 凝固系検査値の異常

- 凝固系の異常には先天性（遺伝性）異常と後天性異常がある．
- 先天性凝固異常は幼少期から症状がみられるまれな疾患であるが，必ずしも家族歴から推定できるものではない．代表的な血友病Aですら，診断される症例の1/3は孤発例である．
- 後天性凝固異常は，ビタミンK不足・凝固因子の肝合成障害・循環抗凝血素の出現によるもの，動脈硬化の進展に関連して発症する血栓症などがある．
- 凝固系の異常の判定は，①活性化部分トロンボプラスチン時間 activated partial thromboplastin time（APTT），②プロトロンビン時間 prothrombin time（PT），③フィブリノーゲンの3つの検査でスクリーニングする．
- 実際には，出血性素因の原因を鑑別することが重要であり，凝固系の異常を疑う場合には，血小板および血管系の異常を否定したのちに凝固異常の診断を進めていく〔☞ 2-B（p.11）参照〕．

1. 凝固系検査に関する基礎知識

◆ スクリーニングとして行われる凝固系検査のPTとAPTTに関与する凝固因子を最初に理解すること（図3-10）[1,2]．

◆ APTTは内因系凝固の検査であり，第Ⅰ，第Ⅱ，第Ⅴ，第Ⅷ，第Ⅸ，第Ⅹ，第Ⅺ，第Ⅻ因子，

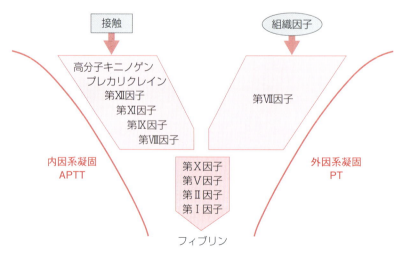

図3-10　APTT, PTに関連する凝固因子

（文献2より）

表3-31 血液凝固因子と止血のための最小有効量

血液凝固因子	半減期	最小有効量
第Ⅰ因子	4〜6日	50〜100 mg/dL
第Ⅱ因子	3〜4日	10〜15%
第Ⅴ因子	15〜24時間	10〜15%
第Ⅶ因子	4〜6時間	5〜10%
第Ⅷ因子	12〜18時間	5〜10%
第Ⅸ因子	18〜30時間	5〜10%
第Ⅹ因子	48〜60時間	10〜20%
第Ⅺ因子	60時間	15〜30%
第Ⅻ因子	50〜70時間	15〜30%
第ⅩⅢ因子	3日	5〜10%

プレカリクレイン prekallikrein（PK），高分子キニノゲン high-molecular-weight kininogen（HMWK）の総合的凝固活性をみている．
- PTは外因系凝固の検査であり，第Ⅰ，第Ⅱ，第Ⅴ，第Ⅶ，第Ⅹ因子の総合的凝固活性をみている．
- 血液凝固因子はその大部分が肝臓で合成され，止血のための最小有効量および半減期もそれぞれ異なる（表3-31）．
- 凝固系検査の大半は，手術前の出血傾向のスクリーニング検査とワルファリンなどの抗凝固薬による治療の効果判定に用いられる．一部には肝凝固因子合成能やビタミンK欠乏の確認にも利用される．
- 先天性血液凝固因子異常症例はフィブリノーゲン異常症の一部を除けば劣性遺伝で，ヘテロ接合の症例は凝固系検査上では正常を示し日常生活に影響がみられない．これらの凝固因子定量を行うと，多くが中等度の凝固活性を示し，肝合成を障害する要因が重なると，凝固系検査の異常の出現と出血傾向をみる可能性が出てくる場合もある．
- 循環抗凝血素には3種類があり，①血友病患者の補充療法中に生じる凝固因子（第Ⅷまたは第Ⅸ因子）に対するインヒビター（同種抗体），②非血友病患者に生じる特定の凝固因子（多くは第Ⅷ因子）に対するインヒビター（自己抗体），③抗リン脂質抗体によるものがある．いずれもAPTTの延長がみられる．

2. 凝固系検査の特性

- 凝固系検査は凝固因子の欠乏に関する判定法としては優れているが，凝固亢進状態を把握する検査法ではない．
- 凝固系検査に用いられる検査試薬は，メーカー間，試薬ロット間で成績に差がみられ，正常

範囲は，APTT では 24〜40 秒前後，PT は 10〜14 秒前後で施設間の正常範囲に大きな差がみられる．

- APTT の異常は，正常血漿との差 5 秒以上で有意な延長，10 秒以上の差があれば著しい異常と判定する．
- PT の異常は，正常血漿との差 2 秒以上で有意な延長，5 秒以上の差があれば著しい異常と判定する．
- APTT の成績を秒でなく % 表示する施設が散見されるが，希釈液により検量線カーブに大きな差が生じ，50% 以下の判定には注意が必要である．
- プライマリ・ケア医に提出される PT の成績は % 表示が最も多いが，最近では国際標準比 international normalized ratio（INR）値が付記されるようになった（詳細は☞ MEMO「PT 検査結果の表記法と INR の意義」参照）．

✓ Clinical Bottom Line 最低限これだけは

- 血液凝固系検査から凝固亢進を推定すべきでない．凝固時間の延長（正常値から大きくはずれた検査成績）に臨床的意義がある．
- APTT 延長は内因系の，PT 延長は外因系の凝固障害を反映している．

3. 凝固系検査の判定 (図 3-11)

- APTT が延長した場合は，第 I，第 II，第 V，第 VIII，第 IX，第 X，第 XI，第 XII 因子，PK，HMWK の単独または複数の凝固因子の量または質の低下（欠乏症 / 異常症），von Willebrand 病，循環抗凝血素の存在，抗凝固薬の投与，重症肝疾患，DIC などが考えられる．
- PT が延長した場合は，第 I，第 II，第 V，第 VII，第 X 因子の単独または複数の凝固因子の量または質の低下（欠乏症 / 異常症），抗凝固薬の投与，肝疾患，ビタミン K 欠乏症，DIC などが

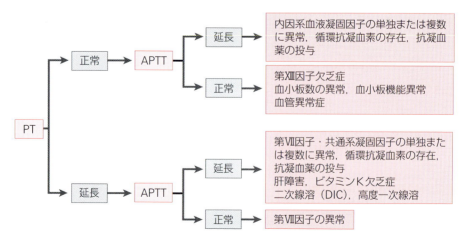

図 3-11　出血症状がみられる症例における凝固系検査のみ方とその異常

DIC：播種性血管内凝固症候群 disseminated intravascular coagulation

考えられる．

- APTT が延長し PT が正常の場合は，第Ⅷ，第Ⅸ，第Ⅺ，第Ⅻ因子，PK，HMWK のいずれかの異常を考えるが，**まずは血友病 A（第Ⅷ因子欠乏症）または血友病 B（第Ⅸ因子欠乏症）を疑う**．まれに遭遇する疾患として自己免疫性疾患や薬物投与後に第Ⅷ因子に対するインヒビターが生じるものがあり，後天性血友病とよばれる（男女共に発症）．
- PT が延長し APTT が正常の場合は，**第Ⅶ因子の量または質の低下を考えるが，その頻度は極めて低い**．
- APTT および PT の両者が延長した場合，**共通系（第Ⅰ，第Ⅱ，第Ⅴ，第Ⅹ因子）の異常を考える**．肝硬変症や重症肝障害，抗凝固薬大量投与時や抗トロンビン製剤（ヘパリン）投与を確認する．
- APTT および PT の両者が正常を示したとき，出血斑の所見があれば血小板無力症を第一に考え，一次止血するまでの時間を測定する検査法である出血時間を行う（血小板数：正常，出血時間：延長）．創傷治癒の遅延の既往があれば第ⅩⅢ因子欠乏症を考える．
- PT および APTT 短縮の場合，その多くは採血手技の不良による凝血によるトロンビン形成などがその原因となることが大半で，**凝固亢進とは判定できない**．

4. プロトロンビン時間（PT）

- 外因系の凝固因子（第Ⅰ，第Ⅱ，第Ⅴ，第Ⅶ，第Ⅹ因子）を総合的にスクリーニングする検査法である．
- 外因系凝固因子のすべてが肝臓でつくられるため，肝不全の評価やビタミン K 欠乏，DIC などの消費性凝固因子欠乏症，ヘパリンやワルファリン投与時の薬剤投与モニターとして利用される．
- PT の検査結果には，表 3-32 に示した 4 つの表記法がある（☞ MEMO「PT 検査結果の表記法と INR の意義」参照）．
- PT の正常範囲は一般に 10～12 秒（または 12～14 秒：試薬・測定機器により異なる）で，硫酸バリウム吸着血漿で希釈系列を作製した検量線から求められた活性値は 70～140％である．

表 3-32　PT 検査結果の表記法

表記法	内容
実測値の秒表記	検体と正常参照血漿の凝固時間（秒）の実測値を併記する
正常血漿に対する活性（％）	正常参照血漿の希釈列から凝固時間を計測し，これを基に作成された標準曲線より，検体の秒数を活性％に換算したもの
PR	検体 PT 実測値（秒）／正常参照血漿 PT 実測値（秒）　の式で求められた指数
INR	PR と WHO が定めた国際標準品を基準に設定した感度指数（ISI，各 PT 試薬に表示してある）を用いて，PR^{ISI} の式から計算されたもの

PR：プロトロンビン比 prothrombin ratio，WHO：世界保健機関 World Health Organization，ISI：国際感度指数 international sensitivity index

- 凝固時間の秒数が短いほど，PT活性率（％）は高く，秒数が延長するほど活性率は低くなる．
- PTの基準範囲は秒の場合，施設により異なるが，INRを用いると国際標準品を基に使用したPT凝固能国際標準化比として算出され，基準範囲は1.0 ± 0.1となり，採用試薬間差はない．各PT試薬には国際感度指数ISIが付記され，INR = PR^{ISI}として求められ，基準値は1.0である．
- PR＝検体PT実測値（秒）／正常参照血漿PT実測値（秒）
- 採血後にすみやかに全血を氷中で冷却するとcold activationによる第Ⅶ因子の活性上昇がみられるので，検体の保管に注意する．4時間程度であれば室温，検査までにこれ以上の時間がかかる場合には，採血直後に遠心を行い，血漿をプラスチック容器にとり－20℃以下に保管する．
- 外因系凝固系検査としてトロンボテスト，ヘパプラスチンテストがあるが，PT-INRの導入によりトロンボテストの需要性は低くなっている．ヘパプラスチンテストはビタミンK依存性凝固因子前駆体 protein induced by vitamin k absence or antagonist（PIVKA）の存在に影響されずに第Ⅱ，第Ⅶ，第X因子の凝固複合活性をみることができる．
- ダビガトランなどの新規抗凝固薬の薬効評価はPT-INRで行うことができないので注意を要する[2]．

> **MEMO　PT検査結果の表記法とINRの意義**
>
> PTの検査結果を読むときに，いろいろな表記法（表3-32参照）に戸惑うことがあるかもしれない．PT検査用試薬に含まれる組織トロンボプラスチンには，ヒト，ウサギ，ウシ由来などが使用され，組成の違いにより凝固因子に対する感度・特異性が異なるために，施設間格差が発生していた．このため，試薬の影響を排除し，国際標準化を確立するためにWHOが中心となりINR表記が提唱された．現在では，ワルファリンなどの抗凝固薬を使用する際のモニタリングには，INR値で管理することが一般的になっている[3, 4]．

5. 活性化部分トロンボプラスチン時間（APTT）

- APTTは内因系血液凝固因子である第Ⅰ，第Ⅱ，第Ⅴ，第Ⅷ，第Ⅸ，第Ⅹ，第Ⅺ，第Ⅻ因子，PK，HMWKの総合的凝固活性をみる検査である．
- 凝固時間の秒数が短いほど，活性率は高く，秒数が延長するほど活性は低くなる．
- APTTの基準範囲は施設により差があり，24〜36秒（または30〜40秒前後）を示す．接触因子の活性化にエラジン酸を使用した試薬の凝固時間の基準値は短く，セライトおよびシリカ粒子を用いた試薬では凝固時間は長い．
- 内因系血液凝固検査法である全血凝固時間は感度が低く，軽症血友病を見逃すことからほとんど行われない．また，部分トロンボプラスチン時間 partial thromboplastin time（PTT）は市販試薬がなくなり，APTTしか測定できなくなったのが現状である．
- 家族性にAPTTの軽度延長例を認める場合には，接触因子群（第Ⅺ，第Ⅻ因子，PK，HMWK）の異常を疑ってみることを勧める．
- ヘパリンによる抗凝固療法のモニターにも使用され，対照の凝固時間の2倍程度を目安とす

ることが多い.
- まれであるが，ループスアンチコアグラント lupus anticoagulant（LA）により PT 正常で APTT のみ延長していることがある．LA は全身性エリテマトーデス systemic lupus erythematosus（SLE）患者などでみられるリン脂質に対する自己抗体で，試験管内では抗凝固性を示すが生体内では血栓形成を促進し，血栓症や習慣性流産の原因となる．
- APTT で凝固時間が高度延長した場合，患者血漿と正常血漿との混合比を変えて APTT を行うクロスミキシングテストが行われる．反応曲線から凝固因子欠乏（下に凸），凝固因子インヒビター・LA（上に凸）を検出するスクリーニング検査が行われる（図 3-12）．
- APTT はダビガトランなどの新規抗凝固薬の薬効評価に用いられるが，検査試薬間での凝固時間に約 10 秒程度の差があるので，判定には試薬特性を考慮した判定が必要である．

6. フィブリノーゲン

- フィブリノーゲンは急性相反応蛋白の 1 つで，感染，炎症，外傷後などですみやかに上昇する．
- フィブリノーゲン測定法には，凝固学的測定法（トロンビン時間法など）と免疫学的測定法がある（☞ MEMO「フィブリノーゲン測定法」参照）．
- 正常値はトロンビン時間法で 170〜410 mg/dL，免疫学的測定法では 200〜400 mg/dL である．トロンビン時間法で 60 mg/dL 未満では出血傾向がみられ，700 mg/dL 以上では血栓傾向にある．
- フィブリノーゲン定量法はトロンビン時間法による検査法が主であり，DIC やヘパリン投与時など抗トロンビン物質が多量に血中に存在するとその影響を受け，測定値は見かけ上低値となる．

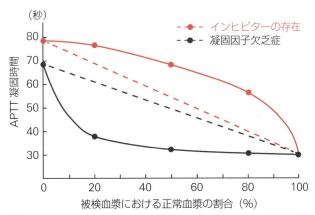

		\multicolumn{5}{c}{被検血漿中の正常血漿含有の割合 (%)}
		0	20	50	80	100
添加量 (μL)	患者血漿	100	80	50	20	0
	正常血漿	0	20	50	80	100

図 3-12　APTT によるクロスミキシング試験の凝固曲線

- ヘパリン投与患者や異常フィブリノーゲン血症を疑う症例では，トロンビン時間法とは異なる測定法（免疫学的測定法など）で測定を行う．
- フィブリノーゲンは加齢と共に上昇傾向にある．

> **MEMO** フィブリノーゲン測定法
>
> - トロンビン時間法：高濃度トロンビンと高希釈被検血漿の一定量を加えたときの凝固時間（トロンビン時間）を既知のフィブリノーゲン濃度と対比した検量線から定量する方法．現在，自動分析装置の多くが本法を採用している．
> - 免疫学的測定法：抗ヒトフィブリノーゲン抗体を用いて免疫学的にフィブリノーゲンを定量する方法．トロンビン時間法では測定できない無あるいは低フィブリノーゲン血症や異常フィブリノーゲンを検出する場合などの特殊な目的に対して行う方法．

7. 止血機構亢進状態を把握するための検査

- 止血にかかわる血小板系・凝固系・血管系の日常検査のみでは，これらの活性化の初期段階を捉えることは困難である．それぞれの新たな検査マーカーが開発され止血にかかわる動向が捉えやすくなったが，検査の感度が鋭敏なため判定にはある程度の経験が求められる．
- 血小板活性化のマーカーには，血小板第4因子 platelet factor 4（PF-4）と β-トロンボグロブリン β-thromboglobulin（β-TG）がある．β-TG は腎不全が存在すると体内からの排泄が低下するので判定に注意する．
- 血液凝固亢進のマーカーには，可溶性フィブリンモノマー複合体 soluble fibrin monomer complex（SFMC），フィブリノペプチドA fibrinopeptide A（FPA），トロンビン・アンチトロンビン複合体 thrombin-antithrombin complex（TAT）があり，これらの増加は体内でトロンビンが形成されたことを意味する．
- 血管炎症のマーカーには，トロンボモジュリン thrombomodulin（TM），プラスミノーゲンアクチベータ・インヒビター1 plasminogen activator inhibitor-1（PAI-1），組織型プラスミノーゲンアクチベーター tissue-type plasminogen activator（t-PA）がある．
- 線溶亢進のマーカーには，プラスミン-α_2 プラスミンインヒビター複合体 plasmin-α_2 plasmin inhibitor complex（PIC），フィブリン・フィブリノーゲン分解産物 fibrin/fibrinogen degradation products（FDP）およびD-ダイマーの検出がある．これらの増加は体内でプラスミンが形成されたことを意味する．
- DIC における凝固線溶系マーカーの変動と解釈については，第5章における DIC の項を参照のこと．

文献　1) 松原由美子：血小板・凝固線溶系検査の解釈．日内会誌，98（7），1569-1574，2009．
　　　2) 小嶋哲人：新しい経口抗凝固薬．検査と技術，41（5），430-432，2013．
　　　3) 渡辺清明：活性化部分トロンボプラスチン時間，プロトロンビン時間．日本医師会雑誌特別号「血液疾患診療マニュアル」，池田康夫，押見和夫，朝長万左男ら編，S96-99，2000．
　　　4) 島津千里：プロトロンビン時間．日本臨床増刊号「広範囲血液・尿化学検査・免疫学的検査―その数値をどう読むか」，62（Suppl 12），586-589，2004．

〔勝田逸郎〕

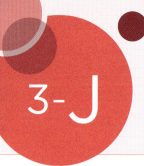

3-J 健康診断における血液データ異常値の扱い方

- プライマリ・ケア医の外来には，自覚症状や基礎疾患がないのに，健康診断（健診）や人間ドックでの血液検査で異常値を指摘されたという理由で受診する患者が多い．
- その多くは，正常値から少しはずれた軽度の異常も多く，それゆえに病的な意義があるかどうかの判断に悩むことがある．
- 本項では，そのような健診における血液検査の異常値に対する適切なアセスメントとマネジメントについて概説する．

1. 健診データの解釈に関する基本的事項

◆ 健診で行われる血液学的検査は，血球算定一式（血算）complete blood count（CBC）が中心であり，これに血液像 differetial leukocyte count（Diff）を足した「CBC + Diff」が検査される場合もある．

◆ まず検査成績が正しいかどうかを疑ってみること．長時間の駆血，検体の撹拌不十分，採血後の不適切な保管による異常値の発生はしばしばみられる．問診や診察所見などから推測して，健診での異常値が採血および検査の過程で発生した何らかのエラーに起因することが疑われる場合には，必ず再検査を行うべきである．

◆ 以下の4つのポイントをチェックする．
①貧血もしくは多血症を呈していないか
②白血球数の増減はないか
③血小板数の増減はないか
④前回の成績（前回値）と大きな変動はないか
- 前回値について：CBCは個人差があるが同一個人では比較的変動が少なく，大きな変化があれば健診受診者に何らかの病的な変化があったか，あるいは検査自体の誤りを疑うことになる．

◆ 多くの健診受診者は過去数年間の健診データを保管している．診療窓口で健診成績の持参を日常的に案内し勧めることが健診時の受診者相談やその時点での貧血の進行の見逃しなどのトラブルを避けるばかりでなく，日常診療にも有効活用できる．

◆ 特に高齢者の健診評価に際しては，加齢変動は当然ながら考慮すべきであるが，年齢や性差のみでなく，受診者個々の日常生活動作 activities of daily living（ADL）が関連し，一様に年齢で正常値とその範囲を設定できない難しさがある．

2. 正常値（基準値）の決め方

- 正常値 normal value or limit には個人の正常値と集団の正常値があるが，一般には後者のことを指す．
- 「正常値」という用語は，国際臨床化学連合 International Federation of Clinical Chemistry and Laboratory Medicine（IFCC）においては死語となっており，これに代わって「reference value（参考値，基準値）」という言葉が使われるようになったが，本項ではあえて臨床で汎用される「正常値」をそのまま使用した．
- CBC をはじめとした血液検査の正常値は報告者によって異なっている．このため日本臨床検査標準化協議会により基準範囲共用化委員会が立ち上げられ 2014 年に共用基準範囲が提案された．表 3-33 にその正常範囲と，日本検査血液学会における正常範囲を並記した．
- 自動血球計数装置による正常値の設定の基本は，通常は健康と思われる人を性別，年齢などを平等に分布するように 500 例前後（対象が多いほうがよい）が選択される．
- 特に医療機関では患者データから正常値を計算することが多く，正規確率紙上の患者データ

表 3-33 血球計数の正常範囲

項目	n	性	共用正常範囲	学会正常範囲*	単位
白血球数（WBC）	21,553		3.3～8.6	3,200～8,500	$10^3/\mu L$
赤血球数（RBC）	9,851	M	4.35～5.55	400～539	$10^6/\mu L$
		F	3.86～4.92	360～489	
ヘモグロビン（Hb）	9,370	M	13.7～16.8	13.1～16.6	g/dL
		F	11.6～14.8	12.1～14.6	
ヘマトクリット（Ht）	8,908	M	40.7～50.1	38.5～48.9	%
		F	35.1～44.4	35.5～43.9	
平均赤血球容積（MCV）	17,128		83.6～98.2		fL
平均赤血球ヘモグロビン量（MCH）			27.5～33.2		pg
平均赤血球ヘモグロビン濃度（MCHC）			31.7～35.3		g/dL
血小板数（PLT）	18,844		158～348	130～349	$10^3/\mu L$
網赤血球数*（RET）	2,755	M	0.10～2.60		%
	4,054	F	0.10～2.40		

WBC：白血球数 white blood cell count, RBC：赤血球数 red blood cell count, Hb：ヘモグロビン hemoglobin, Ht：ヘマトクリット hematocrit, MCV：平均赤血球容積 mean corpuscular volume, MCH：平均赤血球ヘモグロビン量 mean corpuscular hemoglobin, MCHC：平均赤血球ヘモグロビン濃度 mean corpuscular hemoglobin concentration, PLT：血小板数 platelet, RET：網赤血球数 reticulocyte

＊RET については共用正常範囲が検討されていないため，1983 年に日本臨床衛生検査技師会より報告された成績を示した． （日本臨床衛生検査技師会，1983）

の最頻度値付近で直線を引き，累積度数2.5％と97.5％と交差する値を読み取って正常値とすることがしばしば行われる（Hoffmann法）．このとき線の引き方に主観が入ってしまう．

◆ 望ましい正常値は，個人の健康生活時の成績 individual reference value（IRV）であり，過去に行われた健診成績が病態の変化と異常の度合いの判定に貴重な参考値となる．

3. 健診結果で緊急対応が必要なもの

◆ 鉄欠乏性貧血と急性出血が除外されて，表3-34のようなパニック値（緊急検査値：緊急時の病態を反映する臨床検査上の基準）を示すもの，再検査でさらに著しい貧血が進行しているもの，汎血球減少症を示すもの，末梢血中に幼若細胞がみられるもの，血小板数が5万/μL未満のものが健診の成績として受診したときには，直ちに専門医へ紹介すべきである．

表3-34 パニック値の設定

項　目	低値側	高値側	単　位	エラーに関する注意点
Hb Ht RBC	＜7.0 ＜20.0 ＜200万	＞20.0 ＞60.0 ＞600万	g/dL ％ /μL	Hb・Ht・RBCの3項目共通として，検体の凝固，撹拌不良，溶血の発生
WBC	＜1,000	＞15,000	/μL	不完全溶血，赤血球凝集，不溶性沈殿物の存在
PLT	＜3万	＞60万	/μL	偽血小板減少症，小赤血球・断裂赤血球の存在
MCV MCHC	＜50 ＜25	＞140 ＞38	fL ％	検体の長期保存後の測定，赤血球凝集，球状赤血球の存在，新生児検体

パニック値の設定は施設により若干の変動がある

4. 過去の健診結果との対比の目安

◆ 単回の健診結果を用いた成績からの異常の判定と病態の把握は，困難を伴うことがある．患者の正常時検査成績として過去に行われた健診データを参考することができれば病態変化がいち早く掌握でき，過去に行われた健診結果と対比することが勧められる．その変動の目安を表3-35に示した．

Clinical Bottom Line 最低限これだけは

健診での異常値を解釈する場合には，患者の過去の健診記録や採血データを入手して，それと対比して判断すること．

表 3-35　検査値における前回値との対比の目安

項　目	前回値との変動値	備　考
Hb	1 g/dL 以上	6～16 g/dL の範囲で
RBC	40万/μL 以上	300万～500万/μL の範囲で
Ht	2％以上	35～50％の範囲で
WBC	1,000/μL 以上	4,000～8,000/μL の範囲で
PLT	3万～5万/μL	15万～40万/μL の範囲で

（文献1より）

5. 赤血球系の異常

- 赤血球系の検査値は，RBC，Ht，Hb，MCV，MCH，MCHC の6種が赤血球系の検査値として報告されるが，日常診療に際してこれらすべてを1つずつ診ていく必要はない．
- 貧血の有無は，Hb で判定するのが原則で，男性で 14.0 g/dL，女性なら 12.0 g/dL あれば貧血は否定できる．鉄欠乏性貧血の多くが赤血球数は正常範囲を示す．
- 貧血があれば，Hb と MCV をみれば，貧血の原因の見当がつく〔☞ 3-A 参照（p.40）〕．
- 成人における貧血の目安は，男性では Hb13.0 g/dL，女性は Hb12.0 g/dL 未満（妊婦 11.0 g/dL 未満），後期高齢者（75歳以上）は男女共に Hb11.0 g/dL 未満とし，貧血の原因を精査する．
- 健常者の生理的変動は，赤血球数でおよそ30万/μL 程度，Hb は男性で 0.8 g/dL，女性で 0.9 g/dL と考えられている．
- 感染性貧血はあまり重視されないが，感冒などに罹患したのち数週間にわたり顔色がすぐれないというのは感染症による一過性の赤血球増殖抑制で，比較的よくみられる．ボーダーラインの貧血にはこれが多い．
- 鉄欠乏性貧血症例として治療される中に，サラセミア（主として軽症型サラセミアβ）が見逃されていることが多く，鉄剤投与治療を繰り返しても健診によって貧血が指摘されるときには，サラセミアに合併した鉄欠乏を疑ってみる．
- 貧血があり，RET が低下（＝再生不良性貧血のような骨髄不全の疑い）または著増（＝溶血性貧血の疑い）している症例は，早急な専門医への紹介が望まれる．
- 貧血は必ずしも伴わないが，慢性肝障害では MCV の上昇がみられる．また，アルコール多飲でも MCV が増大するので飲酒のマーカーとしても利用される．
- Hb の溶解度から MCHC が 37％以上になることはない．37％以上となる場合は，新生児の検体か，球状赤血球が存在する遺伝性球状赤血球症または自己免疫性溶血性貧血が疑われる．それら以外で MCHC が高値となる検体は，赤血球凝集などにより赤血球数が低値に測定されている可能性を考える．
- Hb が高過ぎるのが問題になることは比較的少ないが，慢性低酸素状態（喫煙，心肺疾患など）では増加している．真性赤血球増加症では赤血球が著しく増加しており，循環障害がみられることがある〔☞ 3-B 参照（p.48）〕．

6. 白血球系の異常

◆ 健常者の白血球数は 4,000 〜 9,000/μL の間に入ることが多いが，生理的変動はおよそ 1,200/μL 程度で比較的大きい．しかし，白血球数の個人差も大きく，無症状の人では 3,000 〜 10,000/μL の間なら必ずしも病的とは決めつけられない．

◆ 白血球減少例や増加した症例には，重篤な疾患が含まれるおそれがあり，まず再検査を行うと共に白血球分画（血液像）を行い，内容の確認が重要である〔☞ 3-C（p.54），3-D（p.60）参照〕．

◆ 白血球の増加（10,000/μL 以上）は，感染症（特に急性／細菌性），炎症（心筋梗塞など組織破壊性病変も含む）が原因の代表で，炎症マーカー（赤沈，C 反応性蛋白 C-reactive protein（CRP））との対比が，これらの症例の診断のポイントになる．

◆ 白血球の増加では，増加した白血球分画（血液像）の情報が重要で，好中球は 7,500/μL 以上，リンパ球は 4,000/μL 以上，好酸球は 500/μL 以上の増加は異常と考える．幼若白血球，赤芽球の出現例は重篤な疾患と考え，専門医へ相談する．

◆ 白血球の減少は好中球およびリンパ球のいずれか片方の実数が 1,500/μL 未満を示すとき，この原因を精査する．白血球分画（血液像）のチェックは不可欠．再検査を直ちに行い，好中球数 1,000/μL 未満では感染の危険が高く，500/μL 以下では重篤な感染症をきたしやすいので，直ちに専門医へ紹介する．

◆ 白血球の軽度の減少は，肝硬変，膠原病などでよくみられるが，薬剤性の可能性もあるので服薬の有無を必ずチェックすること．

7. 血小板系の異常

◆ 健常者の血小板数は 15 万〜 40 万/μL で，健診として問題になるのは減少であるが，増加についても原因の究明は重要である．

◆ 血小板数 15 万〜 20 万/μL は正常下限値 low normal value と表現され，血小板減少をきたす何らかの要因が潜んでいると疑ってみる．多くは脂肪肝によるもので，これらは体型と肝機能検査で推測できる．

◆ 人為的な血小板数の減少は，採血に手間どり時間がかかったり，組織液混入，あるいは採血後の混和の不十分であったことによる血小板の凝集や血液の凝固，時にはヘパリン入り採血管で代用した血球算定時に生じることがよくみられるので，まずは再検査する．

◆ EDTA（エチレンジアミン四酢酸 ethylenediamine tetra-acetic acid）依存性偽性血小板減少症（EDTA 偽性血小板減少症）や白血球に血小板が付着（血小板衛星現象）する偽血小板数の減少をみることがある．血小板減少症として来院した患者の約 8 〜 15％が偽性血小板減少症であったとする報告もあり注意すべきである〔☞ 3-E 参照（p.70）〕．

◆ 血小板数の生理学的変動はおよそ 3 万/μL 程度であり，健診における前回値の目安にする．

◆ 血小板減少症は，15 万/μL 未満を指すが，健診で最もよく出会う血小板減少の原因は肝硬変の存在である．その他，ウイルス感染後の一過性の軽い減少もよくみられるが，再検査では血小板数に異常をみない．

- 肝硬変症や膠原病が否定できる血小板減少（10万/μL以下）はすみやかに専門医へ紹介する．
- 血小板数は慢性肝障害の重症度のよい指標となり，慢性肝炎で血小板が10万/μL未満となったとき肝硬変への移行を疑ってみる．なお，アルコール性肝硬変では非アルコール性に比べて血小板の減少が強い傾向がみられるが，断酒で血小板数の改善がみられる．
- 血小板数の増加には，炎症で一過性に増加することはよくみられる．特殊な血液疾患以外ではあまり問題にならない〔☞3-F参照（p.80）〕．
- 鉄欠乏性貧血の重症例では，小赤血球が自動血球計数装置の血小板領域に入り込み，偽性血小板数増加を示すことがあるので，MCV値には注意する．
- 赤血球および血小板数共に著しい増加をみた場合は，多くが健診先で採血したのちの検体搬送に問題（夏季の車内で高温曝露）が生じたものに多く，再検査では異常はみられない．

8. 再検査でオーダーすべき検査項目

- 健診で末梢血検査異常を指摘されて来院した患者に対して，血液疾患をスクリーニングするためにオーダーすべき，基本的な検査項目の一覧を**表3-36**に示した[2]．
- EDTA依存性血小板減少症を疑う症例には，血液の塗抹染色標本で確認することが原則で，血小板の実数を確認する方法としてEDTA以外の抗凝固剤（凝固検査用クエン酸Na）で採血して測定する．
- これらの基本的な項目に加えて，前述したように病態に応じて追加の検査を加えることは言うまでもない．

表3-36　健診における末梢血液検査異常値に対する再検査時に必要な検査項目

① CBC基本8項目 　・WBC　・RBC　・Hb　・Ht 　・MCV　・MCH　・MCHC　・PLT
② 白血球分画（塗抹染色標本による血液像）
③ RET（Heinz小体など赤血球内容異常を疑う場合には用手法が必要）
④ 血清鉄*，血清フェリチン値*，TIBC*
⑤ 血清総ビリルビン値，直接（または間接）ビリルビン値
⑥ 血清LDH値

*：明らかな貧血がない場合は不要
TIBC：総鉄結合能 total iron-binding capacity，LDH：乳酸脱水素酵素 lactate dehydrogenase

（文献2より）

文献
1) 新谷和夫：自動血球計算機によるデータの読み方．臨床検査，15(4)，342-347，1971．
2) 外山圭助：健康診断における末梢血液検査異常値の取り扱い．日本医師会雑誌特別号「血液疾患診療マニュアル」，池田康夫，押味和夫，朝長万左男ら編，62-65，2000．
3) Yamamoto Y, Hosogaya S, Osawa S, et al：Nationwide multicenter study aimed at the establishment of common reference intervals for standardized clinical laboratory tests in Japan. Clin Chem Lab Med, 51(8), 1663-1672, 2013.

〔勝田逸郎〕

3-K 自動血球計数装置でここまでわかる

- 現在の自動血球計数装置は，単に血球数を数えるための機器としてではなく，血球1つ1つがもつ形態や構造に関するさまざまな情報についても，自動的に解析する能力を持ち合わせた血液分析装置 hematology analyzer へと進化している．
- その結果，全血球計算 complete blood count（CBC）だけでなく，より詳細な血球分析情報を簡単に参照できるようになっており，病気の診断や病態の解釈のために，それらのデータを有効に活用すべきである．

1. 自動血球計数装置について知る

◆ 自動血球計数装置は，検査機器メーカーによって，それぞれ異なる論理と測定原理に基づいて開発されたものである．そのため，基本となる CBC 以外の計測項目については，メーカーや機種ごとに分析可能な項目や得られる情報が異なっている．

◆ 自施設で装置を保有している場合，CBC 以外にも計測できる情報がある．これまで活用していない場合は，オペレーターズガイド（操作マニュアルなど）で確認しておくとよい．小型自動血球計数装置（図3-13）で測定可能な検査項目の一例を表3-37に，実際にプリントアウトされる検査データの一例を図3-14に示した．

◆ CBC を外注している場合，臨床検査センターが使用している自動血球計数装置の機種名，報告外検査情報などを知っておくとよい．電話で問い合わせれば，担当者が親切に教えてくれるはずである．

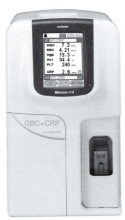

図 3-13　診療所用小型血動血球計数装置の一例

表 3-37 自動血球計数 CRP 測定装置で測定可能な検査の一例

① CBC 基本 8 項目	• WBC（白血球数） • RBC（赤血球数） • Hb（ヘモグロビン） • Ht（ヘマトクリット） • MCV（平均赤血球容量） • MCH（平均赤血球ヘモグロビン量） • MCHC（平均赤血球ヘモグロビン濃度） • PLT（血小板数）

② CBC 以外の分析項目	1) 赤血球関連
	  • RDW-CV（赤血球分布幅・変動係数）
	2) 白血球関連
	  • LYM%（小型白血球比率 / 数：リンパ球に相当）
	  • MONO%（中型白血球比率 / 数：単球・好酸球・好塩基球に相当）
	  • GR%（大型白血球比率 / 数：好中球に相当）
	3) 血小板関連
	  • PDW（血小板分布幅）
	  • MPV（平均血小板容積）
	  • P-LCR（大型血小板比率）
	4) その他
	  • CRP

CRP：C 反応性蛋白 C-reactive protein，WBC：white blood cell count，RBC：red blood cell count，HGB：hemoglobin，HCT：hematocrit，MCV：mean corpuscular volume，MCH：mean corpuscular hemoglobin，MCHC：mean corpuscular hemoglobin concentration，PLT：platelet，RDW-CV：red cell distribution width-coefficient of variation，LYM：lymphocyte，MON：単球 monocyte，GR：顆粒球 granulocyte，PDW：platelet distribution width，MPV：mean platelet volume，P-LCR：platelet large cell ratio
（堀場製作所社製・Microsemi LC-667CRP で測定できる検査項目を列記）

◆ 検査センターが結果として報告してくるのは，CBC や白血球分画だけであるが，そのほかの詳細な血球分析情報は「自動的」に記録されているので，必要に応じて検査室へ問い合わせれば，それらのデータを知ることが可能である．

2. 自動血球計数装置の測定原理[1,4]

◆ ヘマトクリット（Ht）値は実測値ではなく，RBC とその MCV から求めた計算値である（白血球増加症ではプラス誤差が出るので注意）．
◆ ヘモグロビン（Hb）の測定法は，非シアン系が採用され，多くが界面活性化剤を用いた変性 Hb 法を採用している．
◆ RBC および PLT は同一検知器で計測され，両者を区分するものは主に血球容積差である．したがって，RBC には WBC や巨大血小板が含まれる．また，PLT に断裂赤血球などの細胞断片が存在すれば，これらを加算して計測している可能性が高い．
◆ 白血球分画 differential leukocyte count（Diff）は，自動装置によって好中球，リンパ球，単球，好酸球，好塩基球の 5 つに分類され，このような装置を採用する施設では，WBC が著しい増

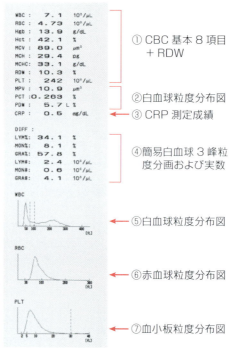

図 3-14 自動血球計数 CRP 測定装置で測定された検査結果出力の実例
（堀場製作所社製・Microsemi LC-667CRP による）

減をみない場合には染色標本すらつくられないことが多い.
- 自動装置による Diff の現状は,「健常者にみられる正常血球に限って応用される最も効率の高い白血球分類法」であって, 異常血球はフラグ（メッセージ）で示され, 異常血球の判定と検出はあくまでも技師の能力に委ねられている. 血液像に異常を疑う場合には, 検査伝票に「血液像は目視で」というコメントを入れておくとよい.

3. 赤血球関連の血球分析情報

1）赤血球分布幅 red cell distribution width（RDW）

- RBC の算定と個々の RBC の容積は同時に検出され, 赤血球容積分布曲線 particle-size distribution curve（PSD 曲線）が表示される.
- PSD 曲線から, 赤血球形態が小球性, 正球性, 大球性もしくはこれらの混在した赤血球分布から構成されているかが検知できる.
- 健常者では, PSD 曲線は正規分布し, 個々の赤血球容積の分布する MCV と標準偏差 standard deviation（SD）および変動係数 coefficient of variation（CV）を求め, RDW が演算される（☞ MEMO「RDW-SD と RDW-CV」参照）.
- RDW が高値なら赤血球の大小不同症 anisocytosis がある.
- RDW と MCV の両者を用いた貧血の分類も提唱されており, アメリカの臨床医たちには好

まれている（表3-38）．しかし，貧血の鑑別診断におけるRDWの感度・特異度は低いので注意を要する．ちなみに，鉄欠乏性貧血診断におけるRDW（RDW-CV＞15％）の特異度は66％である．
- RDWの実用性：小球性貧血における鉄欠乏性貧血（RDW高値）と軽症型サラセミア（RDW正常）の鑑別に，大球性貧血におけるビタミンB_{12}または葉酸欠乏による貧血（RDW高値）とその他の原因（RDW正常）の鑑別に役立つということを知っていれば十分である．

Clinical Bottom Line 最低限これだけは

RDWは赤血球容積の不均一性の指標．RDW高値なら，赤血球容積の大小不同が存在することを意味する．

2）網赤血球関連項目

- 網赤血球 reticulocyte（RET）は相対数（％または‰）または実数で表されるほか，網赤血球内に残存するRNA含量を反映する高蛍光強度比率 high fluorescence ratio（HFR），中蛍光強度比率 medium fluorescence ratio（MFR），低蛍光強度比率 low fluorescence ratio（LFR）に分けられ，HFRとMFRを合わせ網赤血球幼若指数 immature reticulocyte fraction（IRF）として計数され，未成熟度合いの指標として使われる．
- 網赤血球容積 mean reticulocyte cell volume（MCVr），網赤血球ヘモグロビン含量 reticulocyte cellular hemoglobin（CHr）を測定する機種では，鉄欠乏性貧血や慢性腎不全の透析患者にエリスロポエチンを投与したときのMCVrおよびCHrが投与後3日程度から鋭敏に変動す

表3-38 MCVとRDWに基づく貧血の分類

	MCV		
	低値（小球性）	正常（正球性）	高値（大球性）
RDW正常（均一分布）	ACD ヘテロ接合型サラセミア 幼児（1〜8歳）	ACD 遺伝性球状赤血球症 再生不良性貧血 非貧血性酵素または免疫性溶血性貧血	再生不良性貧血 MDS 肝疾患
RDW高値（不均一分布）	鉄欠乏性貧血 S/βサラセミア合併症 ヘモグロビンH病 破砕赤血球症候群	初期の鉄欠乏 初期のビタミンB_{12}または葉酸欠乏 鉄芽球性貧血 骨髄線維症	ビタミンB_{12}または葉酸欠乏 自己免疫性溶血性貧血 寒冷凝集素 アルコール中毒

ACD：慢性貧血 anemia of chronic disease，MDS：骨髄異形成症候群 myelodysplastic syndrome
この表はRDWをCV値で求めた検査値のみに適用できる

（文献2,5より一部改変）

MEMO RDW-SD と RDW-CV

- RDW-SD：赤血球粒度分布図のピークの高さを100%としたときに，下方から20%の高さにおける分布幅の絶対値（単位：fL）．
- RDW-CV：赤血球粒度分布図を正規分布としたとき，68.26%が存在する1SDとMCVから以下の式で求める（単位：%）．

  RDW-CV（%）＝（SD/MCV）×100

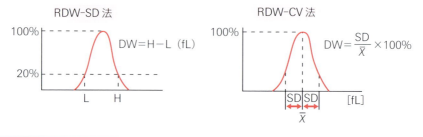

るため，すでに貧血の治療効果の判定に応用されている．

4. 血小板関連の血球分析情報

- 血小板は赤血球と同様に，血小板容積から求められた血小板ヒストグラム（血小板分布曲線）が得られ，微小血小板，大血小板，血小板凝集，断裂赤血球などの有無の確認に有用な指標となる．
- 血小板分布曲線から，平均血小板容積 mean platelet volume（MPV）が求められ，赤血球と同様にしてこれから血小板クリット値 platelet-crit（PCT）が演算される．
- 血小板分布曲線から，PDWが求められ，最大ピークの高さを100%としたときの20%度数レベルの血小板分布幅をPDWと定義したものと，分布曲線2fLサイズを起点（S1）として血小板数15%部分と浮動上限閾値（S2）を起点とする15%部分との間隔の幅を指すものがある．
- 分布曲線2fLサイズから血小板上限閾値とした間で，12fLで区切ったときの血小板上限側に存在する血小板比率を求めたものが，P-LCRである．
- MPVは特発性血小板減少性紫斑病 idiopathic thrombocytopenic purpura（ITP）などの血小板破壊・消費亢進症例で増加する．
- MPV増加：ITP，骨髄線維症，摘脾後，慢性骨髄性白血病など
- MPV減少：脾機能亢進症，再生不良性貧血，巨赤芽球性貧血，化学療法後など
- 幼若血小板比率 immature platelet fraction（IPF）がリサーチモードとして計測可能となり，IPFの増加は骨髄における血小板産生能を反映すると考えられ，臨床応用に期待される．
- 低血小板症例や破砕赤血球の出現する症例の正確な血小板数を把握するため，血小板に対するモノクローナル抗体を用いた測定法を採用した機種も稼働している．

5. 白血球関連の血球分析情報

◆ 白血球の自動分類の測定原理には，電気抵抗方式や光学的測定法（レーザー散乱光方式）があり，細胞を電気抵抗の変化で計測する機種や，各種レーザーを用いて散乱光特性で計測する機種がある（詳細は☞MEMO「わが国の検査機関で稼働している主要な自動血球計測装置の概要」参照）．

◆ わが国の検査センターではシスメックス社製の導入が大半であることから，主として本機種を中心とした白血球分類を記す（☞MEMO「シスメックスXNシリーズの白血球自動分類」）．

◆ 白血球の分類は好中球 neutrophil（NEUT），好酸球 eosinophil（EO），好塩基球 basophil（BASO），リンパ球 lymphocyte（LYM），単球 monocyte（MONO）の5分類（5Diff）とする機種が主流であるが，小型装置では白血球を3分類し，好中球とリンパ球とは比較的よく反映した成績を示す．

◆ 赤芽球 nucleated red blood cell（NRBC）の出現症例は，多くがフラグとして注意を促されるが，最近の大型機種ではNRBCの数を絶対数として表示している．一般の小型汎用機は白血球数にNRBCを含んでいる．したがって，NRBCが多数の場合には白血球数からNRBCを削除した白血球数か否かについても注意する．

◆ WDF（WBC differential）チャンネル（図3-15）では，NEUT＋BASO，LYM，MONO，EOが検出される．BASOはWNRチャンネルで独自に検出され，WDFチャンネルから得られたNEUT＋BASOから演算によって求められる．NRBCはこのWNR（WBC plus NRBC）

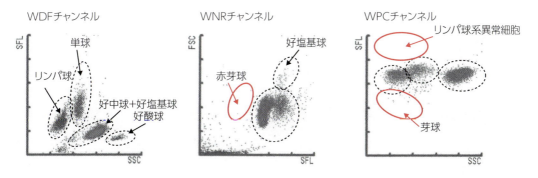

図3-15　XNシリーズ（シスメックス）のスキャッタグラム

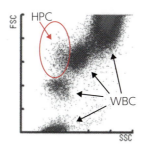

図3-16　WPCチャンネルHPC検出ゲート

チャンネルにて検出される．このほかWPCチャンネルを備え，芽球やリンパ球系の異常細胞を検出している．

- 幼若細胞を検出するためのWPC（WBC Precursor channel）スキャッタグラム（図3-15）では，芽球，幼若好中球，左方偏位，血小板凝集が検出され，フラグ情報として利用される．
- WPCスキャッタグラムのサブモードであるHPC検出ゲート（SSC-FSC）では，中央左方にCD34陽性である末梢血幹細胞 hematopoietic cell（HPC）が出現するので，末梢血幹細胞採取時期のモニタリングに有効となる（図3-16）．
- 自動血球計数装置を用い，体液モードから脳脊髄液，胸水，腹水，関節液中の細胞分画への応用がすでに一部では実現している．

MEMO わが国の検査機関で稼働している主要な自動血球計測装置の概要

機種名		XN-Series	ユニセル DxH800	ADVIA2120i	CELL-DYN Sapphire
製造会社		シスメックス	ベックマン・コールター	シーメンスヘルスケア・ダイアグノスティクス	アボットジャパン
測定項目		CBC, DIFF, RET, NRBC, 体液	CBC, DIFF, RET, NRBC, 体液	CBC, DIFF, RET, CSF, 体液	CBC, DIFF, RET, CD61, CD3, 4, 8
測定原理	RBC/PLT	電気抵抗法（シースフロー方式），光学法（PLT-F/PLT-O）	電気抵抗法（スイープフロー方式）	レーザーフローサイトメトリー（2角度）	電気抵抗法（フォーカスフロー）レーザーフローサイトメトリー
	Hb	比色法（SLS-Hb法）	比色法（亜硫酸Na-Hb法）	比色法（AAO-Hb法）	比色法（イミダゾールHb法）
	WBC	レーザーフローサイトメトリー	電気抵抗法（スイープフロー方式）	レーザーフローサイトメトリー（2角度）	レーザーフローサイトメトリー（多角度）
	DIFF	レーザーフローサイトメトリー＋染色情報	VCSフローサイトメトリー（アキュゲーティング）	レーザーフローサイトメトリー／ハロゲンフローサイトメトリー＋染色情報	レーザーフローサイトメトリー＋染色情報
測定範囲	WBC	$0〜440×10^3/\mu L$	$0.05〜400×10^3/\mu L$	$0.02〜400×10^3/\mu L$	$0.0〜250.0×10^3/\mu L$
	RBC	$0〜8×10^6/\mu L$	$0〜8.5×10^6/\mu L$	$0〜7.00×10^6/\mu L$	$0.0〜7.5×10^6/\mu L$
	Hb	$0.0〜25.0$ g/dL	$0.1〜25.5$ g/dL	$0.0〜22.5$ g/dL	$1.0〜25.0$ g/dL
	PLT	$0〜5,000×10^3/\mu L$	$3.0〜3,000×10^3/\mu L$	$5〜3,500×10^3/\mu L$	$0.0〜2,000×10^3/\mu L$

機種名		XN-Series	ユニセル DxH800	ADVIA2120i	CELL-DYN Sapphire
検査項目	CBC	WBC, RBC, HGB, HCT, MCV, MCH, MCHC, PLT, RDW-SD, RDW-CV, PDW, MPV, PCT, P-LCR	WBC, RBC, HGB, HCT, MCV, MCH, MCHC, PLT, RDW, PDW, MPV, PCT	WBC, RBC, Hb, Ht, MCV, MCH, MCHC, CHCM, PLT, RDW, HDW, CH, CHDW, PCT, LPLT, PDW, MPV, MPM, MPC, PCDW	WBC, RBC, HGB, HCT, MCV, MCH, MCHC, PLT, RDW, MPV, PLTI, PLT
検査項目	Diff	NEU%, NEU#, LYM%, LYM#, MONO%, MONO#, EOS%, EOS#, BASO%, BASO#, NRBC%, NRBC#,	NEU%, NEU#, LYM%, LYM#, MONO%, MONO#, EOS%, EOS#, BASO%, BASO#, NRBC%, NRBC#, WDOP, WNOP	NEU%, NEU#, LYM%, LYM#, MONO%, MONO#, EOS%, EOS#, BASO%, BASO#, LUC%, LUC#, NRBC%, NRBC#, MPXI, LI	NEUT%, NEUT#, LYM%, LYM#, MONO%, MONO#, EO%, EOS#, BASO%, BASO#, NRBC%, NRBC#, WVF, %MIC, %MAC
	RET	RET%, RET#, LFR, MFR, HFR, IRF, RET-He	RET%, RET#, MRC, IRF, UGC, RSF, RDWR, RDWR-SD, WROP, UWROP	RET%, RET#, MCVr, CHCMr, RDWr, HDWr, CHr, CHDWr	RET%, RET#, IRF, %HPO, %HPR, HDW, MCVr, CHCr, %rP

MEMO シスメックスXNシリーズの白血球自動分類

希釈血球浮遊液中の細胞を特殊な溶血剤処理とDNA染色を施した後に半導体レーザーを照射して，前方および側方散乱光，側方蛍光の3種類の光学的信号を解析して細胞を識別する．前方散乱光からは細胞の大きさ情報を，側方散乱光からは細胞内部情報（核の形，顆粒の有無など）を引き出し，側方蛍光からは主に核酸と細胞小器官の種類と多寡の情報を取得する[3]．図は実際の測定画面である．

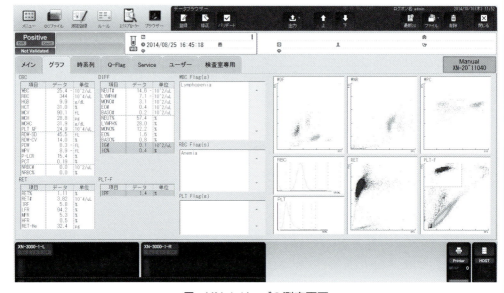

図　XN-シリーズの測定画面

文献

1) George T：Automated hematology instrumentation. UpToDate 2009, version 17.3.
2) Schrier SL, Landaw SA：Mean corpuscular volume. UpToDate 2009, version 17.3.
3) 竹内　恵：血球計数検査　自動測定法．臨床検査法提要 第32版，金井正光編，282-295，金原出版，2005.
4) 清水長子：自動血球測定法．スタンダード検査血液学 第2版，日本検査血液学会編，105-109，医歯薬出版，2008.
5) Wallach JW：Interpretation of diagnostic tests, 8th ed, Lippincott Williams & Wilkins, 2007.
6) Tanosaki R, Kumazawa T, Yoshida A, et al: Novel and rapid enumeration method of peripheral blood stem cells using automated hematology analyzer. Int J Lab Hematol, 1-10, 2013.

〔勝田逸郎，宮崎　仁〕

Chapter 4

プライマリ・ケア医が診る血液疾患と外来マネジメントのポイント

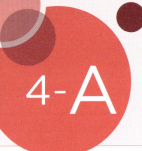

4-A 鉄欠乏性貧血（IDA）

- プライマリ・ケア医の外来を訪れる小球性貧血患者の圧倒的多数は，鉄欠乏性貧血 iron deficiency anemia（IDA）である．
- IDA と診断したら，さらに鉄欠乏の原因を必ず検索し，基礎疾患の治療を行うこと．

1. 鉄欠乏と診断するときのポイント

- ◆ IDA が最も頻度の高い貧血だからといって，正しい診断手順をふまずに，単にヘモグロビン hemoglobin（Hb）と血清鉄が低値という理由だけで，鉄剤の投与を開始してはいけない！
- ◆ IDA の次に頻度の高い小球性貧血は，慢性疾患／慢性炎症に伴う，いわゆる "anemia of chronic disease（ACD）" である．ACD でも血清鉄は低値となるため，鉄剤を処方する前に，IDA と ACD を鑑別しなければならない [1-5]．
- ◆ IDA と ACD の鑑別：典型的な IDA では，①血清鉄減少，②血清フェリチン減少，③総鉄結合能 total iron-binding capacity（TIBC）増加というパターンになる．一方，典型的な ACD では，①血清鉄減少，②血清フェリチン正常〜増加，③ TIBC 減少となる．鉄代謝の指標のうちで，血清フェリチン値が最も重要．血清フェリチン値 12 ng/mL 未満なら IDA と確定できる（陽性尤度比 50）[3,4]．血清フェリチン値 100 ng/mL 以上の場合は，ACD と考えて良い．血清フェリチン値が 30 〜 100 ng/mL のレベルでは，ACD と IDA が併存している可能性が否定できないので注意深い評価が必要となる〔☞ IDA と ACD の鑑別の詳細については，4-C（p.135）を参照〕．

✓ Clinical Bottom Line 最低限これだけは

鉄剤を投与する前に，必ず血清フェリチン値の低下を確認すること．

2. 鉄欠乏の原因を探索する

- ◆ IDA と診断したら，さらに鉄欠乏の原因を必ず検索し，基礎疾患や病態を見つけること．
- ◆ 鉄欠乏が起こる機序は，以下の3つである．①体内の鉄需要の増大，②体内への鉄供給の制限／減少，③体内からの鉄喪失の増大．表 4-1 に鉄欠乏が生じる主な原因を示した [1,2]．
- ◆ 原因が明らかで，消化器系疾患合併リスクが低い患者（例：鉄需要が増大する成長期，消化器症状がなく月経のある若い女性など）では，内視鏡などの消化管系に対する厳密な検索は

表 4-1　鉄欠乏の原因

＜生理的な要因によるもの＞
- 成長発育に伴う鉄需要量の増加（乳児期および思春期）
- 月経による出血
- 妊娠および授乳
- 献血
- スポーツに関連するもの（長距離ランナーなど）

＜環境や周囲の状況に起因するもの＞
- 貧困などによる低栄養状態
- 極端なダイエットおよび偏食（厳格な菜食主義など）

＜病的な原因によるもの＞
a) 慢性的な失血
- 消化管出血：食道炎，胃炎，消化性潰瘍，憩室症，良性腫瘍，悪性腫瘍（胃がん，大腸がんなど），炎症性腸疾患，痔疾，出血源不明の消化管出血など
- 婦人科出血（子宮筋腫などによる月経過多）
- その他の臓器系からの出血：血尿，鼻出血，喀血など
- 血液透析
- 詐病による人為的脱血（factitious anemia/Münchhausen 症候群）

b) 鉄の吸収障害
- 消化管の外科手術（切除術・再建術）に伴うもの
- Celiac 病，吸収不全症候群
- *Helicobacter pylori* 感染

c) 薬剤性
- 非ステロイド系抗炎症，アスピリン（出血と関連）
- プロトンポンプ阻害薬，H_2 ブロッカー（吸収障害と関連）

d) ACD に併発した鉄欠乏状態
- 腎性貧血，慢性心不全，リウマチ関連疾患など

e) 遺伝性疾患
- iron-refractory iron-deficiency anemia (IRIDA)

（文献 1, 2 より一部改変）

原則として不要である[6]．

◆ 月経過多に起因する高度な貧血の場合は，婦人科医にコンサルテーションを行い，子宮筋腫，子宮内膜症などの基礎疾患の有無を確認すること．

◆ 男性および閉経後の女性については，上部および下部消化管内視鏡検査による出血源の探索を必ず行うこと．便潜血検査が IDA の原因検索に有用であるというエビデンスはないので，便潜血検査なしで，直ちに内視鏡検査へ進んでよい[7]．

◆ 出血源不明の消化管出血：上部および下部消化管の内視鏡検査を行っても出血源を同定できない場合は，消化器内科医と相談して，通常の内視鏡検査の再検を繰り返すか，カプセル内視鏡を行うかなどについて検討することになる[7,8]．

◆ 一般的な検索で鉄欠乏の原因が見つからない場合には，①ヘリコバクターピロリ *Helicobacter pylori* 感染，② Celiac 病，③自己免疫性萎縮性胃炎，④遺伝性疾患（iron-refractory iron-deficiency anemia ☞ MEMO 参照）などの有無について検討するが，プライマリケアの外来では②〜④に遭遇する頻度は極めてまれであるため，実際にはヘリコバクターピロリ感染に関す

る評価を行うことになる[6].

- *H. pylori* 感染：*H. pylori* 感染により鉄欠乏が発生する機序の詳細は十分に解明されていないが，感染に伴う鉄吸収能の低下，菌による鉄消費・鉄収奪，特定の菌株との関連などが指摘されている[9].

MEMO　遺伝性鉄剤不応性鉄欠乏性貧血

以前から，慢性的な IDA を呈するにもかかわらず，鉄剤による治療に反応しない小児症例の存在が知られていた．近年，鉄代謝に関連したセリンプロテアーゼである TMPRSS6 の遺伝子変異が，鉄剤不応性鉄欠乏性貧血 iron-refractory iron-deficiency anemia (IRIDA) の家系に同定され，遺伝性 IRIDA として知られるようになっている[1,6].

3. 治　療

- IDA の治療の原則は，原因となる疾患／病態を同定し，それを治すことである．
- 鉄剤は経口投与を原則とする．静脈内投与は表 4-2 に示した場合にのみ選択される．赤血球輸血は極力避ける．現在市販されている鉄剤を表 4-3 に示した．
- 経口鉄剤は少量から開始し（例：クエン酸第一鉄　フェロミア® 1 錠 = 50 mg/ 日），嘔気などの消化器症状の発現に注意しながら増量するが，鉄として最大 150 〜 200 mg/ 日で十分である．骨髄の鉄に対する反応には限界があり，それ以上の量を投与しても効果は期待できない．
- 鉄剤内服による消化器症状が強い場合は，表 4-4 に示した手順で処方を変更してみる．鉄剤のなかでは，小児に使用されるシロップ薬のインクレミン® が，最も消化器症状が少ない[10].
- 緑茶に含まれるタンニン酸は鉄イオンの吸収を妨げるが，実際に緑茶摂取が鉄剤の治療効果を減弱させるというエビデンスはなく，緑茶の制限は不要．表 4-5 に経口鉄剤の吸収に影響を及ぼす薬剤などについてまとめた．
- 貯蔵鉄の指標である血清フェリチン値が十分に回復するまで，治療を継続すること．通常は 4 〜 6 カ月程度の鉄剤投与が必要である．
- 鉄剤を静注する場合は，①過剰投与とならないように，必ず必要鉄総量を計算（表 4-6）して，計画的に補充する，②希釈液には 5% ブドウ糖液を用いる（生理的食塩水を用いるとコロイドが不安定になるため），③副作用の予防のため，可能な限りゆっくり点滴するなどの点に注意する．

4. 患者さんのマネジメント

- 経口鉄剤を投与中の患者では，定期的に受診させて貧血の改善を確認するとともに，血清フェリチン値を測定し，貯蔵鉄の回復を評価する．
- IDA と診断し鉄剤を投与しているにもかかわらず，予想に反して貧血が改善しない場合は，表 4-7 に示した要因をチェックする[6].

表 4-2　鉄剤静脈内投与の適応

①副作用が強く経口鉄剤が飲めない
②出血など鉄の損失が多く経口鉄剤で間に合わない
③消化器疾患で内服が不適切
④鉄吸収が極めて悪い
⑤透析や自己血輸血の際の鉄補給

表 4-3　わが国で使用可能な鉄剤

	一般名	商品名	剤形	鉄含有量	特徴
経口剤	硫酸第一鉄	テツクール	錠	100 mg/tab	徐放
		フェロ・グラデュメット	錠	105 mg/tab	徐放
	フマル酸第一鉄	フェルム	カプセル	100 mg/cap	
	クエン酸第一鉄	フェロミア	錠	50 mg/tab	
	ピロリン酸第二鉄	インクレミン	シロップ	6 mg/mL	小児可
静注剤	含糖酸化鉄	フェジン	アンプル	40 mg/2 mL	
	シデフェロン	フェリコン	アンプル	50 mg/2 mL	

表 4-4　鉄剤内服による消化器症状への対策

①内服を朝食後と夕食後の分 2 とせず, 就寝前の分 1 にする
②錠剤を顆粒に変更する→処方例：クエン酸第一鉄（フェロミア®）顆粒 0.6〜1.2 g（鉄として 50〜100 mg）分 1
③小児用シロップに変更する→処方例：ピロリン酸第二鉄（インクレミン®）シロップ 10 mL 鉄として 60 mg）分 1 または分 2
④上記のすべてを試みてもだめなら静注鉄剤に変更

表 4-5　経口鉄剤の吸収に影響を及ぼすもの

①鉄吸収を促進するもの	・ビタミン C
②鉄吸収を阻害するもの	・タンニン酸（ただし，緑茶の制限は不要） ・炭酸マグネシウム ・胃酸分泌抑制薬（H_2 ブロッカー・プロトンポンプ阻害薬） ・テトラサイクリン

表 4-6　必要鉄総量の計算式

必要鉄総量（mg）＝（16－Hb*）/100 ×体重（kg）× 65 × 3.4 ＋ 500
＊：治療前患者 Hb 値（g/dL）

必要鉄総量の計算式は，さまざまなものが提唱されているが，ここでは，「鉄欠乏・鉄欠乏性貧血の予防と治療のための指針（日本鉄バイオサイエンス学会ガイドライン委員会）」に掲載されているものを採用した[5].

表 4-7　鉄剤に反応しない鉄欠乏性貧血のチェックリスト

①診断は間違っていないか？
②処方したとおりに鉄剤を服用しているか？
③投与された鉄剤を上回る鉄の損失はないか？
④鉄の吸収を阻害する要因（併用薬など）はないか？
⑤ヘリコバクターピロリ感染はないか？
⑥詐病・虚偽性障害による自己脱血行為はないか？（看護師などの医療関係者に注意）

 Clinical Bottom Line 最低限これだけは

貧血が消失（ヘモグロビンが正常化）しただけで鉄剤を中止してはいけない．貯蔵鉄であるフェリチンが正常化するまで，鉄剤の投与を継続すること．

5. こんなとき専門医へ

- IDA と考え鉄剤を投与しても，貧血が改善しない場合．

6. 患者さんへの説明ポイント

- IDA の背後には必ず原因となる疾患が隠れているので，それを探し出して治すことが重要である．
- 貯蔵鉄を蓄えるため，血清フェリチン値が上昇するまで（通常 6 カ月程度）は鉄剤の内服を続ける必要がある．
- お茶と一緒に鉄剤を服用しても問題ない．消化器症状があれば就寝前の内服がよい．
- 鉄剤を内服すると，便が緑黒色になるが心配ない．
- 市販されているサプリメントの鉄含有量は，鉄剤の 1/10 程度なので，IDA の治療用には使えない．
- 偏食や無理なダイエットは避けて，バランスのよい食事を心がけること．鉄を多く含む食品のリストを**表 4-8** に示した[5]．

表 4-8　鉄の含有量の多い食品リスト

食品	単位（鉄量 mg）	食品	単位（鉄量 mg）
アサリ水煮缶詰	30 g (11.3)	乾燥ヒジキ	大匙 1 杯 (5.5)
豚レバー	60 g (7.8)	小松菜	100 g (2.8)
牛レバー	60 g (2.4)	大根の葉	70 g (2.2)

ホッキ貝	50 g (2.2)	茹で大豆	100 g (2.0)
和牛ヒレ肉	80 g (2.0)	ホウレン草	1/3 束 (2.0)
イワシ丸干し	2 尾 (1.8)	切り干し大根	20 g (1.9)
カツオ	80 g (1.5)	ゴマ	大匙山盛り (1.8)
カキ貝むき身	50 g (1.0)	春菊	100 g (1.7)
キハダマグロ	50 g (1.0)	カブの葉	70 g (1.5)
ホンマグロ	80 g (0.9)	パセリ	10 g (0.8)

(文献5より)

文献

1) Camaschella C: Iron-deficiency anemia. N Engl J Med, 372 (5), 485-486, 2015.
2) Lopez A, Cacoub P, Macdougall IC, et al: Iron deficiency anemia. Lancet, 2015 Aug 24. pii: S0140-6736 (15) 60865-0, 2015.
3) Killip S, Bennett JM, Chambers MD: Iron deficiency anemia. Am Fam Physician, 75 (5), 671-678, 2007.
4) Djulbegovic B : Iron deficiency anemia. Reasoning and decision making in hematology, Djulbegovic B, et al (eds), 21-24, Churchill Livingston, 1992.
5) 日本鉄バイオサイエンス学会治療指針作成委員会編：鉄剤の適正使用による貧血治療指針 改訂第2版, 響文社, 2009.
6) Hershko C, Camaschella C: How I treat unexplained refractory iron deficiency anemia. Blood, 123 (3), 326-333, 2014.
7) Goddard AF, James MW, McIntyre AS, et al: Guidelines for management of iron deficiency anemia. Gut, 60 (10), 1309-1316, 2011.
8) Bull-Henry K, Al-Kawas FH: Evaluation of occult gastrointestinal bleeding. Am Fam Physician, 87 (6), 430-436, 2013.
9) 島田忠人：鉄欠乏性貧血と Helicobacter pylori 感染症. 日内会誌, 99 (6), 1207-1212, 2010.
10) 岡田 定：鉄欠乏性貧血の治療指針. 日内会誌, 99 (6), 1220-1225, 2010.

〔宮崎 仁〕

4-B 思春期女子の貧血

- 思春期女子では，成長期の鉄需要増大に加えて，月経に伴う鉄の喪失が加わるために，潜在的な鉄欠乏状態や鉄欠乏性貧血 iron deficiency anemia（IDA）を発症するリスクが高い．
- 長距離走などの過酷なスポーツは，IDA の原因の 1 つになり得る．
- 鉄剤不応性，または鉄剤に反応しても投与中止により再燃する思春期貧血は，ヘリコバクターピロリ（*Helicobacter pylori*）感染と関連する場合がある．

1. 思春期女子の特性と貧血の背景因子

◆ 「ふらふらして動悸がする」という症状は，プライマリ・ケア医の外来を受診する思春期女子の愁訴のなかでも，「最もありふれた」医学的問題である．

◆ 「ふらふらして動悸がする」と訴える思春期女子のすべてに貧血があるわけではない．起立性低血圧，甲状腺疾患，精神疾患（うつ病，パニック障害など）では，貧血が全く存在しなくても，「ふらふらして動悸がする」ことがあるので，注意深い問診と診察が必要となる．

◆ 思春期は乳児期（特に離乳期）と並んで身体の急激な発育がみられる時期である．それに伴う鉄需要の増大により，男女を問わず IDA をきたしやすい．

◆ さらに女子では，成長期の鉄需要増大に加えて，月経に伴う鉄の喪失（☞ MEMO 参照）という因子が加わるために，男子に比して潜在的な鉄欠乏状態や IDA を発症するリスクがより高くなる[1,2]．

◆ 成長に伴う鉄需要の増大や月経による鉄喪失以外の因子としては，過激なダイエットや偏食による栄養の偏りや，後述するスポーツ貧血や *H. pylori* 感染の影響も念頭に置くべきである．IDA と鑑別を有する「慢性疾患に伴う貧血 anemia of chronic disease（ACD）」の基礎疾患として，思春期女子に頻度の高い膠原病ならびに甲状腺疾患の潜在も見逃してはならない．

MEMO 月経による鉄の喪失

月経の出血量には個人差があるが，月平均約 45 mL の出血になる．これを 1 日平均の鉄排出量に換算すると約 0.75 mg であり，便，尿，汗などとともに失われる 1 日約 1 mg の鉄を加えると，月経のある女性の鉄の排出は 1 日 2 mg 程度であり，これは男性の 2 倍近くに相当する．月経過多の場合はさらに鉄排出量が多くなるのはいうまでもない．

2. スポーツ貧血の影響

- スポーツ活動が原因となって発生する貧血のことを「スポーツ貧血」とよぶ．スポーツ貧血は，オリンピックに出場するようなトップ・アスリートのみに生じる現象ではなく，運動部の活動として日常的にスポーツを行っている思春期女子選手にも決してまれではない．
- スポーツ貧血のほとんどはIDAであるが，その発生機序は複合的であり，血管内溶血（運動に伴う足底の踏みつけ衝撃による），鉄分吸収不全，月経の影響，発汗による鉄漏出の増大，消化管出血などの影響が指摘されている[3]．また，スポーツの練習に反応して循環血漿量が増加し，血球成分が相対的に減少したようにみえる希釈性貧血もあるが，運動をやめれば回復する一過性のものである．
- 長距離走などの持久力を要するスポーツ活動を活発に行っている思春期女子の貧血に遭遇した場合は，スポーツ貧血の影響も考慮すべきである．

3. ヘリコバクターピロリ菌感染に関連した思春期貧血

- 1990年代以降，思春期の鉄剤不応性，ないしは鉄剤に反応しても投与中止により再燃する反復性IDAに関して，*H. pylori* 感染との関連が相次いで報告されるようになった[1,4]．
- *H. pylori* 感染に関連するIDAでは，患者の多くが消化器症状を訴えない，消化管内視鏡検査で消化管出血が確認されない，便潜血陰性である，時に鉄剤を補充しなくても *H. pylori* 除菌のみで貧血が改善されるなどの特徴がある．
- *H. pylori* 感染により鉄欠乏が発生する機序の詳細は十分に解明されていないが，感染に伴う鉄吸収能の低下，菌による鉄消費・鉄収奪，特定の菌株との関連などが指摘されている．
- 思春期において鉄剤に不応，または再燃を繰り返すIDAを診た場合は，*H. pylori* 感染に関連するIDAを除外する必要がある．

4. 思春期貧血のアセスメント

- 表4-9に，女子の思春期貧血をアセスメントするためのチェックリストを示した．このチェックリストに準じて評価を進める．

表 4-9 思春期女子貧血のためのチェックリスト

```
＜問　診＞
　□　貧血の一般症状（倦怠感，立ちくらみ，頭痛，動悸など）はあるか？
　□　貧血症状はいつから？　日常生活への影響はどの程度？
　□　氷食症はないか？
　□　月経による出血量は多いか？　月経不順，強い月経痛はないか？
　□　極端な偏食や無理なダイエットをしていないか？
　□　長距離走など持久力を要するスポーツ活動をしているか？
＜身体所見＞
　□　結膜環（conjunctival rim）の蒼白はあるか？
　□　舌炎，口角炎はあるか？
　□　爪の異常（さじ状爪 spoon nail など）はあるか？
　□　心雑音は聴取するか？
＜検査データ＞
　□　貧血の程度は？
　□　MCV は低値（80 fL 未満）か？
　□　フェリチンは低値（12 ng/mL 未満）か？
※ MCV が正常〜高値の場合
　□　貧血以外の血球減少を伴っていないか？
　□　ACD の基礎疾患（膠原病など）が隠れていないか？
```

1）問　診

- 貧血の一般症状を評価する：貧血を疑わせる症状があれば，それがいつから出現して，どの程度日常生活に影響を及ぼしているかについて尋ねる．学校を休む，登校しても保健室での休養を要する，体育や部活動などのスポーツが遂行できないなどの訴えがあれば，日常生活に支障をきたしていると判断する．

- 氷食症の有無を確認する：思春期女子において，IDA の存在を疑わせる症状として「氷食症 pagophagia」がある．通常は食物とみなされない物（土やデンプン）を渇望して食べることを，「異食症 pica」と呼ぶが，氷食症もその1つである．はっきりとした意図をもって，2ヵ月間にわたり，少なくても製氷皿1つ分以上の氷を毎日摂取していれば，氷食症とみなされる．鉄剤投与後1〜14日以内に氷食の症状は消えて，鉄剤の治療により治癒する．氷食をしている思春期女子患者は，自分の強迫的な嗜好を恥ずかしいものと感じているので，問診において自発的に氷食に関する情報を医師に伝えることはまれである．医師が積極的に聞き出さない限り，氷食の症状に関する病歴は得られないと考えてよい．

- 月経に関する評価：思春期女子に月経時の出血量を尋ねても，「他人と比較したことがないのでよくわからない」といった曖昧な答えが返ってくるだけである．そこで，より具体的な質問で評価する．実際には，「ナプキンが1時間もたない」「レバーのような血のかたまりがたくさん出る」「出血が8日以上続く」といった徴候がある場合は，「月経過多」と考えてよい．また，月経不順や強い月経痛の有無についても尋ねておく．

- 日頃の食生活について質問し，厳格な菜食主義や，お菓子などのジャンクフードしか食べていないといった，極端な偏りがないかどうかをチェックする．また，極端で奇妙なダイエッ

ト（断食，単一の食品しか摂取しない，怪しいダイエット食品の使用など）を行っていないかについても注意を払うべきである．
- スポーツについては，所属する部活動が何かを聞き，持久力を要する長距離走の選手などの場合は，激しいトレーニングを行っているかどうかについて確認する．

2）身体所見

- 貧血の身体所見で最も信頼できるものは，結膜環 conjunctival rim の蒼白である（詳細は 2-A 参照）．
- IDA では，特有の「匙状爪 spoon nail」が有名であるが，最近では無治療で放置される重症患者が減っているため，典型的な所見を観察する機会は極めてまれである．爪のもろさを訴える貧血患者は多い．舌炎，口角炎があれば，IDA に合併する Plummer-Vinson 症候群を疑う．
- 貧血患者で心雑音を聴取する機会も多いが，その成因は高心拍出に伴う相対的な大動脈弁および肺動脈弁の狭窄によるものである．駆出性収縮期雑音であり，最強点は第 2 肋間胸骨左縁〜右縁である．

3）検査所見

- 貧血の程度（重症度）は，ヘモグロビン hemoglobin（Hb）値で判定する．Hb 10 g/dL 以下で治療の対象となり，Hb 8〜7 g/dL 以下になると高度の貧血として対処する．
- 女子思春期貧血の圧倒的多数は IDA であるため，平均赤血球容積 mean corpuscular volume（MCV）が低値（< 80 fL）であることを確認する．鉄欠乏の診断は，血清フェリチン値を用いること．血清鉄低下のみで，安易に IDA と診断してはならない．血清フェリチン値 12 ng/mL 未満なら IDA と確定できる[5]．一方，小球性貧血のなかで IDA と誤診しやすい ACD では，血清鉄は低下するがフェリチンは正常ないし増加を示す．
- MCV が正常または高値の場合は，IDA 以外の貧血を鑑別することになる．貧血に加えて白血球減少，血小板減少を伴う場合は，血液悪性腫瘍や再生不良性貧血などの可能性がある．検査所見から ACD が疑われる場合は，思春期女子に好発する基礎疾患（膠原病，甲状腺疾患など）の検索が必要となる．

5. 患者さんのマネジメント

- 月経過多など婦人科的な異常が疑われる場合は，基礎疾患の検索と治療を必ず行う．
- 鉄剤は経口投与を原則とする．静脈内投与は，副作用が強く経口鉄剤がどうしても内服できない場合にのみ選択される．貯蔵鉄の指標である血清フェリチン値が十分に回復するまで，治療を継続すること．通常は 4〜6 カ月程度の鉄剤投与が必要である．
- IDA と診断し鉄剤を投与しているにもかかわらず，予想に反して貧血が改善しない場合は，診断は間違っていないか，処方したとおりに鉄剤を服用しているか，投与された鉄剤を上回る鉄の損失はないかなどについてチェックする〔詳細は 4-A（p.124）参照〕．
- 上記の要因に相当しない場合や，鉄剤に反応しても投与中止により再燃する思春期患者につ

いては，前述した *H. pylori* 感染に関連する IDA を除外するために上部消化管内視鏡検査などによる検索および除菌療法の適応について検討する場合もある．

6. こんなとき専門医へ

◆ IDA と基礎疾患が明らかな ACD 以外の貧血については，原則として専門医へコンサルテーションしたほうが無難である．

◆ 以下の場合は，必ず専門医を受診させること．①汎血球減少あり．②強い溶血所見あり．③適切な診断手順を踏んでも，貧血の原因がはっきりしない．④ IDA と考え鉄剤を投与しても，貧血が改善しない．

7. 患者さんへの説明ポイント

◆ IDA に関する説明のポイントは，4-A（p.124）参照のこと．

文献

1) 加藤陽子：小児と思春期の鉄欠乏性貧血．日内会誌，99（6），1201-1206，2010．
2) Wang W, Bourgeois T, Klima J, et al: Iron deficiency and fatigue in adolescent females with heavy menstrual bleeding. Haemophilia, 19 (2), 225-230, 2013.
3) Greydanus, DE, Omar H, Pratt HD: The adolescent female athlete: Current concepts and conundrums. Pediatr Clin North Am, 57 (3), 697-718, 2010.
4) 島田忠人：鉄欠乏性貧血と *Helicobacter pylori* 感染症．日内会誌，99（6），1207-1212，2010．
5) 日本鉄バイオサイエンス学会治療指針作成委員会編：鉄剤の適正使用による貧血治療指針 改訂第2版．響文社，2009．

〔宮崎　仁〕

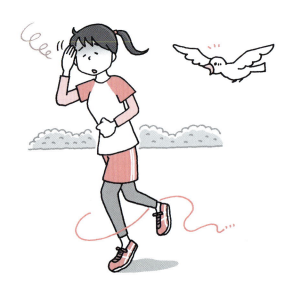

4-C 慢性疾患に伴う貧血（ACD）

- 慢性疾患に伴う貧血 anemia of chronic disease（ACD）は，プライマリ・ケアの外来診療において，鉄欠乏性貧血 iron deficiency anemia（IDA）に次いで遭遇する頻度が高い血液疾患である．
- ACDでは血清鉄が低下するためにIDAと誤診されることも多いが，ACDとIDAが併存しているケースもあるために，検査データの解釈や治療方法の選択については注意が必要である．

1. ACDの基礎疾患

◆ ACDの本態は，"anemia of inflammation（炎症による貧血）"ともよばれるように，基礎疾患に由来する免疫反応の活性化に伴って生じた貧血である．ACDを引き起こす頻度が高い基礎疾患を以下に示す[1,2]（**表4-10**）．

◆ 上記の基礎疾患のうち，腎性貧血については別項〔4-D（p.140）〕で独立して解説しているので，本項では扱わない．

表4-10　ACDの基礎疾患

① 感染症（急性/慢性）	・ウイルス感染（HIVの感染も含む） ・細菌感染 ・寄生虫感染 ・真菌感染
②悪性腫瘍	・血液悪性腫瘍 ・固形がん
③自己免疫疾患	・関節リウマチ ・結合組織疾患（SLEなど） ・血管炎 ・サルコイドーシス ・炎症性腸疾患
④慢性腎臓病（腎性貧血）	

HIV：ヒト免疫不全ウイルス human immunodeficiency virus，SLE：全身性エリテマトーデス systemic lupus erythematosus

（文献1より一部改変）

2. プライマリ・ケアにおける ACD の診断

1）全体像

- 多くの患者は軽度（ヘモグロビン hemoglobin（Hb）10 g/dL 前後）の正球性正色素性貧血であるが，Hb 8 g/dL 以下の強い貧血を呈する場合もある．
- 慢性炎症が長く続くと小球性貧血のパターンをとるため，IDA との鑑別が重要となる．
- ACD の基礎疾患を有する患者の貧血でも，溶血性貧血，再生不良性貧血などの血液疾患の存在を除外しておく必要があるため，網赤血球数や汎血球減少の有無などは必ず確認しておくこと．

2）鉄関連検査

- ACD では血清鉄は低下するが，貯蔵鉄であるフェリチンは正常ないし増加を示す．「貯金（フェリチン）はあるが，銀行（網内系細胞）からうまく引き出せなくなり，財布の現金（血清鉄）が減って貧乏（貧血）になった」のが，ACD の主要な病態である[1-5]．
- フェリチン値の解釈[1,2,6]：12 ng/mL 未満なら貯蔵鉄の枯渇があり IDA と確定できる（陽性尤度比 50）．また 100 ng/mL 以上の場合は ACD と考えてよい．30 〜 100 ng/mL のレベルでは，ACD と IDA が併存している可能性が否定できない．
- 表 4-11 に ACD と IDA の鑑別のまとめを示した[1-3]．ACD と IDA が併存している貧血では，複数の基礎疾患が重なっているために，病態が複雑であることが多く，専門医であっても検査データの解釈に苦慮することがある．
- トランスフェリン飽和率は，{（血清鉄 /TIBC）× 100} で算出できる（正常値：20 〜 50％）．典型的な IDA では著明に減少する（飽和率 ≦ 5％ のときの陽性尤度比は 10.5）のに対して，ACD では軽度の減少を示す場合が多い[1,6]．
- 欧米の文献では，ACD と IDA の鑑別には sTfR の測定が有用とされている．さらに血清

表 4-11　ACD と IDA の鑑別

	ACD 単独	IDA 単独	ACD/IDA 併存
血清鉄	減少	減少	減少
フェリチン	正常〜増加	減少	正常〜減少
TIBC	減少	増加	正常〜増加
トランスフェリン飽和率（％）[*1]	減少	著減	減少
可溶性トランスフェリンレセプター（sTfR）[*2]	正常	増加	正常〜増加
血清ヘプシジン[*2]	増加	減少	正常〜減少

TIBC：総鉄結合能 total iron-binding capacity，sTfR：可溶性トランスフェリン受容体 soluble transferrin receptor

＊1：トランスフェリン飽和率（％）=（血清鉄 /TIBC）× 100
＊2：わが国では保険適用なし

sTfR とフェリチンの対数 log ferritin の比である sTfR-F index を計算すると，IDA 単独および IDA と ACD の合併では高値（＞2）を示すのに対して，ACD 単独では低値（＜1）となることが知られている[1,2]．しかし，わが国では sTfR の測定は保険適用になっておらず，外注検査項目としても今のところ一般的ではないために，現実には診断に利用できない．（☞ MEMO「TIBC の測定意義」参照）[4]．

Clinical Bottom Line 最低限これだけは

ACD の特徴は，血清鉄が低下しているのに，フェリチンは正常～増加を示すことである．「銀行（網内系細胞）に貯金（フェリチン）はあるが，現金（血清鉄）がうまく引き出せない」状態．

MEMO　TIBC の測定意義

鉄結合能は血清中のトランスフェリン量と平行するため，TIBC はトランスフェリン値とほぼ同じと解釈してよい（厳密にいうと，1mg のトランスフェリンは 1.3 μg の鉄と結合し得るので，TIBC＝トランスフェリン×1.3 の関係となる）．TIBC は sTfR と比較して，ACD と IDA の鑑別における診断価値は劣らないとする報告[7]もあり，プライマリ・ケアの外来では，TIBC の測定だけで問題はない．

3. ACD の病態

◆ 基礎疾患（感染症，慢性炎症，悪性腫瘍など）の影響により，炎症性サイトカイン（IL-6 など）の血中レベルが上昇すると，肝臓でヘプシジン hepcidin が過剰に発現するようになる．現在では，ヘプシジンの過剰発現による鉄の利用障害が，ACD 発症の主因であると考えられている（☞ MEMO「ヘプシジン」参照）．

◆ ヘプシジン過剰による鉄利用障害：ヘプシジンは網内系細胞に貯蔵された鉄放出を抑制するため，血清鉄値を低下させるとともに，網内系の貯蔵鉄（フェリチン）を増加させる．さらに，ヘプシジンは腸管（十二指腸粘膜）からの鉄吸収も抑制する．

◆ 血清ヘプシジンを測定すると，ACD では増加，IDA では著減，ACD と IDA の合併例では正常～減少となる（表 4-11）[2,3]．血清ヘプシジンの測定は保険未収載である．

◆ ACD では鉄の利用障害以外にも，以下のような病態が知られている．①赤血球寿命の短縮，②腎臓のエリスロポエチン erythropoietin（EPO）産生能低下，③骨髄の赤芽球造血能の低下．

> **MEMO** ヘプシジン
>
> ヘプシジンは 2000 年から 2001 年にかけて発見された物質であり，肝臓で産生され血中や尿中では 25 アミノ酸からなるペプチドホルモンとして存在する[4]．ヘプシジンは網内系細胞や腸上皮細胞に存在する鉄トランスポーターであるフェロポルチンの発現を制御することによって，生体内の鉄動態を調整している．ヘプシジンが発見されたことによって，長年の間謎であった ACD における鉄代謝異常の原因が分子レベルで解明された．

4. 患者さんのマネジメント

- ACD の治療は，まず慢性炎症の原因となる基礎疾患の除去やコントロールが優先となるが，実際にそれが不可能な疾患/病態も多い．
- ACD の多くは軽度の貧血なので，定期的な全血球計算 complete blood counts（CBC）のフォローアップのみを行うだけでよく，積極的な貧血治療の適応となるケースは少ない．心不全などの基礎疾患がある場合や，貧血が進行する場合は治療の対象となる．
- フェリチンが高値で ACD 単独の病態と考えられる患者には鉄剤の投与は行わないこと．先に述べた病態により，ACD では腸からの鉄吸収は低下しており，吸収された鉄も網内系細胞に貯蔵されるだけなので，血清鉄は上昇せず，貧血の改善も期待できない．
- ACD と IDA が共存する場合（例：関節リウマチによる ACD を有する患者が，消炎鎮痛薬の副作用による胃潰瘍のために消化管出血を起こした）は，鉄剤投与の適応はある．しかし，診断の項で述べたように，プライマリ・ケア医が実施可能な臨床検査のデータのみから ACD と IDA の併存を正確にアセスメントするのは難しいこともある．
- 輸血の対象となるのは，生命にかかわる高度な貧血の場合だけである．
- ACD に対して赤血球造血刺激因子製剤 erythropoiesis stimulating agent（ESA）を投与して貧血が改善したとする報告はあるが，わが国では，慢性腎臓病 chronic kidney disease（CKD）に伴う貧血以外の ACD に対する保険適用はない〔CKD における ESA 製剤の使い方については，☞ 4-D（p.140）で詳述する〕．

5. こんなとき専門医へ

- 正球性正色素性貧血のパターンで，ACD/二次性貧血を疑うものの，原因となる基礎疾患や鉄代謝異常の所見が見つからず，貧血の鑑別診断に苦慮する場合．
- 小球性貧血で ACD と IDA が共存しているかどうか判然とせず，鉄剤を投与すべきかどうか迷う場合．
- ACD であると考え経過を観察していたが，貧血の程度が進行して輸血などの積極的な治療が必要となった場合．

6. 患者さんへの説明ポイント

◆ 基礎疾患に伴う慢性炎症のために，体内に鉄の貯金（フェリチン）はあるが，うまく引き出せないから財布の現金（血清鉄）が減って貧乏（貧血）になっている状態である．基礎疾患の治療や管理が中心となり，貧血だからといって，特に鉄分の多い食事を心がける必要はないことを説明する．

文献
1) Weiss G, Goodnough LT: Anemia of chronic disease. N Engl J Med, 352 (10), 1011-1023, 2005.
2) Weiss G: Anemia of Chronic Disorders: New Diagnostic Tools and New Treatment Strategies. Semin Hematol, 52 (4), 313-320, 2015.
3) Cullis JO: Diagnosis and management of anemia of chronic disease: current status. Br J Haematol, 154 (3), 289-300, 2011.
4) Ganz T: Hepcidin and iron regulation, 10 years later. Blood, 117 (17), 4425-4433, 2011.
5) 生田克哉：鉄代謝異常と貧血．臨床血液，56 (10), 1903-1913, 2015.
6) Killip S, Bennett JM, Chambers MD: Iron deficiency anemia. Am Fam Physician, 75 (5), 671-678, 2007.
7) Wiand FH Jr, Urban JE, Keffer JH, et al: Discriminating between iron deficiency anemia and anemia of chronic disease using traditional indices of iron status vs transferrin receptor concentration. Am J Clin Pathol, 115 (1), 112-118, 2001.

〔宮崎　仁〕

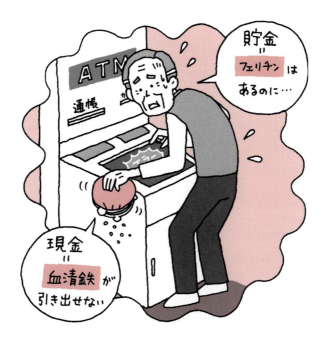

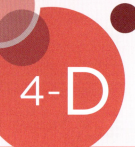

4-D 保存期慢性腎臓病患者の貧血

- プライマリ・ケアの診療では，血液透析 hemodialysis（HD）や腹膜透析 peritoneal dialysis（PD）の導入に至っていない，保存期の慢性腎臓病 chronic kidney disease（CKD）患者の貧血に遭遇する機会は少なくない．
- 腎性貧血の診断や赤血球造血刺激因子製剤 erythropoiesis stimulating agent（ESA）投与の開始時期・投与量については，腎臓専門医とプライマリ・ケア医の連携が必要となる．
- CKD 患者における腎性貧血の管理については，目標ヘモグロビン hemoglobin（Hb）値の設定などさまざまな問題点が議論されている．

1. CKD 患者の貧血を診たら

◆ 腎臓内科を専門としないプライマリ・ケア医が，HD や PD を実施中である患者の貧血を管理することは極めてまれであるため，本項では透析導入前の保存期 CKD 患者の貧血のみについて扱うことにする．なお，腎性貧血の診断，評価，治療，管理に関する記述は，特に断りのない限り，日本透析医学会による「2015 年版慢性腎臓病患者における腎性貧血治療のガイドライン」（以下，GL 2015）[1]に準拠している．

◆ 腎性貧血の定義：腎性貧血とは，「腎臓においてヘモグロビンの低下に見合った十分量のエリスロポエチン erythropoietin（EPO）が産生されないことにより引き起こされる貧血であり，貧血の主因が腎障害（CKD）以外に求められないもの」をいう．

◆ CKD 患者の貧血（広義の「腎性貧血」）には，以下のような EPO 産生低下以外の要因も関与している．①液性因子（尿毒症性毒素，炎症性サイトカインなど）による赤血球造血の抑制，②赤血球寿命の短縮，③鉄代謝の障害，④透析回路における残血・出血，⑤栄養障害など．

◆ CKD の進行と貧血出現の頻度：腎性貧血の頻度が急激に増加する糸球体濾過量 glomerular filtration rate（GFR）低下の目安は，30 mL/分/1.73 m^2 未満（CKD ステージ G4～G5）である[2-4]．しかし，これ以上の GFR を有する場合でも腎性貧血の存在は否定できない．

◆ 腎性貧血と診断するには，腎障害による腎での相対的 EPO 産生能低下による貧血以外の貧血の原因疾患を否定しなければならないが，GFR の低下が CKD ステージ G4～G5 の範疇にあり，ほかに明らかな貧血の原因が存在しない場合には，「ほぼ腎性貧血」と診断してよい．

◆ 反対に，CKD ステージ G3b（eGFR 30 mL/分/1.73 m^3 以上）までの患者において貧血を認めた場合には，まず消化管出血などの腎性貧血以外の原因検索を行うこと．

◆ 血中 EPO 濃度の解釈：CKD 患者では EPO 濃度は基準値に入ることが多いため，EPO の絶対

値は産生低下の明確な判断基準にはならず，Hb との比較が重要である（相対的 EPO 産生低下）．すなわち，CKD 患者において，Hb ＜ 10 g/dL の貧血が認められるものの，EPO ＜ 50 mIU/mL であれば，腎性貧血として矛盾しないと判断される[1]．一方，EPO ＞ 50 mIU/mL の場合には，腎臓における EPO 産生が保たれている可能性があり，貧血をきたす他の疾患の存在を検討する必要がある．特に EPO ＞ 100 mIU/mL の場合は注意すべきと考えられる．

Clinical Bottom Line 最低限これだけは

CKD ステージ G4 〜 G5 の患者に正球性貧血を認め，ほかに明らかな貧血の原因が存在しない場合には，「腎性貧血」と診断してよい．

2. プライマリ・ケアにおける腎性貧血へのアプローチ

1) 腎性貧血治療の意義

- 貧血は心不全の独立した増悪因子であり，CKD 患者では腎疾患，貧血，心疾患が互いに影響し合って悪循環を形成する「心腎貧血症候群 cardio-renal-anemia syndrome」が提唱されている．
- 腎性貧血に対する ESA の投与により，循環状態の改善が得られ，運動能力や生活の質 quality of life（QOL）が向上する効果がある[3]．
- 早期から腎性貧血の治療を行うことにより，CKD そのものの進行を抑制することができ，患者の生命予後も改善する[3]．

2) 腎性貧血治療の目標

- 腎性貧血患者の治療における目標 Hb 値の上限および ESA の開始基準に関しては，国際的にさまざまな議論がある．
- 目標 Hb 値をめぐるジレンマ：治療によって腎性貧血が改善されれば，QOL の改善が得られるのは周知の事実である反面，海外で行われた複数の大規模な介入試験の結果では，目標 Hb 値の上限を高く（Hb 13 g/dL 前後）設定すると，死亡と重篤な心血管イベント発生のリスクが高まる可能性が示唆されている[5-8]．
- 一方，わが国で行われた介入試験においては，目標 Hb 値が高い群で良好な結果が得られており，海外での結果とは異なっている．その理由としては，高 Hb 値群の目標値（11 〜 13 g/dL）が，海外の介入試験の目標値（13 〜 15 g/dL）よりも低く設定されていたことや，対象患者における心血管系疾患の既往やリスクが低かったことによるものと考えられている[4, 9, 10]．
- 保存期 CKD 患者に対する ESA 療法中の目標 Hb 値と開始基準（GL 2015）：維持すべき目標 Hb 値は 11 g/dL 以上 13 g/dL 未満とし，複数回の検査で Hb 11 g/dL 未満となった時点で腎性貧血治療を開始することが推奨されている．

Clinical Bottom Line 最低限これだけは

保存期 CKD 患者に対する ESA 療法中の目標 Hb 値は 11 g/dL 以上，13 g/dL 未満が推奨されている．

MEMO 赤血球造血刺激因子製剤（ESA）

従来の EPO 製剤の欠点は半減期が短く，1〜2 週に 1 回の間隔で投与が必要であった．その欠点をカバーする目的で，より半減期の長いダルベポエチン アルファ（ネスプ®）とエポエチン ベータ ペゴル（ミルセラ®）が開発され，保存期 CKD 患者の腎性貧血治療にも使われている．長時間作用型 ESA の登場により，4 週間ごとの投与でも目標 Hb 値を達成，維持できるようになった．現在では，従来の EPO 製剤と新規長時間作用型製剤を一括した「総称」として，ESA という用語が使用されている．

3）ESA の投与経路と投与時の注意

- 保存期 CKD 患者に対する ESA の投与経路：皮下注射が望ましい．
- 保存期 CKD 患者に対する ESA の投与量：GL 2015 では，「投与量や投与回数は，ESA の種類，投与開始時の Hb 値，貧血改善目標値，予測される，あるいは目標とする貧血改善速度などを勘案して決定されるべきである」と記載されているが，実際には腎臓専門医とプライマリ・ケア医が連携して決めることになる．
- 添付文書上の用法用量
  - ダルベポエチン アルファ（ネスプ®）＜初回用量＞2 週に 1 回 30 μg を皮下又は静脈内投与する．＜維持用量＞2 週に 1 回 30〜120 μg を皮下または静脈内投与する．2 週に 1 回投与で貧血改善が維持されている場合には，その時点での 1 回の投与量の 2 倍量を開始用量として，4 週に 1 回投与に変更し，4 週に 1 回 60〜180 μg を皮下または静脈内投与．
  - エポエチン ベータ ペゴル（ミルセラ®）＜初回用量＞1 回 25 μg を 2 週に 1 回皮下または静脈内投与する．＜維持用量＞貧血改善効果が得られたら，1 回 25〜250 μg を 4 週 1 回皮下または静脈内投与．
- ESA 投与に関連した副作用としては，高血圧，血栓塞栓症，赤芽球癆などがある．
- ESA 投与に伴う高血圧および血栓塞栓症（☞ MEMO「ESA 投与と血栓塞栓症」参照）を予防するためには，①貧血改善速度を緩徐に保ち，急激な Hb 値〔ヘマトクリット hematocrit（Ht）値〕の上昇を避ける，②重篤な脳・心血管疾患の既往や合併を有するハイリスク患者に対する投与の際は，過度に Hb を上昇させないように注意する．

> **MEMO**　ESA 投与と血栓塞栓症
>
> 海外では Hb の増加が透析のバスキュラーアクセス閉塞のリスクとなることや，心筋梗塞発症のリスクの増加につながることが報告されており，血栓塞栓症発症と Hb 値の上昇とは関連すると考えられている．また，がんを合併した患者の腎性貧血に対して ESA で治療することは，血栓症のリスクを増加させる可能性がある．

4) ESA 低反応性の原因

- わが国の保険診療上許可されている用法・用量で ESA を投与しても貧血の改善が得られない場合は，ESA 低反応性を疑うことになる．
- ESA 低反応性を示す患者の予後が不良であることが問題となっている．
- ESA 低反応性の最大の原因は絶対的あるいは機能的な鉄欠乏状態である．鉄が十分補給された状態では，低反応基準とされる ESA 投与量よりもはるかに少ない量で造血が期待できる．
- その他の原因としては，慢性疾患に伴う貧血 anemia of chronic disease（ACD）の合併，副甲状腺機能亢進症の存在，アルミニウム中毒，葉酸・ビタミン B_{12} 欠乏，MDS の合併，脾機能亢進症，抗 EPO 抗体の出現などが知られている．

5) 腎性貧血治療における鉄欠乏の評価と治療

- 腎性貧血の治療では，鉄欠乏の評価とそれに基づく適切な鉄補充が重要である．
- GL2015 では鉄代謝の評価として，血清フェリチンとトランスフェリン飽和度 transferrin saturation（TSAT）を用いることが推奨されている．
  TSAT（％）＝〔血清鉄 / 総鉄結合能 total iron binding capacity（TIBC）〕× 100
- 定期的な鉄評価：CKD 症例は鉄欠乏・鉄過剰となることがあるため，鉄剤投与中は月 1 回，非投与時は 3 カ月に 1 回程度の鉄評価を行うことが推奨されている．
- 十分な ESA 投与下で目標 Hb 値が維持できない症例において，血清フェリチン値 100 ng/mL 未満かつ TSAT が 20% 未満の場合は，鉄補充療法が「推奨」されている．
- ESA 製剤も鉄剤も投与されておらず目標 Hb 値が維持できない症例において，血清フェリチン値 50 ng/mL 未満の場合，ESA 投与に先行した鉄補充療法が「提案」されている．
- 十分な ESA 投与下で目標 Hb 値が維持できない症例において，以下の条件を満たす場合には，鉄補充療法が「提案」されている．①鉄利用率を低下させる病態が認められない場合，②血清フェリチン値 100 ng/mL 未満または TSAT が 20% 未満の場合．
- フェリチン値が 300 ng/mL 以上となる鉄補充療法は「推奨」されない．
- 鉄剤は原則として経口で 1 日 100 ～ 200 mg を投与する．

3. こんなとき専門医へ

- 腎性貧血に対する ESA 製剤投与の開始時期や投与量は，腎臓専門医と相談して決定すること

が望ましい．
◆ ESA 製剤による治療方針が決定した後でも，腎臓専門医とプライマリ・ケア医は連携して治療を継続することになる．
◆ ESA 低反応性を認めた場合は，腎臓専門医あるいは血液専門医へコンサルテーションを行い原因を究明すべきである．

4. 患者さんへの説明ポイント

◆ 腎機能の低下により貧血が生じていることを，よく理解してもらう．
◆ 腎性貧血の改善は心不全などを予防して QOL の改善が得られるだけでなく，CKD の進行を遅らせる効果もあることを説明する．
◆ 貧血を改善するためには，ESA の定期的な注射が必須であることを納得してもらう．
◆ 貧血の治療には，鉄欠乏の評価と適切な鉄剤の補充が必要であることについても説明しておく．

謝辞：腎臓内科専門医のお立場から本項をご校閲くださいました，横井　徹先生（横井内科医院院長・高松市）に深謝いたします．

文献
1) 日本透析医学会編：2015 年版日本透析医学会「慢性腎臓病患者における腎性貧血治療のガイドライン」．透析会誌，49：89-158, 2016.
2) 日本腎臓学会編：CKD 診療ガイド 2012. 東京医学社，2012.
3) 日本腎臓学会編：エビデンスに基づく CKD 診療ガイドライン 2013. 東京医学社，2013.
4) 鶴谷和彦，平方秀樹：慢性腎臓病と貧血．日内会誌，104（7），1414-1424, 2015.
5) Drüeke TB, Locatelli F, Clyne N, et al: Normalization of hemoglobin level in patients with chronic kidney disease and anemia. N Engl J Med, 355（20），2071-2084, 2006.
6) Singh AK, Szczech L, Tang KL, et al: Correction of anemia with epoetin alfa in chronic kidney disease. N Engl J Med, 355（20），2085-2098, 2006.
7) Pfeffer MA, Burdmann EA, Chen CY, et al: A trial of darbepoetin alfa in type 2 diabetes and chronic kidney disease. N Engl J Med, 361（20），2019-2032, 2009.
8) Kidney Disease: Improving Global Outcomes (KDIGO) Anemia Work Group. : KDIGO Clinical Practice Guideline for Anemia in Chronic Kidney Disease. Kidney Int Suppl. 2: 279-335, 2012.
9) Akizawa T, Gejyo F, Nishi S, et al: Positive outcomes of high hemoglobin target in patients with chronic kidney disease not on dialysis: a randomized controlled study. Ther Apher Dial, 15（5），431-440, 2011.
10) Tsubakihara Y, Gejyo F, Nishi S, et al: High target hemoglobin with erythropoiesis-stimulating agents has advantages in the renal function of non-dialysis chronic kidney disease patients. Ther Apher Dial, 16（6），529-540, 2012.

〔宮崎　仁〕

4-E 低リスク MDS と関連疾患

- 輸血，化学療法，免疫抑制療法などの専門的な治療が不要である，低リスクの骨髄異形成症候群 myelodysplastic syndrome（MDS），軽症の再生不良性貧血 aplastic anemia（AA）の患者は，開業医，プライマリ・ケア医の外来で経過観察することも可能である．
- その場合は，専門医療機関において確定診断，重症度判定，治療方針の決定が行われた後に，血液専門医から「非専門医が外来でフォローアップしても大丈夫」というお墨つきをもらった患者のみが対象となる．専門医へのコンサルテーションを行わないで，「低リスク MDS/軽症 AA だと思うから，自分が外来で診てもよい」という自己判断のみで，プライマリ・ケア医が患者を抱え込むような診療は危険である．
- 最近になって，MDS などの診断基準を満たさない慢性の血球減少をきたす病態に対して，idiopathic cytopenia of undetermined significance（ICUS）という新しい概念が提唱されている．

1. MDS と AA の鑑別診断は難しいことがある

- MDS と AA は互いの境界が必ずしも明瞭ではなく，相互に移行することもある．そのため，近年では MDS，AA，発作性夜間ヘモグロビン尿症 paroxysmal nocturnal hemoglobinuria（PNH）などの特発性造血器障害を一括して，骨髄不全症候群 bone marrow failure syndrome とよぶこともある．
- MDS の中には，骨髄が低形成を示すものが 10〜20% にみられ，血球減少はあるものの，血液細胞の形態異常（異形成）が軽微な症例も認められる．これらの非定型例と AA の鑑別は，血液専門医にとっても非常に難しい[1-4]．
- 上記のような事情から，たとえ血球減少が軽度な症例であっても，MDS/AA の可能性を疑う場合は，専門医にコンサルテーションを行い，末梢血・骨髄の形態観察，骨髄染色体所見，免疫学的検査などの情報をもとにした，慎重な鑑別診断を行うことが必要である．

 Clinical Bottom Line 最低限これだけは

MDS/AA の非典型例では，専門医でも鑑別が難しいことがある．プライマリ・ケア医がこれらの病気を疑った場合は，専門医療機関へ確定診断を依頼しよう．

2. ICUS という新たな概念

- MDS と診断するには,骨髄所見において,少なくても1血球系統で10%以上の異形成が認められなければならない.しかし,実際にはこの基準を満たさない慢性の血球減少患者が存在しており,最近では「idiopathic cytopenia of undetermined significance (ICUS)」という新しい概念が提唱されている[4-6].日本語では,「臨床的な意義が確定していない特発性血球減少症」という意味である.

- 6カ月以上持続する1血球系統以上の血球減少があり,MDS の診断基準を満たさず,血球減少をきたすほかのすべての原因も除外できた場合に,初めて ICUS と診断できる[1,6](表4-12).さらに1〜6カ月間隔での経過観察を行い,MDS への進展を監視する必要がある.

- プライマリ・ケア医が外来でよく遭遇する,慢性的に軽度の血球減少が持続している高齢患者の中には,低リスク MDS と ICUS が混在していると推察できるが,全例に骨髄検査を行うことは不可能なうえに,完璧な除外診断も実際には困難であるため,両者の正確な頻度や病型の移行については全く不明であり,今後の研究の進展が待たれる.

表4-12 Idiopathic cytopenia of undetermined significance (ICUS) の診断基準

A. 定義	・6カ月以上持続する1血球系統以上の血球減少 　Hb 濃度 <11 g/dL,好中球数 1,500<μL,血小板数 <10×10^4/μL ・MDS の除外(B および C を参照) ・血球減少のほかのすべての原因の除外(B および C を参照)
B. ICUS と診断するために必要な初診時項目	・詳細な病歴(毒物,薬剤,遺伝子変異に影響する事象など) ・脾臓の X 線および超音波検査を含む臨床検査 ・CBC・顕微鏡的血液分類と血清生化学検査 ・骨髄組織学と免疫組織化学 ・骨髄塗抹標本(鉄染色を含む) ・フローサイトメトリー(骨髄・末梢血) ・染色体分析(FISH 法を含む) ・必要に応じた分子生物学的解析(例えば好中球減少に対する T 細胞レセプター再構成の検討) ・ウイルス感染の除外(HCV, HIV, CMV, EBV, その他)
C. 経過追跡中に推奨される検査	・1〜6カ月間隔の血液検査,血球分類,生化学検査 ・MDS の疑いが強くなった場合は骨髄検査

CBC:全血球計算 complete blood count, FISH:蛍光 *in situ* ハイブリダイゼーション法 fluorescense *in situ* hybridization, HCV:C 型肝炎ウイルス hepatitis C virus, HIV:ヒト免疫不全ウイルス human immunodeficiency virus, CMV:サイトメガロウイルス cytomegalovirus, EBV:エプスタイン・バーウイルス Epstein-Barr virus

(文献6より)

3. 低リスク MDS/ 軽症 AA と判定する基準

◆ 表4-13 に MDS の改訂国際予後スコアリングシステム Revised International Prognostic Scoring System (IPSS-R) と IPSS-R に基づくリスク分類を示した[7]．このリスク分類における Very Low～Low が低リスク MDS に相当すると考えられる．また，改訂前の国際予後スコアリングシステム (IPSS) では，Low および Intermediate-1 が低リスク MDS に相当する．

◆ 低リスク MDS の臨床的な特徴としては，1～2系統の血球減少のみであることが多く，末梢血および骨髄中の芽球（白血病細胞）は存在しないか，ごく少数であり，急性白血病へ移行するリスクは低い．骨髄不全への対策が治療の主目的となるが，高齢患者が多いため，無症状の場合は原則として無治療で経過観察となる．

◆ 表4-14 に AA の日本における重症度分類を示した（厚生労働省特発性造血器障害調査研究班による）[2]．軽症 AA の場合も，無症状の場合は原則として無治療で経過観察となる．

表4-13 MDS の改訂国際予後スコアリングシステム (IPSS-R) とリスク分類

予後変数	0	0.5	1	1.5	2	3	4
染色体所見*	Very Good		Good		Intermediate	Poor	Very Poor
骨髄芽球比率 (%)	≦2		>2～<5%		5～10%	>10%	
Hb 濃度 (g/dL)	≧10		8～<10	<8			
血小板 (×10^3/μL)	≧100	50～<100	<50				
好中球絶対数 (/μL)	≧800	<800					

*染色体核型に基づくリスク区分については文献7を参照のこと

リスク分類	スコア集計
Very Low	≦1.5
Low	>1.5～3
Intermediate	>3～4.5
High	>4.5～6
Very High	>6

表4-14 再生不良性貧血の重症度基準

stage 1	軽症	下記以外
stage 2	中等症	以下の2項目以上を満たす ・網赤血球：6万/μL 未満 ・好中球：1,000/μL 未満 ・血小板：5万/μL 未満
stage 3	やや重症	以下の2項目以上を満たし，定期的な赤血球輸血を必要とする ・網赤血球：6万/μL 未満 ・好中球：1,000/μL 未満 ・血小板：5万/μL 未満
stage 4	重症	以下の2項目以上を満たす ・網赤血球：2万/μL 未満 ・好中球：500/μL 未満 ・血小板：2万/μL 未満
stage 5	最重症	好中球200/μL 未満に加えて，以下の1項目以上を満たす ・網赤血球：2万/μL 未満 ・血小板：2万/μL 未満

定期的な赤血球輸血とは毎月2単位（400 mL）以上の輸血が必要なときを指す

（文献2より）

4. 外来におけるフォローアップの実際

◆ いずれの疾患も3カ月に1回程度の頻度でCBCをチェックし，貧血，白血球減少，血小板減少が進行していないことを確認する．予想外の血球減少進行などがあり，軽症から中等症以上への悪化が考えられる場合は，血液専門医へコンサルテーションを行う．

◆ MDSでは白血球分画（血液像）も必ずCBCと同時にオーダーし，芽球（白血病細胞）の出現や増加がないことを確かめる．AAでは網赤血球数，末梢血好中球数（白血球分画より算出）をフォローアップすることが必要となる．

◆ 患者から貧血症状（動悸，めまい，立ちくらみなど），出血症状（皮下出血，歯肉出血など），高熱などの自覚症状の申し出があった場合は，直ちに臨時でCBCを測定し，血球減少の進行の有無を確認すべきである．

5. 患者さんのマネジメント

◆ 血小板減少のある患者では，出血傾向を助長する薬剤の使用に注意すること．抗血小板薬，血液凝固阻止薬，血栓溶解薬，非ステロイド系抗炎症薬 non-steroidal anti-inflammatory drugs (NSAIDs)，鎮痛・解熱薬などは，薬剤による血小板機能抑制，血小板減少，凝固系反応の抑制，血管弛緩などの作用により出血傾向を助長する可能性がある．最も注意すべきものは，整形外科や歯科などで処方される機会の多いNSAIDs，鎮痛・解熱薬である．

◆ 血小板減少のある患者では，抜歯などの歯科処置にも注意を要するので，必ず歯科医と連携

して計画的に行うこと．
- MDS/AA の患者は免疫不全状態にあるので発熱などの感染症状に対しては，単なるかぜではないこともあるので，十分なアセスメントを行うこと〔☞ 4-K 参照（p.183）〕．場合によっては，起炎菌の同定を待たずに, empiric therapy としての抗生物質投与が必要になることもある．高熱が続く場合は血液専門医を受診させる．

> **MEMO　MDS に対する新規治療薬**
>
> 最近になって，MDS に対する新たな治療薬が保険適応となった．サリドマイドの誘導体であるレナリドミド（レブラミド®）は，5 番染色体長腕部欠失（5q-）を有する MDS（5q-症候群）に対して貧血改善効果をもたらす．DNA メチル化阻害薬であるアザシチジン（ビダーザ®）は，高リスク MDS の予後を改善することが前向き試験で明らかにされている．さらに，2014 年 12 月からは赤血球造血刺激因子製剤 erythropoiesis stimulating agent（ESA）のダルベポエチンアルファ（ネスプ®）が使用可能となっている．これらの製剤は，いずれも低リスク MDS に対して投与可能であるが，効果や副作用については評価がいまだ確立しておらず，専門医療機関での慎重な適応の判断が必要である[8]．

6. こんなとき専門医へ

- 血球減少が進行し，軽症から中等症以上への進展が疑われる場合．
- 末梢血中に芽球（白血病細胞）が出現した，あるいは芽球が増加してきた場合．
- 感染のフォーカスが不明な発熱が続く場合．

7. 患者さんへの説明ポイント

- 貧血症状，出血症状，高熱などの自覚症状が出現したら，直ちに受診すること．
- 血小板減少がある患者には，①気軽に OTC 医薬品（医師の処方箋なしに薬局で購入できる市販薬）のかぜ薬，頭痛薬などを服用しないこと，②他科を受診するときには，診察する医師／歯科医師に自分の血小板数を伝えること（検査データは常に患者に手渡しておく），③歯科で抜歯をする場合には，必ず事前に内科医／かかりつけ医に申し出て許可を得ることなどについて，日頃から十分に教育しておく．

文献

1) 特発性造血障害に関する調査研究班:骨髄異形成症候群診療の参照ガイド(平成26年度改訂版)http://zoketsushogaihan.com/download.html
2) 特発性造血障害に関する調査研究班:再生不良性貧血診療の参照ガイド(平成26年度改訂版)http://zoketsushogaihan.com/download.html
3) Scheinberg P, Young NS: How I treat acquired aplastic anemia. Blood, 120(6), 1185-1196, 2012.
4) Valent P: Low blood counts: immune mediated, idiopathic, or myelodysplasia. Hematology Am Soc Hematol Educ Program, 2012, 485-491, 2012.
5) Valent P, Bain BJ, Bennett JM, et al: Idiopathic cytopenia of undetermined significance (ICUS) and idiopathic dysplasia of uncertain significance (IDUS), and their distinction from low risk MDS. Leuk Res, 36(1), 1-5, 2012.
6) Valent P, Horny HP, Bennett JM, et al: Definitions and standards in the diagnosis and treatment of the myelodysplastic syndromes: Consensus statements and report from a working conference. Leuk Res, 31(6), 727-736, 2007.
7) Greenberg PL, Tuechler H, Schauz J, et al: Revised international prognostic scoring system for myelodysplastic syndromes. Blood, 120(12), 2454-2465, 2012.
8) Fenaux P, Adès L: How we treat lower-risk myelodysplastic syndromes. Blood, 121(21), 4280-4286, 2013.

〔宮崎　仁〕

4-F 内科疾患に伴う血液異常

- プライマリ・ケア医を受診する種々の患者（血液疾患を除く）の中で，特に血液データに明らかな異常を呈する病態や特徴的な病像がみられる疾患・病態について述べる．

1. 多量飲酒者の血液異常[1]

- 多量飲酒者にみられる血液異常としては，大赤血球症（貧血を伴わない場合もある），白血球減少症，血小板減少症がみられ，大球性貧血の原因としては最も頻度が高い．さらに多量飲酒者では栄養障害やアルコール性肝硬変などが合併することもあり，これら患者での血液異常はアルコール単独の影響だけではない．

> **MEMO　多量飲酒者とは？**
>
> 厚生労働省「健康日本 21」によれば，多量飲酒者は純アルコールで 1 日に約 60 g 以上消費する状態とされ，おおよそビール（5％）では 1,500 mL，焼酎（35％）200 mL，日本酒（15％）400 mL，ワイン（12％）600 mL 以上に相当する．多量飲酒者は成人男性においては 4.1％，成人女性においては 0.3％ に認められると報告されている．

1）大赤血球症（大球性貧血）

- 貧血が起こる以前にも，多量飲酒者の 90％ に平均赤血球容量 mean corpuscular volume（MCV）100〜110 fL の大赤血球症がみられる．
- 肝障害がなくても起こり，葉酸やビタミン B_{12} を補充しても軽快せず，禁酒によって軽快する．
- 診断は巨赤芽球性貧血，肝障害，甲状腺機能低下症，薬剤性，網赤血球増加，骨髄異形成症候群 myelodysplastic syndrome（MDS）などほかの大球性貧血をきたす疾患を除外すること，および禁酒によって貧血が改善することによる．
- 治療は禁酒である．

> **MEMO** 多量飲酒者にみられる造血障害の病態は？
>
> アルコールの造血組織への障害は代謝産物であるアセトアルデヒドの関与が考えられている．アルデヒドによる造血細胞への直接的な障害のほか，①患者に合併する感染症によって起こる貧血（慢性疾患に伴う貧血），②食道静脈瘤からの出血による貧血（鉄欠乏性貧血），③門脈圧亢進症による脾機能亢進症，④肝障害に伴う出血傾向による貧血の増悪，⑤葉酸不足による貧血など，合併するさまざまな患者背景の影響も受ける．

2）ほかの血球減少症

- 好中球減少症，血小板減少症（15万/μL以下）は入院している多量飲酒患者のそれぞれ8％，80％に認められるが，10万/μL以下の高度な血小板減少症となることはまれである．

2. 喫煙者の血液異常

- 喫煙習慣は種々の肺疾患との関連だけでなく，さまざまな健康上の問題点があることが指摘されている．
- 喫煙習慣によってヘマトクリット hematocrit（Ht），ヘモグロビン hemoglobin（Hb），白血球数，血小板数の上昇がわが国で報告されている．
- Ht，白血球数の上昇の程度は1日当たりの喫煙量が多い人ほど大きくなり[2]，頻度も増加する（図4-1）．
- 喫煙者の赤血球増加症（多血症）smokers' polycythemia[3] を認め，倦怠感，頭痛などを有する症例では，禁煙により赤血球容量の上昇は改善し，臨床症状も軽快する可能性が示唆されている．
- 赤血球増加症，白血球増加などの血液異常が治療の対象になることは少ないが，禁煙指導の一助になると考える．

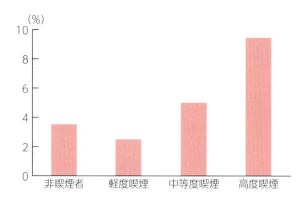

図4-1　男性喫煙者におけるHt 50％以上を示す割合（喫煙頻度による比較）

喫煙頻度が増すことによってHt 50％以上を示す割合は有意に増加している（$p < 0.001$）．非喫煙者3,521名，軽度喫煙者（1〜9本/日）204名，中等度喫煙（10〜19本/日）1,088名，高度喫煙（20本以上/日）1,402名．

（文献3より）

MEMO　喫煙者の赤血球増加症（多血症）とは？

喫煙によって発生する一酸化炭素を吸入することによって起こる．一酸化炭素の体内半減期は 3 〜 5 時間であり，喫煙量が多ければ体内の一酸化炭素は累積的に増加する．一酸化炭素の Hb への親和性は酸素の 250 倍あり，一酸化炭素の結合したカルボキシヘモグロビン carboxyhemoglobin（CO-Hb）は 5 〜 10%（健常非喫煙者では 0.2 〜 0.5%）にも達する．Hb の酸素運搬能の低下に加え，Hb の酸素解離曲線は左方移動し，組織の酸素化が低下することが赤血球増加症（多血症）の原因と考えられる．喫煙者ではさらに循環血漿量の減少もみられる〔☞ 3-B MEMO「smokers' polycythemia」参照（p.51）〕．

3. 感染症に伴う好中球減少症[4]

- 多くの感染症では白血球（好中球）増加をきたすことから，発熱を主訴に受診した患者に好中球増加を認めるとまずは感染症を診断仮説として挙げることが多い．一方，感染症に伴って好中球減少を認める病態も知られている．感染症の診断は，感染臓器やその病原体を明らかにすることにあるが，好中球減少のような特異的な病像を知っていることで，感染症の診断仮説をスマートに立てることができる．

- 好中球減少は好中球絶対数〔＝白血球 × %（分葉核球＋桿状核球）÷ 100〕が 1,500/μL 以下の状態であり，マラリアやリケッチアなどの感染症では好中球減少をきたすが（表4-15），本項では日常臨床で遭遇する細菌，ウイルス感染症について述べる．また，好中球減少期の発熱は特殊な病態であるので本項ではふれない．

表 4-15　好中球減少を伴う感染症

①細菌感染	・腸チフス ・赤痢 ・ブルセラ症 ・野兎病 ・結核症（重症肺結核，粟粒結核）
②原虫感染症	・マラリア
③リケッチア感染症	・ツツガムシ病 ・日本紅斑熱 （・エールリヒア症）
④ウイルス感染症	・HIV 感染症 ・EBV ・A 型肝炎ウイルス感染症 ・ウイルス性発疹症（麻疹，風疹，伝染性紅斑など）

HIV：ヒト免疫不全ウイルス human immunodeficiency virus，EBV：エプスタイン・バーウイルス Epstein-Barr virus

1）細菌感染症

- 腸チフスは *Salmonella typhi* 感染症で，初期には白血球増加もみられるが，極期にはリンパ球優位の白血球減少がみられる．血小板減少，貧血を伴うことも少なくない．不明熱の鑑別疾患として挙げられ，東南アジアなど海外渡航歴に注意．
- 赤痢は *Shigella* 属感染症で，白血球数は減少〜増加までさまざまである．明らかな左方移動を伴っており，ウイルス性腸炎との鑑別点として有用な所見である．発熱，消化器症状が主な臨床像であり，東南アジアなどの海外渡航歴に注意．
- ブルセラ症は人畜共通感染症で家畜，ペットからの感染で起こる．20〜30％に好中球減少がみられ，貧血を伴ったり，汎血球減少症もきたす．波状熱といわれる発熱のほか，リンパ節腫脹など全身症状を呈する．
- 野兎病はまれな疾患であるが，東北・関東地域に多くみられ，野兎，齧歯類などを介して感染する．白血球増加を呈することが多いが，一部の症例で白血球減少もみられる．
- 粟粒結核では血液学的異常は高率にみられ，白血球減少（4,000/μL 以下），血小板減少（15万/μL 以下），リンパ球減少（1,500/μL 以下），汎血球減少の頻度はそれぞれ 15％，23％，87％，6％である．肺結核症でも重篤な症例では白血球減少，好中球減少，リンパ球減少がみられている．

2）ウイルス感染症

- ウイルス感染症では一過性に軽度の好中球減少症を認めることは多く，その機序として体内の好中球プールの分布異常，好中球凝集，抗体による破壊などが関与していると考えられている．
- HIV では CD4 陽性リンパ球の減少によるリンパ球減少のほか，好中球減少症，貧血，血小板減少症がしばしば観察され，無症候期，後天性免疫不全症候群 acquired immunodeficiency syndrome（AIDS）関連症候群期，AIDS 期と病期が進行するに伴い，これら血球減少の頻度は増加する．AIDS 関連症候群期と AIDS 期を対象とした検討では，白血球減少，血小板減少，貧血の頻度はそれぞれ 60.6％，69.9％，57.5％である[5,6]．
- EBV 感染症では異形リンパ球を伴うリンパ球増加（白血球分画で 50％以上）による白血球増加（平均白血球数 12,000〜18,000/μL）が特徴的な病像の 1 つであるが，好中球抗体が出現し一過性の好中球凝集から高度な好中球減少までのさまざまな好中球減少症をきたすこともある．同様な機序による血小板減少症もみられる．多くの症例は自然寛解し，良性な経過をとる．
- A 型肝炎ウイルス感染症では第 2 週ころに一過性の好中球減少症，リンパ球減少症を認める．好中球減少の程度と肝炎の重症度は関連せず，高度な好中球減少となることもある．
- 麻疹では最初の発熱，咳嗽，結膜充血などがみられるカタル期から発疹期にかけて平均好中球数は 500〜5,000/μL となり，さまざまな程度の好中球減少症がみられる．解熱のみられる回復期には好中球数も正常域に回復する．成人麻疹もほぼ同様な病像である．
- 風疹では 1/2〜1/3 の患者に好中球減少がみられ，数週くらいで徐々に軽快する．

◆ 伝染性紅斑をきたすパルボウイルスB19感染症では病初期に発熱，倦怠感，筋肉痛，頭痛などの軽い感冒様症状をきたすが，この時期に網赤血球減少，好中球減少，血小板減少が観察される．約1週間でウイルス血症が軽快すると，これらの血球減少も軽快する．その後，両側性の紅斑が出現するが，成人では紅斑の頻度は低く，また成人女性では関節痛が多くみられる．

文献
1) Schrier SL: Alcohol abuse and hematologic disorders. UpToDate 2016.
2) Smith JR, Landaw SA: Smokers' polycythemia. N Engl J Med, 298 (1), 6-10, 1978.
3) Kurata C: Medical check-up findings characteristic of smokers: aimed at improving smoking cessation interventions by physicians. Internal Med, 45 (18), 1027-1032, 2006.
4) Coates TD：Infectious causes of neutropenia. UpToDate Sept 2014, Waltham, MA, 2014.
5) Zon LI, Arkin C, Groopman JE: Haematologic manifestations of the human immune deficiency virus (HIV). Br J Haematol, 66 (2), 251-256, 1987.
6) Bello JL, Burgaleta C, Magallon M, et al: Hematological abnormalities in hemophillic patients with human immunodeficiency virus infection. Am J Hematol, 33 (4), 230-233, 1990.

〔井野晶夫〕

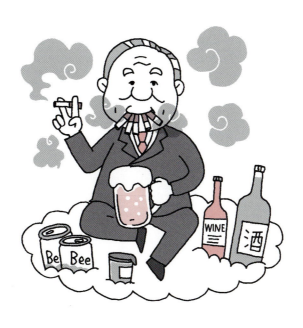

4-G 薬剤の影響による血液異常

- 本項では臨床的に問題になることの多い薬剤性好中球減少症，薬剤性血小板減少症および薬剤性汎血球減少症について述べる．
- プライマリ・ケア医が日常の診療で遭遇する血液異常の中で，薬剤による血球減少症は診断的検査も確立しておらず，診療は経験的に進められることが多い．
- 医原性であることからも，リスクのある薬剤を知って，適切に診療することは極めて重要である．
- 医師が処方する薬剤や市販薬だけでなく，患者が常用する健康食品やサプリメントも血液異常をきたす候補として考えるべきで，病歴にて必ずチェックすべきである（患者や医師のサプリメントへの意識が低く，原因物質の候補に挙がってこない可能性にも注意が必要である）．

1. 薬剤性好中球減少症

◆ 抗がん薬，放射線照射などの骨髄抑制をきたす治療歴がなく，好中球減少を起こす疾患のない患者において，原因と考えられる薬剤投与の中止によって好中球数の回復が確認される病態を，薬剤性好中球減少症と診断している．

◆ 好中球減少は好中球絶対数〔＝白血球×％（分葉核球＋桿状核球）÷100〕が 1,500/μL 以下の状態であり，より重篤な状態（好中球絶対数＜500/μL）を無顆粒球症とよぶことが多い．

◆ 日本で使用されている薬剤の主なものには，抗甲状腺薬（チアマゾール，プロピルチオウラシル），ペニシリン G，プロカインアミド（アミサリン®），サラゾスルファピリジン（サラゾピリン®，アザルフィジン EN®），スルファメトキサゾール・トリメトプリム（バクタ®，バクトラミン®），チクロピジン（パナルジン®），精神病治療薬（クロザピン，オランザピン）があるが，アンジオテンシン変換酵素阻害薬，ヒスタミン H_2 受容体拮抗薬，非ステロイド系抗炎症薬 non-steroidal anti-inflammatory drugs（NSAIDs），フレカイニド（タンボコール®）も使用頻度が高い薬剤であり注意が必要である．

◆ 表 4-16 に好中球減少症をきたす薬剤のうち，その関連が確定している，あるいは明白なエビデンスのある薬剤を示した．

表 4-16 好中球減少，血小板減少をきたす薬品

	好中球減少をきたす薬品 一般名（商品名）	血小板減少をきたす薬品 一般名（商品名）
抗甲状腺薬	チアマゾール（メルカゾール）	
	プロピルチオウラシル（プロパジール）	
鎮痛・解熱薬		アセトアミノフェン（ピリナジン，カロナール）
抗炎症薬	サラゾスルファピリジン（アザルフィジン EN）	
	NSAIDs	
	金製剤（シオゾール，リドーラ）	
	ペニシラミン（メタルカプターゼ）	
抗精神病薬	クロザピン（クロザリル）	ハロペリドール（セレネース）
	オランザピン（ジプレキサ）	メチルフェニデート（リタリン）
	三環系抗うつ薬	プロクロルペラジン（ノバミン）
	四環系抗うつ薬	ジアゼパム（セルシン）
	フェノチアジン系	
抗痙攣薬	カルバマゼピン（テグレトール）	
	フェニトイン（アレビアチン，ヒダントール）	
	バルプロ酸（デパケン）	
	エトスクシミド（エピレオプチマル，ザロンチン）	
心血管系治療薬	プロカインアミド（アミサリン）	
	チクロピジン（パナルジン）	
	エナラプリル（レニベース）	
	ジゴキシン（ジゴシン）	
	フレカイニド（タンボコール）	ジルチアゼム（ヘルベッサー）
	アプリンジン（アスペノン）	クロピドグレル（プラビックス）
	カプトプリル（カプトリル）	キニジン（硫酸キニジン）
	プロプラノロール（インデラル）	
	ジピリダモール（ペルサンチン）	
	ジソピラミド（リスモダン）	
利尿薬	トリクロルメチアジド系（フルイトラン）	
	アセタゾラミド（ダイアモックス）	
	フロセミド（ラシックス）	
	スピロノラクトン（アルダクトン A）	
糖尿病治療薬	クロルプロパミド（アベマイド）	
	トルブタミド（ヘキストラスチノン）	
脂質異常症治療薬		アトルバスタチン（リピトール）
		シンバスタチン（リポバス）
胃腸治療薬	サラゾスルファピリジン（サラゾピリン）	
	ヒスタミン H_2 受容体拮抗薬	
		オンダンセトロン（ゾフラン）

(表4-16 つづき)

	好中球減少をきたす薬品 一般名（商品名）	血小板減少をきたす薬品 一般名（商品名）
抗菌薬	半合成ペニシリン系	
	セファロスポリン系	
	バンコマイシン（バンコマイシン）	
	スルファメトキサゾール・トリメトプリム（バクタ，バクトラミン）	
	マクロライド系	シプロフロキサシン（シプロキサン）
	クロラムフェニコール（クロロマイセチン）	ゲンタマイシン（ゲンタシン）
	サルファ薬	テイコプラニン（タゴシッド）
		リファンピシン（リファジン）
		パラアミノサリチル酸（ニッパスカルシウム）
抗真菌薬	アムホテリシンB（ファンギゾン）	テルビナフィン（ラミシール）
	フルシトシン（アンコチル）	
抗ウイルス薬		アシクロビル（ゾビラックス）
		ガンシクロビル（デノシン）
		インジナビル（クリキシバン）
		インターフェロン
免疫抑制薬		シクロスポリン（サンディミュン）
ホルモン薬		デスモプレシン（デスモプレシン）
		オクトレオチド（サンドスタチン）
		プレドニゾロン（プレドニゾロン）

◆ 1999年に発表された薬剤性無顆粒球症の検討[1]では，その相対危険度は抗甲状腺薬，サラゾスルファピリジン，スルファメトキサゾール・トリメトプリム（ST合剤）が最も高く，この3薬剤で全体の42％を占めている．

◆ 厚生労働省の重篤副作用疾患別マニュアル-無顆粒球症は http://www.mhlw.go.jp/topics/2006/11/dl/tp1122-1f15.pdf から参照できる．

> **MEMO** 薬剤性好中球減少症の発症機序について
>
> - 抗体産生による免疫性機序を介した好中球破壊によるものと，顆粒球系前駆細胞に対する直接障害による好中球産生障害の2つの機序が挙げられるが，薬品ごとにその機序を明確には区別できない．
> - 免疫性では薬剤（プロピルチオウラシル，フレカイニドなど）自体やその代謝産物が好中球細胞膜に結合することにより，直接あるいは自己反応性T細胞を介して抗体産生を誘導したり，結合した薬物がハプテンとして作用して好中球に対する自己抗体が産生される．骨髄では顆粒球系の幼若細胞は認められるが，成熟した顆粒球系細胞は減少し，いわゆる"分化停止"が観察される．
> - 直接障害性では代謝産物が核成分や細胞質蛋白に結合して直接，好中球を障害したり，顆粒球前駆細胞の増殖を抑制し，骨髄は有核細胞数の軽度減少，顆粒球系細胞の低形成が観察される．原因薬剤にはクロルプロマジン（ウインタミン®，コントミン®），プロカインアミド，β-ラクタム系抗菌薬などが挙げられる．

1）臨床像

- 通常，薬剤の投与開始後3カ月以内に好中球減少がみられる．
- 高度の好中球減少が検出された時点でも発熱などの感染症候を認めないことは多く，感染症の合併頻度は好中球絶対数と好中球減少の持続期間に相関している．
- 好中球絶対数が1,000〜1,500/μLでは感染リスクの上昇はなく，発熱例に対しても一般的に外来診療で可能である．
- 好中球絶対数500/μL以下では感染リスクは明らかに上昇し，発熱に対しては入院にて非経口抗菌薬の投与が必要となる．好中球減少のために感染巣の症状は出現しにくいことへの注意も必要である．
- 薬剤性好中球減少症の典型的な症状には急性咽頭扁桃炎による咽頭痛，発熱がある．
- 発症時に白血球数は基準範囲であっても，血液像にて分葉核球，桿状核球の明らかな減少を認めることがあり，血液像の確認が必須である．
- 致命的な感染症の合併は好中球絶対数100/μL未満，100/μL以上でそれぞれ10％，3％である[2]．
- 免疫性の好中球減少では薬剤開始より数日〜数週後に急性に発症し，投与量には関連せず，少量であっても再投与によって短期間で再発する．
- 直接障害性の好中球減少は遅れて数カ月後に発症し，潜在性に進行してくる．また，再投与しても発症までに時間を要し投与量依存性である．

2）診断

- 薬剤の関与を特定できる検査はなく，可能性のあるほかの疾患の除外と関与が疑われる薬剤の中断による好中球数の回復を確認することで診断する．

- 骨髄検査は診断上有用であり，好中球減少が高度な例や感染症の合併例では血液専門医への紹介が必要である．
- 鑑別上問題となる疾患はヒト免疫不全ウイルス human immunodeficiency virus（HIV），Epstein-Barr virus，サイトメガロウイルス，肝炎ウイルス，ヒトヘルペスウイルス-6（型），麻疹ウイルス，風疹ウイルス，水痘ウイルスなどのウイルス感染後の好中球減少症や慢性特発性好中球減少症などが挙げられる．

3）治　療

- 高度の好中球減少症が明らかになれば，感染症状がなくてもすぐに可能性のある薬剤を中止すべきである．
- 原因薬剤を中止すると通常 1〜3 週間前後で好中球減少は軽快するが，回復までの期間は患者間で一定ではない．
- 患者に発熱があれば，原則として血液培養のほか，尿，喀痰など疑われる感染巣の検体を細菌培養のために採取し，広域抗菌薬の治療を開始すべきである．
- 好中球絶対数が 500/μL 以下の無顆粒球症や重篤な感染症を合併している場合は，入院加療が原則であり，血液専門医への紹介が必要である．詳細な検討によって病態，原因薬剤を明らかにすることは，再投与によるリスクを減らすうえで重要であり，この点も含め大学病院などの医療機関での専門医による診療を考慮する必要がある〔☞ 2-D-3 参照（p.35）〕．

MEMO 薬剤性好中球減少症に対する顆粒球コロニー刺激因子製剤の効果は？

発熱を認める薬剤性無顆粒球症に対する顆粒球コロニー刺激因子 granulocyte colony stimulating factor（G-CSF）製剤の臨床試験では好中球の回復期間，抗菌薬の使用頻度，入院期間について有効性が認められているが，抗甲状腺薬による無顆粒球症に対する前方向の非ランダム化比較試験では G-CSF 製剤の好中球回復期間への効果は明らかにされていない[3]．しかし，G-CSF 製剤に重篤な有害事象は少なく，発熱を認める高度な薬剤性無顆粒球症では一般的に使用されることが多い（この薬剤の適応症には薬剤性無顆粒球症は含まれていない）．

4）予　防

- 好中球減少症のリスクの高い薬剤の使用中に好中球数のモニターを行うことの有用性については評価が確定していないが，リスクのある薬剤には定期的な血液検査は必要であろう．以下の薬剤では添付文書に血液検査を行うことが記載されている．
  - チクロピジン（パナルジン®）：投与開始後 2 カ月間は原則として 2 週間に 1 回，血球算定（白血球分画を含む）を行う．
  - チアマゾール（メルカゾール®）：少なくとも 2 カ月間は原則として 2 週間に 1 回，それ以降も定期的に白血球分画を含めた血液検査を実施すること．

- サラゾスルファピリジン（サラゾピリン®，アザルフィジンEN®）：投与中は血液学的検査を定期的（原則として，投与開始後最初の3カ月間は2週間に1回，次の3カ月間は4週間に1回，その後は3カ月ごとに1回）に行う．
- クロザピン（クロザリル®）：投与開始から最初の26週間は血液検査を週1回行う．

◆ 抗甲状腺薬は相対危険度の高い薬剤で，用量非依存性で治療開始後3カ月以内に好中球減少症がみられることが多い．わが国で行われた15,398名のバセドウ病を対象にした検討では，無顆粒球症は55例（0.4％）にみられ，そのうち43例（78％）は感染症の発症前に診断でき，定期的な好中球数のモニターの有用性が報告された[4]．しかし，その43例中14例（33％）には治療中断後，数日以内に感染症状がみられている．

◆ サラゾスルファピリジンによる無顆粒球症は関節炎患者では0.6％，炎症性腸疾患患者では0.06％で，用量依存性との報告がある．治療開始後3カ月以内，特に6週以内に多くみられ[5]，この間は好中球数モニターを行ってもよいと考える．

◆ チクロピジンによる好中球減少症は治療開始後3カ月以内に2.4％にみられている[6]．チクロピジンでは好中球減少に加え，血小板減少症，血栓性血小板減少性紫斑病 thrombotic thrombocytopenic purpura/溶血性尿毒症症候群 hemolytic uremic syndrome（TTP/HUS），再生不良性貧血などの重篤な血液疾患の合併の報告があり，治療開始後4カ月間は2週ごとの血液検査が必要とされている．

2. 薬剤性血小板減少症

◆ TTPやヘパリンによる血小板減少症も薬剤性血小板減少症の1つであるが，病態が異なりプライマリ・ケアの場で遭遇することはまれでありここでは省略する．

◆ ほとんどすべての薬剤が薬剤依存性の血小板に反応する抗体による血小板減少症を起こし得る．

◆ 頻度の高い薬剤として抗菌薬（アンピシリン，ピペラシリン，バンコマイシン，リファンピシンなど），抗痙攣薬（カルバマゼピン，フェニトインなど），キニンなどが挙げられる．

◆ 以前の曝露歴のある薬剤では薬剤投与後数時間で，新しい薬剤では中央値6日（1～10日）で血小板減少が観察され，中止後5～7日以内に改善する．

◆ 金製剤，ペニシラミン，バルプロ酸は投与後長期間（平均120～180日）で血小板減少が起こり，金製剤では中止後の回復が遅い．

◆ 病因としての薬剤のかかわりは以下の4つの項目によって評価されている[7]．
　①薬剤が血小板減少に先行して投与され，その中止によって血小板減少が完全に回復し，維持されている
　②血小板減少に先駆けて単独の薬剤が投与されている，あるいは同じ時期に併用された薬剤があっても，併用薬剤は投与を継続，あるいは再開しても血小板減少が起こらない
　③血小板減少を起こすほかの病因が除外できる
　④薬剤の再投与によって血小板減少が再発する

◆ 表4-16には4項目のうち①，②，③の3項目以上を満たし，関与がほぼ確定されている薬

剤を挙げた．
◆ 厚生労働省の重篤副作用疾患別マニュアル—血小板減少症は
http://www.mhlw.go.jp/topics/2006/11/dl/tp1122-1f19.pdf
で定期的に更新された薬剤情報を得ることができる．

> **MEMO** 薬剤性血小板減少症の発症機序について
> - 血小板に抗体が結合し，免疫学的機序によって血小板寿命が短縮して血小板減少をきたす．
> - 薬剤依存性の抗体産生機序としては，薬剤が血小板表面の主要な糖蛋白であるGPIb/V/IX複合体やGPIIb/IIIa複合体に結合して血小板膜のコンフォメーション変化を起こしたり，結合した薬剤そのものが血小板の新たな抗原エピトープの一部となって抗原性を誘導することが挙げられている．

1）臨床像

◆ 出血のリスクがない"安全な"血小板数であるかを判断することは重要であるが，"安全な"血小板数は原因疾患によっても異なり，また，同じ原因であっても患者ごとにさまざまである〔☞ 3-E「血小板減少」参照（p.70）〕．

> **MEMO** 血小板数と出血傾向
> 特発性血小板減少性紫斑病 idiopathic thrombocytopenic purpura（ITP）症例での検討では，通常5万/μL以上であれば外傷後などに軽度の出血は認めても，紫斑などの出血傾向を認めることはなく，5万/μL未満になると徐々に出血傾向が明らかとなり，1万/μL以下では重篤な出血傾向がみられるようになる[8]．しかし出血のリスクは3万/μL以下でも血小板数との関連は強くなく，出血のリスクとして出血の既往と加齢が上げられている[9]．高血圧，消化性潰瘍，活発な生活スタイルなどのリスクファクターへの配慮も必要である．

2）診　断

◆ 鑑別診断上問題となるのはITPであるが，日常診療レベルでITPにも診断を確定できる臨床検査はない．したがって，その診断はほかの原因を除外することが中心となる．薬剤性血小板減少症はITPの診断に際し必ず除外されていなければならない（☞ MEMO「ITPとの鑑別は難しい」参照）．
◆ 原因不明の血小板減少症の診療に当たって病因として薬剤を考慮することは，その薬剤を中止するだけで病態が可逆的である点からも重要である．

> **MEMO** ITPとの鑑別は難しい
>
> イギリスで行われた成人ITP（血小板数5万/μL以下）の検討では，登録された343例のうち28例（8％）はのちに薬剤性血小板減少症であることが明らかとなった．さらにそのうち13例（46％）はキニン（わが国での状況は不明であるが，サプリメントなどに含まれている）によるものであり，これらの症例では中止により正常の血小板数に回復した[10]．

3) 治療と予防

- 特別な治療法を必要とせず，原因となる薬剤の中止により血小板数は回復するが，高度の血小板減少症（血小板1万/μL以下など）や出血症状を伴っている場合は，治療を考慮しなければならない．
- 高度な血小板減少（血液専門医に依頼することが望ましい）があり，出血症状が強ければプレドニゾロン1 mg/kg/日の経口投与を開始する．この治療はITPの治療と同じであるが，病初期ではITPと薬剤性血小板減少症を区別することはできないため，適切な治療と考えられる．
- 出血症状によって血小板輸血，免疫グロブリン大量投与，ステロイドパルス療法などが必要になるが，いずれも血液専門医に依頼すべきである．

3. 薬剤性汎血球減少症

- 薬剤性汎血球減少症には薬剤の造血幹細胞障害による再生不良性貧血と，薬剤が葉酸やビタミンB_{12}の吸収やその作用を阻害することによる巨赤芽球性貧血が挙げられる．
- NSAIDs，クロラムフェニコール（クロロマイセチン®），金製剤（シオゾール®，リドーラ®），スルホンアミド系抗てんかん薬〔スルチアム（オスポロット®），アセタゾラミド（ダイアモックス®）〕，カルバマゼピン（テグレトール®），バルプロ酸（デパケン®），フェニトイン（アレビアチン®，ヒダントール®），ニフェジピン（アダラート®）は薬剤性再生不良性貧血に関与する薬剤として報告されている（☞MEMO「薬剤性再生不良性貧血の発症機序について」参照）．
- スルファメトキサゾール・トリメトプリム（バクタ®，バクトラミン®），フェニトイン（アレビアチン®，ヒダントール®），メトトレキサート（リウマトレックス®，メソトレキセート®）は葉酸の作用に拮抗したり，吸収障害などの作用によって巨赤芽球性貧血を起こし，汎血球減少症をきたすことがある．
- 厚生労働省の重篤副作用疾患別マニュアル―再生不良性貧血（汎血球減少症）は
http://www.mhlw.go.jp/topics/2006/11/dl/tp1122-1f03.pdf
から参照できる．

> **MEMO** 薬剤性再生不良性貧血の発症機序について
>
> ここに挙げた薬剤の投与によって，一部の症例に再生不良性貧血がみられ，薬剤に対する特異体質と考えられているが，詳細は不詳である．P-糖蛋白（多剤耐性遺伝子産物）は細胞膜に発現して脂溶性薬剤を細胞外へ洗い出すポンプ機能を果たしており，この蛋白の高発現はがん細胞の薬剤耐性に関与していることはよく知られている．造血幹細胞での P-糖蛋白の発現低下が薬剤性再生不良性貧血患者で示され，特異体質を説明できる機序の 1 つとして注目されている[11]．

1）臨床像

- 薬剤性再生不良性貧血の発症と薬剤投与の時期は医薬品の種類や発症機序により多様で，一定の傾向はない．
- 薬剤性再生不良性貧血では高度の好中球減少による感染症状や血小板減少による出血症状が中心的な病像となる．

2）診　断

- 薬剤性再生不良性貧血では急性白血病，骨髄異形成症候群などの種々の血液疾患や HIV 感染症，ウイルス性血球貪食症候群などの鑑別が必要となり，早急に血液専門医による骨髄検査を行う必要がある〔☞ 3-G 参照（p.88）〕．
- 薬剤による巨赤芽球性貧血では，大球性貧血，白血球減少，血小板減少がみられ，平均赤血球容量 mean corpuscular volume（MCV）の高値，網赤血球減少のほか，血液像では赤血球の Howell-Jolly 小体，Cabot 環や過分葉好中球，巨大桿状核好中球を認める．また，間接ビリルビン，乳酸脱水素酵素 lactate dehydrogenase（LDH）は上昇する．骨髄異形成症候群などの鑑別が問題になることもあり，血液専門医への紹介も考慮すべきである．

3）治　療

- 薬剤性再生不良性貧血は薬剤性の好中球減少症や血小板減少症と異なり，多くの場合重篤で，薬剤を中止しても軽快は期待できず，血液専門医による特発性再生不良性貧血と同様な治療が必要となる．
- 薬剤性の巨赤芽球性貧血では，原因薬剤の中止，また必要であれば葉酸の投与によって血液所見は比較的すみやかに改善する．

Clinical Bottom Line 最低限これだけは

薬剤性の血球減少症については
- 好中球減少，汎血球減少では合併する感染症の管理だけでなく，骨髄穿刺による精査が必須となるので，必ず血液専門医へコンサルテーションすること．
- 血小板減少では全身の出血傾向と血小板数，血小板減少の進行をみて，血液専門医への紹介を考慮すること．

文献
1) van der Klauw MM, Goudsmit R, Halie MR, et al：A population-based case-cohort study of drug-associated agranulocytosis. Arch Intern Med, 159（4），369-374，1999.
2) Andersohn F, Konzen C, Garbe E：Systematic review：Agranulocytosis induced by nonchemotherapy drugs. Ann Intern Med, 146（9），657-665，2007.
3) Fukata S, Kuma K, Sugawara M：Granulocyte colony-stimulating factor（G-CSF）does not improve recovery from antithroid drug-induced agranulocytosis：A prospective study. Thyroid, 9（1），29-31，1999.
4) Tajiri J, Noguchi S, Murakami T, et al：Antithyroid drug induced agranulocytosis. Usefulness of routine white blood cell count monitoring. Arch Intern Med, 150（3），621-624，1990.
5) Amos RS, Pullar T, Bax DE, et al：Sulphasalazine for rheumatoid arthritis：Toxicity in 774 patients monitored for one to 11 years. Br Med J, 293（6544），420-423，1986.
6) Haushofer A, Halbmater WM, Prachar H：Neutropenia with ticlopidine plus aspirin. Lancet, 349（9050），474-475，1997.
7) George JN, Raskob GE, Shah SR, et al：Drug-induced thrombocytopenia：A systematic review of published case reports. Ann Intern Med, 129（11），886-890，1998.
8) Lacy JV, Penner JA：Management of idiopathic thrombocytopenic purpura in the adults. Semin Thromb Haemost, 3（3），160-174，1977.
9) Cortelazzo S, Finazzi G, Buelli M, et al: High risk of severe bleeding in aged patients with chronic idiopathic thrombocytopenic purpura. Blood, 77（1），31-33，1991.
10) Neylon AJ, Saunders PW, Howard MR, et al：Clinically significant newly presenting autoimmune thrombocytopenic purpura in adults：A prospective study of a population-based cohort of 245 patients. Br J Haematol, 122（6），966-974，2003.
11) Calado RT, Garcia AB, Gallo DA, et al：Reduced function of the multidrug resistance P-glycoprotein in CD34+ cells of patients with aplastic anemic. Br J Haematol, 118（1），320-326，2002.
12) Coates TD：Drug-induced neutropenia and agranulocytosis. UpToDate Sep 2016
13) George JN：Drug-induced thrombocytopenia. UpToDate 2016.
14) Schrier SL：Aplastic anemia：Pathogenesis；clinical manifestations；and diagnosis. UpToDate 2016.

〔井野晶夫〕

4-H 妊婦の血液異常

- プライマリ・ケアを受診する妊娠女性の診療に当たり，妊娠に伴う生理的な血液学的変化を知っていることは重要である．
- スクリーニング的に行われる血液検査での異常所見が産科疾患の初期症状や円滑な妊娠の継続が問題となる病態を示唆する可能性もあり，担当産科医と綿密な連携が必要である（表4-17）．

1. 正常な妊娠に伴う血液学的変化[1,2]

◆ 正常な妊娠に伴う主要な血液学的変化は以下の4項目である．
- 生理的貧血（希釈性貧血）
- 好中球増加
- 軽度の血小板減少
- 凝固線溶系の変化

1）生理的貧血（希釈性貧血）

◆ 妊娠に伴い血漿量，赤血球量とも増加するが，赤血球量に比べ血漿量の増加の程度が大きいために，希釈性の赤血球濃度低下をきたす．

表4-17 妊婦にみられる血液異常

①貧血	1）正球性貧血 ・生理的貧血（希釈性貧血） 2）小球性貧血 ・鉄欠乏性貧血 3）大球性貧血 ・葉酸欠乏性貧血
②好中球増加	1）生理的好中球増加
③血小板減少	1）生理的血小板減少（軽度） 2）妊娠性血小板減少症 gestational thrombocytopenia 3）妊娠高血圧症候群に伴う血小板減少症 ・HELLP症候群 ・血栓性血小板減少性紫斑病／溶血性尿毒症症候群

HELLP症候群：hemolysis, elevated liver enzyme, low plateled count syndrome

- 妊娠6〜12週までに血漿量は10〜15％増加し，30〜34週まではさらに急速に増加する．分娩時までに非妊娠女性より30〜50％も多い血漿量となる．一方，赤血球量は非妊娠女性と比べ，分娩までに鉄補充が行われている妊婦では20〜30％，補充されていない妊婦では15〜20％の増加にとどまっている．最も血漿量と赤血球量の較差が大きい妊娠28〜36週にこの影響は明らかとなり，平均値で赤血球388万/μL，ヘモグロビン hemoglobin（Hb）11 g/dL，ヘマトクリット hematocrit（Ht）33％となる．
- 妊娠36週後，分娩までは血漿量の増加はほぼ止まるが，Hb量の増加が続くためHb濃度は上昇する．世界保健機関 World Health Organization（WHO）ではHb 11 g/dL未満，Ht 33％未満を妊娠貧血としている．平均赤血球容量 mean corpuscular volume（MCV）は妊娠に伴って低下し，第3三半期（妊娠28週以降）には80〜84 fLになる．

2) 好中球増加

- 妊娠に伴って白血球増加がみられ，これは好中球の循環プールの増加に関連している．
- 好中球は妊娠8週ころより増加しはじめ，第2三半期（妊娠14〜27週），第3三半期でピークとなり，白血球数は9,000〜15,000/μLまで増加する．
- 白血球数は分娩1週後頃に非妊娠時の正常域に戻る．

3) 軽度の血小板減少

- 合併症のない多くの妊婦では血小板数は正常であるが，妊婦の平均血小板数は妊娠していない健康女性より軽度低下している．

4) 凝固線溶系の変化

- 正常妊娠では血栓傾向が観察される．凝固系制御蛋白であるプロテインSの活性や抗原量は減少し，プロテインC活性も減少する．フィブリノーゲン，プロトロンビン，第VII，第VIII，第X因子は20〜200％増加する．von Willebrand因子も増加する．また，線溶阻害活性やトロンビン活性化線溶阻害因子 thrombin activatable fibrinolysis inhibitor（TAFI），プラスミノーゲンアクチベータ因子インヒビター1 plasminogen activator inhibitor-1（PAI-1），プラスミノーゲンアクチベータ因子インヒビター2 plasminogen activator inhibitor-2（PAI-2）が増加し，凝固活性は亢進し，線溶活性は低下して，総合的に血栓準備状態にあるといえる．

2. 妊婦によくみられる血液疾患

1) 貧　血

- Hb 11 g/dL未満，Ht 33％未満の状態であり，妊娠初期に約10％，後期に約30％の頻度でみられる．
- 鉄剤，葉酸製剤の補充により，妊娠後期および産後6週の貧血頻度は明らかに減少する[3]．
- Hb 6 g/dL以下の高度貧血では早産，流産，低出生体重児，成熟障害，胎児死亡のリスクが上

がるとされている．妊娠中にみられる貧血として，鉄欠乏性貧血 iron deficiency anemia（IDA），巨赤芽球性貧血が挙げられる．

鉄欠乏性貧血（IDA）

- IDA は妊婦にみられる最も頻度の高い血液疾患である．
- 第 2 三半期には血液の生理的な希釈による貧血もみられ，赤血球，Hb 濃度の低下だけで IDA と診断することは困難である．
- 特に合併症がなく MCV が低下，すなわち小球性貧血であれば（妊婦での IDA の高い有病率を考慮）IDA として，経口で鉄剤投与してよいと考える（Hb 値が 10.5 g/dL 未満で，MCV が 80 fL 未満なら積極的に治療を開始）〔IDA の治療については，☞ 4-A 参照（p.124）〕．
- 妊娠中には巨赤芽球性貧血を合併することがあり，IDA であっても，MCV の低下が明らかでない場合がある．開発途上国で行われた単一の検査での妊婦の鉄スクリーニングでは血性フェリチン（カットオフ値：30 μg/L）が最も有用である[4]〔IDA の診断については，☞ 4-A（p.124）参照〕．

> **MEMO　妊娠による鉄代謝の変化について**
>
> 妊娠によって経血による鉄の喪失はなくなるが，母体赤血球量増加，胎児や胎盤の鉄需要，分娩に伴う鉄の喪失があり，妊娠経過中の鉄喪失は約 1,000 mg になる．月経のある非妊婦の鉄喪失は 0.5 〜 2.0 mg/ 日であるのに対し妊娠期間中は 2.4 mg/ 日であり，特に貯蔵鉄が十分でない場合（妊娠可能年齢の日本人女性の 40％前後に貯蔵鉄欠乏がある），通常の経口摂取（鉄吸収量として約 1 mg/ 日）では IDA になってしまう．

巨赤芽球性貧血

- 妊婦の赤血球量の増加に伴い葉酸の必要量も増加する．
- 妊婦ではビタミン B_{12} 欠乏はまれであり，需要の増大に伴う葉酸欠乏によることがほとんどである．
- 巨赤芽球性貧血では白血球減少，血小板減少を伴う．
- MCV の上昇が診断の契機となるが，巨赤芽球性貧血の可能性は MCV が正常，MCV が 115 〜 129 fL，MCV > 130 fL と大きくなるに従い，それぞれ < 25％，50％，100％と上昇する．
- 妊婦では IDA の合併頻度が高く，葉酸欠乏が存在していても MCV の著明な上昇が認められないことがある．
- 葉酸欠乏に対しては葉酸 1 〜 5 mg/ 日を血液所見が正常化するまで，あるいは 1 〜 4 カ月間，経口投与する．

> **MEMO　妊婦の葉酸欠乏について**
>
> 葉酸欠乏によって巨赤芽球性貧血以外に胎児の神経管閉鎖障害を起こす可能性が示唆され，厚生労働省からは妊婦に対して 0.4 mg/ 日の摂取が勧められている．

> **MEMO**　血清葉酸値あるいは赤血球葉酸値？
>
> 葉酸欠乏による巨赤芽球性貧血では通常，血清葉酸値は低値である．しかし，血清葉酸値は最近の葉酸のバランスを反映しており，貯蔵葉酸が十分あっても，悪阻などで経口摂取が減少すると血清葉酸値は低下する．この点，赤血球葉酸値はより長い期間の葉酸のバランスを反映するため診断的な有用性は高い．しかし，わざわざ赤血球葉酸値を測定する必要性は少ないとされている．血清葉酸値 ＞ 4 ng/mL であれば，葉酸欠乏は否定でき，また葉酸欠乏が疑われた場合，妊婦ではビタミン B_{12} 欠乏の頻度が低いことを考慮すると，赤血球葉酸値を測定するより葉酸を試験的に投与したほうが経済効果も高いとされている．

2）血小板減少症

- 妊婦の血小板減少症では胎児を含む妊娠・分娩の専門的な管理が必要で，まず担当産科医と連携をとる必要がある．また，またその診断には血液専門医への紹介も必要となる場合が多い．
- 妊娠中に起こる血小板減少症は診断，治療の面でしばしば問題となる．ここでは特に，妊娠性血小板減少症，妊娠合併症による血小板減少症について述べる．

妊娠性血小板減少症 gestational thrombocytopenia

- 合併症のない正常妊婦では分娩期に約5％の頻度で無症候性の軽度の血小板減少を認める．
- 出産時に認められる血小板減少症の75％は妊娠性血小板減少症である．
- 血小板数は通常7万/μL以上で，約2/3の症例では13万〜15万/μLであり，妊娠の継続，分娩に特別な配慮を必要としない．
- 診断基準として以下の5項目が挙げられており[5]，診断基準④，⑤があるため，分娩後にレトロスペクティブにしか診断できない．
  - ①軽度の無症候性の血小板減少
  - ②血小板減少の病歴がない（以前の妊娠時を除く）
  - ③妊娠後期にみられる
  - ④胎児の血小板減少を伴わない
  - ⑤分娩後に自然軽快する
- 血小板抗体を認める症例もあり，軽症の特発性血小板減少性紫斑病 idiopathic thrombocytopenic purpura（ITP）との鑑別は困難である[6]．

> **MEMO** ITPの妊婦は？
>
> - 妊娠性血小板減少症（軽症のITPとの鑑別は困難）と比較し頻度は少ない．
> - 妊娠前あるいは早期からの血小板減少や，血小板減少が高度な場合はITPの可能性が高いと考える．
> - ITPでは妊婦に対する治療のほか，新生児の血小板減少（ITPの母親から生まれた新生児には5万/μL以下，2万/μL以下の血小板減少がそれぞれ10％，5％の頻度でみられる）に対する管理も必要となる．
> - ITPを示唆する中等度以上の血小板減少が認められた場合は，産婦人科医との連携以外に血液専門医の診療を受ける必要がある．

妊娠合併症に伴う血小板減少症

- 妊娠高血圧症候群を合併している妊婦の血小板数は合併していない妊婦と比べ低い．
- 出産時に認められる血小板減少症の25％は妊娠高血圧症候群あるいはHELLP（hemolysis 溶血, elevated liver enzymes 肝酵素上昇, low platelet count 血小板減少）症候群に伴って起こる．
- 妊娠高血圧症候群の15％に血小板減少症がみられ，5万/μL以下の高度な血小板減少の頻度は5％未満である．
- 妊娠高血圧症候群の5〜20％にHELLP症候群が合併し，妊娠の継続は困難になる．
- HELLP症候群では発症に先行して徐々に血小板が減少してくるため血小板数の検査は早期診断に役立つ．
- 妊娠高血圧症候群に血栓性血小板減少性紫斑病 thrombotic thrombocytopenic purpura/溶血性尿毒症症候群 hemolytic uremic syndrome（TTP/HUS）や播種性血管内凝固症候群 disseminated intravascular coagulation（DIC）の病態が合併することもある．妊娠高血圧症候群は通常，担当産科医によって加療，経過観察されていることが多いと考えられるが，プライマリ・ケア医が受診した妊婦の血小板減少症に気づくことで妊娠合併症の診断に役立つ場合もあると思われる．

Clinical Bottom Line 最低限これだけは

HELLP症候群は上腹部痛でプライマリ・ケア医を受診する可能性もあり，妊娠30週以降に血小板減少を発見したら注意！

3. 産婦人科医からの伝言

1）女性を診たら妊娠を疑え

- 妊娠可能な女性には妊娠の可能性を**しつこく確認すること**．

2) 妊婦のかぜを診たらサイトメガロ，パルボを疑え

◆ サイトメガロウイルス cytomegalovirus（CMV）とパルボウイルス B19 は母子感染をきたす．
◆ 母子感染が問題となる風疹ウイルスではワクチン接種が可能で，妊婦スクリーニングにて抗体もチェックされるが，この 2 つのウイルスにはワクチンはなく，妊婦の抗体チェックは通常されない．
◆ 妊娠可能年齢での抗体保有率は年々減少していて，特に流産，死産や胎児に重篤な影響が起こる可能性のある妊娠初期でのこれらウイルスの感染が今後増加してくると考えられる．
◆ CMV 感染症では伝染性単核球症の臨床像のほか，肝障害や異型リンパ球を含むリンパ球増加が診断の契機になることも多く，CMV 抗体検査で診断する〔☞ 4-J「伝染性単核球症と単核球症類似疾患」参照（p.178）〕．
◆ パルボウイルス B19 は赤血球，赤芽球系細胞膜の P 式血液型の抗原を介して感染し，赤芽球系造血を抑制する．感染は一過性であり慢性溶血性疾患などによる赤芽球系過形成がなければ貧血をきたすことは通常ないが，網赤血球は著減する．また白血球減少や血小板減少をしばしば伴うことが診断の糸口になることも多い（伝染性紅斑といわれる皮疹は成人ではあまりみられない）．急性期診断はパルボウイルス B19-IgM 抗体検査で行う．

文献
1) Bauer KA: Hematologic changes in pregnancy. UpToDate 2016.
2) Ramsay MM 編，武谷雄二訳：妊娠時における母体評価と胎児評価，エルゼビア・ジャパン，2003．
3) Mahomed K: Iron and folate supplementation in pregnancy. Cochrane Database of Systematic Reviews 2006, Issue 3. Art.No.:CD001135.
4) van den Broek NR, Letsky EA, White SA, et al: Iron status in pregnant woman: which measurements are valid? Br J Haematol, 103（3），817-824, 1998.
5) Provan D, Stasi R, Newland AC, et al: International consensus report on the investigation and management of primary immune thrombocytopenia. Blood, 115（2），168-186, 2010.
6) Levine SP: Thrombocytopenia caused by immunologic platelet destruction. Greer JP, et al（eds），Wintrobe's Clinical Hematoligy, 11th ed, 1533-1554, Lippincott Williams & Wilkins, 2003.

〔井野晶夫〕

4-1 高齢者の貧血

- 高齢者では老化 aging による生体の変化や併存する慢性疾患などの影響により血液異常をきたすことがあるが，その中で最も頻度の高い病態は貧血である．
- 高齢者の貧血を見つけた場合は，患者が高齢であっても（高齢であるがゆえに），できる限り貧血の原因となっている疾患や病態に関する評価を行い，それに基づいて治療やマネジメントの方針を決めるべきである．また，高齢者では貧血の原因が複数同時に存在することもまれではないので，慎重なアセスメントが必要となる．
- 一方，高齢者の貧血のうちの 30 ～ 40％は，適切な評価を行っても原因となる疾患や異常が見つからず，「高齢者における原因不明の貧血」unexplained anemia of the elderly（UAE）とよばれている．

1. 高齢者の貧血に関する臨床疫学的データ

1）在宅高齢住民を対象とした大規模調査

◆ アメリカで行われた自宅で生活する地域住民を対象とした大規模調査 The National Health and Nutrition Examination Survey Ⅲ（NHANESⅢ）では，世界保健機関 World Health Organization（WHO）が定めた診断基準（ヘモグロビン hemoglobin（Hb）値：男性 13 g/dL 以下，女性 12 g/dL 以下）を適用した場合，65 歳以上の住民の約 10％に貧血が認められた[1]．さらに 85 歳以上の住民に対象を絞ると，貧血の頻度は約 20％まで上昇した．この調査により抽出された約 300 万人に及ぶ高齢者貧血の解析に基づく臨床疫学的データのポイントを以下にまとめた．
  - 重症な貧血を呈する例はまれであり，90％が軽症（Hb 値 10 ～ 12 g/dL）の正球性貧血であった．
  - 高齢者貧血の原因としては，①栄養素の欠乏，②慢性疾患の存在，③原因不明が，各々 1/3 ずつを占めていた（表 4-18）．

①栄養素欠乏による貧血の中で最も頻度が高いのは鉄欠乏で，高齢者貧血全体の 20％を占めていた．鉄以外では葉酸とビタミン B_{12} の欠乏が重要であるが，これらの栄養素欠乏が単独ではなく併存している場合もあるので注意を要する．

②慢性疾患に伴う貧血のうち，いわゆる ACD anemia of chronic disease〔詳細は☞ 4-C 参照（p.130）〕が高齢者貧血全体の約 25％を占めており，最も頻度が高い．慢性腎臓病 chronic

kidney disease（CKD）に伴う貧血も10％程度ある．
③原因不明とされた貧血の中で，骨髄異形成症候群 myelodysplastic syndrome（MDS）の存在を疑わせる3つの因子（平均赤血球容量 mean corpuscular volume（MCV）高値，白血球減少，血小板減少）のうち1つ以上が認められた患者は17％であった．

表4-18 在宅高齢者における貧血の原因とその頻度

	発生頻度
①栄養素欠乏による貧血	
・鉄欠乏のみ	17％
・葉酸欠乏のみ	6％
・ビタミン B_{12} 欠乏のみ	6％
・葉酸欠乏＋ビタミン B_{12} 欠乏	2％
・鉄欠乏＋（葉酸欠乏 and/or ビタミン B_{12} 欠乏）	3％
小計（栄養障害）	34％
②慢性疾患に伴う貧血	
・CKD のみ	8％
・ACD のみ	20％
・ACD に CKD を伴うもの	4％
小計（慢性疾患）	32％
③原因不明の貧血 unexplained anemia	34％

（文献1より）

Clinical Bottom Line 最低限これだけは

地域で暮らす高齢者に認められる貧血の原因は，①栄養素欠乏，②慢性疾患に伴うもの，③原因不明が，1/3ずつを占める．その中で最も頻度が高いのはACDと鉄欠乏性貧血である．

2）血液内科外来で評価を受けた高齢者貧血患者に関する報告

- 血液内科外来において専門的な評価を受けた高齢者の貧血患者に関する最近の報告が，アメリカの2施設から公表されているが，先に示したNHANESⅢの調査報告と比較すると，貧血の成因が若干異なっている．
- シカゴ大学からの報告では，174名の高齢者貧血の原因を評価したところ，鉄欠乏25％，ACD 9.8％，造血器腫瘍（MDSを含む）7.5％，CKDに伴う貧血3.4％，サラセミア4.6％，その他の原因5.7％，原因不明44％であった[2]．
- スタンフォード大学とその関連施設からの報告では，190名の高齢者貧血の原因を評価したところ，鉄欠乏12％，ACD 6％，造血器腫瘍（MDSを含む）22％，造血器腫瘍以外の腫瘍の治療に関連した貧血11％，CKDに伴う貧血4％，その他の原因6％，原因不明35％であった[3]．

- 上記の報告と，NHANESⅢによる大規模調査とを比較すると，①高齢者の貧血に対して骨髄穿刺を含む積極的な精査を行うと，ACDの頻度は減少し，MDS（疑い症例を含む）を中心とする造血器腫瘍の頻度が増加する，②積極的な精査を実施しても，貧血の原因がなお不明である患者（unexplained anemia of the elderly（UAE））が，35〜44％の頻度で存在することが判明した．
- 専門施設で評価を受けた患者は，一般的な検査で貧血の原因がわからないために血液内科へ紹介されてきた群であり，在宅の地域住民を対象としたNHANESⅢの調査群とは，患者背景が大きく異なることに留意して，上記のデータを解釈すべきである．

2. 高齢者貧血のアセスメント

- 問診・診察における注意：高齢者の患者では貧血の自覚症状が乏しく，貧血の程度と自覚症状の強さが必ずしも相関しないことがある．また，典型的な貧血症状以外のさまざまな身体症状を訴えることもある．非典型的症状として留意すべきものは，精神神経症状（意識障害，認知機能低下，歩行障害），呼吸循環器症状（呼吸困難，喘鳴，浮腫，胸痛），消化器症状（食欲不振，悪心・嘔吐，口内炎・舌炎）などである．
- 既往歴や現在治療中の疾患（胃切除手術，肝硬変，慢性腎不全，リウマチ・膠原病関連疾患など），服用している薬剤（消化性潰瘍を合併する可能性のある消炎鎮痛薬など），生活環境や食事の状況（寝たきり状態か，適切な栄養が摂取できているか，アルコール依存はないかなど）についても，十分把握すること．
- 高齢者では毎年健診を受けている患者も多いので，過去の採血結果があればすべて入手してレビューする．貧血の発症が急性のものか，慢性のものかは極めて重要な情報である．
- 貧血のスクリーニングには全血球計算 complete blood count（CBC）を測定するが，臨床疫学データの項で示したように，WHOの貧血診断基準を高齢者に対して適用すると，貧血と判定される者の数が多くなり過ぎて実際的ではないという観点から，日本の老年血液学を専門とする研究者らは，65歳以上の高齢者の貧血の定義として，男女一律にHb値11 g/dL以下とすべきであると提唱している[4]．
- 貧血の原因となる疾患の鑑別診断の手順は，☞ 3-A（p.40）を参照のこと．
- 高齢者貧血の鑑別に必要な検査項目：CBC，白血球分画（末梢血液像），網赤血球数，一般生化学検査（腎機能，肝機能），血清鉄（Fe），フェリチン，血清ビタミンB_{12}および葉酸，便潜血（その他必要に応じて，甲状腺機能検査，C反応性蛋白 C-reactive protein（CRP），エリスロポエチン erythropoietin（EPO），微量元素測定などを追加する）．
- 検査データの解釈に当たっての注意：高齢者では複数の病態が併存する可能性を常に考慮すること．前述したように，鉄欠乏症貧血 iron deficiency anemia（IDA）とビタミンB_{12}・葉酸欠乏，IDAとACD，ACDと腎性貧血など，さまざまな病態の組み合わせパターンがあり得るので，データの解釈が一筋縄ではいかない（MCVに基づくアルゴリズムでは診断にたどりつけない）場合もある[5]．診断に迷った場合は，血液専門医にコンサルテーションする．
- IDAの原因となる疾患を探すためには消化管のスクリーニングが必要となるが，日常生活動

作 activities of daily living（ADL）が低下している高齢者では大腸や胃の内視鏡検査・造影検査が大きな負担になる場合もある．患者の体力や全身状態を考慮した検査計画を立てること．
- 臨床疫学の項で述べたように，高齢者貧血の 1/3 は原因不明である．原因不明の貧血の大部分は軽症（Hb 値 10 〜 11 g/dL 程度）であるため，重大な基礎疾患が認められそうになければ，骨髄穿刺など，積極的な検索は行わずに，プライマリ・ケア医の外来でフォローアップするほうが現実的である．

> **MEMO** 高齢者における原因不明の貧血（UAE）
>
> UAE に関与する病態として，EPO の産生低下 / 反応鈍化，炎症性サイトカインの影響，腎機能低下，内分泌学的異常（アンドロゲン分泌低下など），骨髄毒性のある薬剤 / 物質の使用（アルコール多飲など），造血幹細胞の老化と MDS 発症，栄養素欠乏（鉄，ビタミン B_{12}，葉酸），慢性炎症の存在など多彩な因子が検討されている[6-8]．それらを整理すると，UAE の正体とは，貧血に対する EPO の反応鈍化と，「最初期の MDS（very early MDS）」とよぶべき造血障害が混在したものではないかと推察できる．

3. 高齢者貧血のマネジメント

- 高齢者貧血の存在は，それ自体が患者の活動性や生活の質 quality of life（QOL）を低下させ，ひいては死亡率上昇のリスクファクターとなることを十分理解して，患者のマネジメントに当たること．
- 貧血の原因となる基礎疾患が同定できたら，その疾患に関する精査・治療を行う．
- 反対に血清フェリチンの低下などの所見がなく IDA と診断できない貧血に対して，安易に鉄剤の内服や静注などの治療を行ってはいけない．
- 原因が特定できない軽症（Hb 値 10 〜 11 g/dL 程度）の貧血については，プライマリ・ケア医の外来にて無治療で経過を観察してよい．3 カ月に 1 度程度の頻度で CBC をフォローアップし，1 年以上にわたって貧血の進行がなければ，その後は半年〜 1 年に 1 回の採血間隔で経過観察を続けること．貧血が進行した場合は，再評価を行ったうえで，専門医へのコンサルテーションを考慮する．
- プライマリ・ケア医の外来で，高齢者貧血に対する治療として赤血球輸血を実施することは極めてまれと思われるが，輸血を行う場合は，心不全などの副作用を予防するために，ゆっくりと時間をかけて行うこと．

4. こんなとき専門医へ

- プライマリ・ケア医で外来検査を行っても原因の特定ができず，なおかつ中等症〜重症の貧血（Hb 値 9 〜 10 g/dL 以下）が存在するとき．
- 貧血以外に白血球減少，血小板減少，末梢血への芽球（白血病細胞）の出現などの所見を伴

う場合は，MDS を中心とする造血器腫瘍を rule out する必要がある（骨髄穿刺検査の適応がある）ので専門医療機関を受診させること．

5. 患者さん・家族への説明ポイント

◆ 貧血の背後には必ず原因となる疾患が隠れているので，高齢であっても（高齢であればこそ），それを探し出して治すことが重要であることを理解してもらう．
◆ 貧血によるめまいや立ちくらみのために転倒して骨折などの事故を起こしやすくなることもあるので，起床時や姿勢の変換時には注意を要することを説明する．また，労作時の息切れ，喘鳴などについても，新たな出現や症状の増悪がないか，同居の家族や介護施設のスタッフに観察していてもらう．

文献

1) Guralnik JM, Eisenstaedt RS, Ferrucci L, et al: Prevalence of anemia in persons 65 years and older in the United States: evidence for a high rate of unexplained anemia. Blood, 104 (8), 2263-2268, 2004.
2) Artz AS, Thirman MJ: Unexplained anemia predominates despite an intensive evaluation in a racially diverse cohort of older adults from a referral anemia clinic. J Gerontol A Biol Sci Med Sci, 66 (8), 925-932, 2011.
3) Price EA, Mehra R, Holmes TH, et al: Anemia in older persons: etiology and evaluation. Blood Cells Mol Dis, 46 (2), 159-165, 2011.
4) 堤 久，大田雅嗣：高齢者の貧血．日内会誌，95 (10), 2021-2025, 2006.
5) Pang WW, Schrier SL: Anemia in the elderly. Curr Opin Hematol, 19 (3), 133-140, 2012.
6) Makipour S, Kanapuru B, Ershler WB: Unexplained anemia in the elderly. Semin Hematol, 45 (4), 250-254, 2008.
7) Merchant AA, Roy CN: Not so benign haematology: anaemia of the elderly. Br J Haematol, 156 (2), 173-185, 2012.
8) Waalen J, von Löhneysen K, Lee P, et al: Erythropoietin, GDF15, IL6, hepcidin and testosterone levels in a large cohort of elderly individuals with anemia of known and unknown cause. Eur J Haematol, 87 (2), 107-116, 2011.

〔宮崎　仁〕

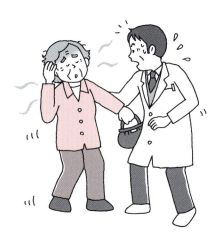

「老人性貧血」の原因を探せ

「いやあ，この貧血はいわゆる老人性貧血ですから，ほうっておいても大丈夫ですよ．」プライマリ・ケアや健診にかかわる内科医ならば，このようなセリフを何度か口にした経験があるに違いありません．「老人性ですって？　まあ，年のせいなら仕方がありませんね．」老人性なんて言葉が出てくると，検査の結果を聞きにいらっしゃった高齢者の方の反応も，このように至極あっさりとしたものになります．

でも，「老人性貧血って便利な言葉だけど，その正体は何なの？」なんてマジで尋ねられると，プライマリ・ケア医はもちろんのこと，血液専門医ですら，ちゃんと答えることは難しいのではないでしょうか．

いわゆる「老人性貧血」という病気（？）は，Hb値が9～11 g/dL程度の軽症な貧血が1年以上にわたって変化せず，かつ原因疾患を特定できない高齢者の貧血を指すようです（本文文献4）．

2004年に『Blood』誌に掲載されたGuralnikらの報告（本文文献1）は，アメリカの住民調査のデータを利用して300万人もの高齢者貧血の原因を解析してみたら，実に1/3が"Unexplained anemia of the elderly（UAE）"（すなわち日本の医者たちが「老人性貧血」とよぶもの）だったというエビデンスを初めて明らかにしました．

この調査では病院や介護施設に入っている人々は対象からはずされていますので，いつもわれわれが外来で診察しているような，通院できる元気な高齢者における貧血の実態が反映されていると思われますが，内科医／プライマリ・ケア医が直感的に感じていた以上にUAEの頻度が高いことに驚きました．

さて，UAEは本当に「原因不明」なのでしょうか？　また，ヒトの骨髄における造血能力って，加齢と共に衰えていくのでしょうか？

骨髄における造血細胞数や赤血球の前駆細胞である赤芽球コロニー形成細胞 colony forming unit-erythroid（CFU-E），burst forming unit-erythroid（BFU-E）などが加齢と共に減少することは知られていますが，造血幹細胞そのものが老化して，その自己複製能や多分化能が変化するのかどうかについては，まだあまりよくわかっていないのが現状です．

これまでの研究によると，UAE（すなわち「老人性貧血」）とは加齢現象に関連して，①貧血に対する腎臓のEPO分泌反応性の低下，②アンドロゲン血中濃度の低下，③IL-6などの炎症性サイトカインの関与，④造血幹細胞増殖能の変化，⑤骨髄異形成症候群（MDS）発症における最初期の相をみている可能性など，さまざまな因子が複雑に影響して成立している病態と考えられているようです（本文文献6, 7）．

これまであなたが気軽に「老人性貧血」なんてよんでいた奴の正体は，「原因が見つからない貧血」ではなくて，「原因があり過ぎてその全貌を整理できていない貧血」なんですね．

〔宮崎　仁〕

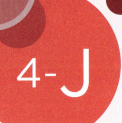

4-J 伝染性単核球症と単核球症類似疾患

- プライマリ・ケアの診療で，発熱，咽頭炎，リンパ節腫脹に加えて，末梢血液中に異型リンパ球の増加を認める思春期患者を診たら，伝染性単核球症 infectious mononucleosis（IM）を疑う．
- IM は Epstein-Barr virus（EBV）の初感染によって引き起こされる急性感染症である．
- IM と同様の病像を呈するにもかかわらず，急性 EBV 感染とは診断できない場合があり，「単核球症類似疾患 mononucleosis-like illness」と呼ばれるが，その原因として重要なものは，サイトメガロウイルス cytomegalovirus（CMV）の感染である．

1. 伝染性単核球症の病態

- EBV は思春期までに 80〜90% の小児が罹患するが，通常は無症状か非特異的な感冒症状を呈するのみである．残りの 10% のものは，思春期に初感染し，潜伏期 30〜50 日を経て IM を発症する[1,2]．EBV に一度感染すると，その後は生涯にわたり潜伏感染状態となり，症状がないまま口腔咽頭から間欠的にウイルスが排出される．既感染者の唾液中に存在する EBV が，非感染者に伝播することによって感染が成立するため，"kissing disease" として知られるが，その病歴が役に立つことはあまりない[3]．
- 主要な症状が，全身倦怠感，発熱，咽頭痛であるため，プライマリ・ケアの外来では，「喉症状メイン型」の風邪との鑑別が重要である[3]．
- 特徴的な身体所見は，白苔を伴う滲出性扁桃炎（「毛布のような」白苔がべったり付着しているのが特徴），咽頭炎，リンパ節腫脹である．前頸部だけでなく，後頸部のリンパ節腫脹を認めることが多いことは有名であるが，腋窩や鼠径のリンパ節腫脹が認められることもある．脾腫があれば，IM の疑いはより濃厚となる（陽性尤度比 7.0）[2]．
- 合併症としては，肝機能障害（一過性の AST/ALT の上昇）の頻度が高い．まれに，脳炎などの神経系合併症，脾破裂，咽頭または気管傍リンパ節の腫脹による上気道閉塞などが発生することがある．

2. 伝染性単核球症の診断

- 末梢血所見：白血球総数が正常〜やや増加し，白血球分画でリンパ球の著しい増加（50% 以上）と，異型リンパ球（☞ MEMO「異形リンパ球」参照）が認められる（10% 以上）．

- ウイルス学的検査：抗 viral capsid antigen（VCA）-IgM 抗体は，IM 発症時期には陽性化していることが多く，感染後 1〜6 週間でピークとなり，8 週間以降には陰性化するため，EBV 初感染の診断には最も有用である．VCA-IgG 抗体は発症時期には通常では陽性化しており，その後も終生陽性となる．EBV nucleoside antigen（EBNA）抗体は，回復期以降（感染後 6〜8 週間）に出現し，これも終生陽性となるので，既感染かどうかの判別に有効である．VCA-IgM，VCA-IgG，EBNA の 3 抗体をセットで検査したほうが解釈に困らない（表 4-19）[1-4]．
- Paul-Bunnell 反応：EBV の初感染後に，患者の血清中に一過性に出現する異種動物（ヒツジなど）の赤血球を凝集させる抗体（異染性抗体 heterophil antibody）を検索する検査であるが，欧米人に比して日本人の場合には偽陰性が多いこと，上記のような EBV 関連のウイルス抗体検査が可能となったことなどのために，現在ではほとんど行われなくなっている[5]．

表 4-19 EB ウイルス感染と抗体検査

	VCA IgM	VCA IgG	EBNA
感染急性期	(+)	(+)	(−)
比較的最近の感染	(+) or (−)	(+)	(+) or (−)
既感染	(−)	(+)	(+)

MEMO　異型リンパ球

- 異型リンパ球 atypical lymphocyte とは，白血病細胞やリンパ腫細胞のような腫瘍細胞ではなく，一過性に出現する非腫瘍性のリンパ球である[6]．
- その正体は，主にウイルス感染に伴って反応性に出現する細胞傷害性 T 細胞や NK 細胞である．ウイルス感染以外には，その他の重症感染症，自己免疫疾患，薬物中毒などでも出現することがある．
- 形態学的には，正常リンパ球と比べて大型で，細胞質の好塩基性が強く，核網が粗いといった特徴をもつ．
- 異型リンパ球は，健常者でも白血球分画の 1% 以下程度にみられることがある．異型リンパ球が 10% 以下ならば，何らかのウイルス疾患に伴うものがほとんどを占める．
- IM の際に増加する異型リンパ球の多くは，EBV を特異的に排除する CD8$^+$HLA-DR$^+$ 細胞傷害性 T 細胞であると考えられている．

Clinical Bottom Line 最低限これだけは

末梢血の白血球分画で，リンパ球 ≧ 50% かつ異型リンパ球 ≧ 10% の場合は，伝染性単核球症および単核球症類似疾患を積極的に疑い検索を進める

3. 単核球症類似疾患の病態

- IMと同様な臨床症状や異型リンパ球を伴うリンパ球増加を認めるが，ウイルス学的検索でEBV急性感染を示唆する所見が認められないケースが存在し，単核球症類似疾患 mononucleosis-like illness（MLI）と呼ばれている．
- MLIの原因となる病原体とその頻度について**表4-20にまとめて示した**[7]．その中で，最も重要なものはCMVである．
- CMVによるMLIは，EBVによるIMと比較すると，①年齢が高め（30〜40歳代），②咽頭炎，リンパ節腫大，脾腫の程度が軽度，あるいは認めない，③肝障害合併の頻度はIMより高く，AST/ALTの上昇の程度も高度である場合が多いなどの特徴を有する．
- MLIの診断に際しては，まず抗CMV IgM抗体の検査を行うことになる．IMおよびMLIの鑑別診断に関する手順を**図4-2に示した**[6-8]．
- ヒトヘルペスウイルス6型（HHV-6）は乳児期に感染して突発性発疹を起こすが，成人で初感染した場合にはMLIを呈することが知られている．
- まれではあるが，HIVの急性感染を見逃してはならない．粘膜皮膚潰瘍，発熱後48〜72時間後の皮疹，下痢を伴う場合は特に疑う．

4. 患者さんのマネジメント

- IMは特別な治療を行わなくても，1週〜2カ月以内に自然軽快するself-limitingな疾患である．したがって，安静および発熱や咽頭痛に対する対症療法を行うだけでよい．
- 肝機能障害が高度な場合や，自覚症状（発熱，倦怠感，咽頭痛）が強いために，経口での水分や食事の摂取ができなくなった場合には，入院管理を要することもまれにある．
- 抗ウイルス薬（アシクロビルなど）の投与に関する臨床的な有用性は証明されていない[1,2]．

表4-20 伝染単核球症および類似疾患を起こす病原体

病原体	全体に占める割合
EBウイルス（EBV）	50〜90%
ヒトヘルペスウイルス6型（HHV-6）	9%
サイトメガロウイルス（CMV）	5〜7%
単純ヘルペス1型（HSV-1）	6%
A群β溶連菌（GABHS）	3〜4%
トキソプラズマ（Toxoplasma gondii）	≦3%
ヒト免疫不全ウイルス（HIV-1）	≦2%
アデノウイルス	≦1%

（文献7による）

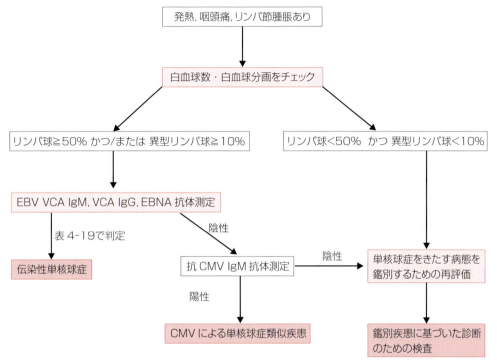

図4-2 伝染性単核球症/単核球症類似疾患の鑑別プロセス

- ステロイドホルモン投与に関する有用性のエビデンスは乏しいので，積極的な投与は推奨されない．
- IM を細菌性の咽頭扁桃炎と誤診して，ペニシリン系抗菌薬，特にアンピシリンを投与すると"ampicillin rash"とよばれる高頻度で全身性の皮疹（☞ MEMO「ampicillin rash」参照）が出現するので注意を要する．

MEMO ampicillin rash

IM に皮疹が併発する頻度は約5～10%程度であり，通常は maculopapular rash のかたちをとる．IM 患者にペニシリン系抗菌薬，特にアンピシリンを投与すると，皮疹の出現が極めて高頻度（90～100%）になるため，"ampicillin rash"とよばれている．ampicillin rash の原因は不明だが，McKenzie らは，皮疹が出現した患者の血清からアンピシリンに対する IgG，IgM 抗体を検出しており，循環血液中のアンピシリン-抗アンピシリン抗体複合体に起因する血管炎が，皮疹の本態ではないかと考察している[9]．

5. こんなとき専門医へ

- 典型的な異型リンパ球とは形態の異なる「異常なリンパ球」が増加している場合は，白血病，悪性リンパ腫で出現する芽球（腫瘍細胞）との鑑別を要するので，血液内科専門医にコンサルテーションを行う．

6. 患者さんへの説明ポイント

- IMに対する特別な治療はなく，自然に治癒するself-limitingな疾患である．
- 咽頭痛が強く経口での食事や水分摂取が全くできない場合や，肝障害の程度が非常に高度の場合は入院管理を要する場合もある．
- 脾腫があった場合や，あるかどうか不明な場合は，脾臓破裂のリスクがあるため，発症後3~4週間はコンタクトスポーツをしないように注意をする．

文献
1) Luzuriaga K, Sullivan JL: Infectious mononucleosis. N Engl J Med, 362（21），1993-2000, 2010.
2) Ebell MH: Epstein-Barr virus infectious mononucleosis. Am Fam Physician, 70（7），1279-1287, 2004.
3) 岸田直樹：誰も教えてくれなかった「風邪」の診かた．37-39，医学書院，2012.
4) 上田剛士：伝染性単核球症．ジェネラリストのための内科診断リファレンス，酒見英太監修，462-467，医学書院，2014.
5) 木村 宏：Paul-Bunnell反応，ビットソン吸収試験，Mono-spot法．日本臨床増刊号広範囲血液・尿検査免疫学的検査―その数値をどう読むか 第7版，303-305，日本臨牀社，2010.
6) 樋口敬和：白血球分画異常 異型リンパ球，好酸球増加，白赤芽球症．medicina, 51, 435-439, 2014.
7) Hurt C, Tammaro D: Diagnostic evaluation of mononucleosis- like illnesses. Am J Med, 120（10），911. e1-911.e8, 2007.
8) Tsaparas YF, Brigden ML, Mathias R et al: Proportion positive for Epstein-Barr virus, cytomegalovirus, human herpesvirus 6, Toxoplasma, and human immunodeficiency virus types 1 and 2 in heterophile-negative patients with an absolute lymphocytosis or an instrument-generated atypical lymphocyte flag. Arch Pathol Lab Med, 124（9），1324–1330, 2000.
9) McKenzie H, Parratt D, White RG: IgM and IgG antibody level to ampicillin in patients with infectious mononucleosis. Clin Exp Immunol, 26（2），214-221, 1976.

〔宮崎 仁〕

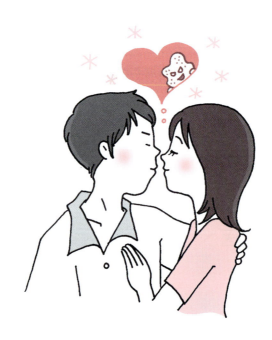

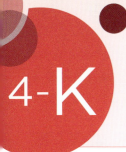

4-K 血液疾患患者がかぜをひいて来院したら

- 血液内科を専門としない医師のところに，血液疾患患者が「かぜをひいた」と言って受診することは，まれではあるものの，決してあり得ない状況ではない．
- 血液疾患患者のかぜ診療は，基礎疾患のない患者さんの場合と比べて，注意すべきポイントがいくつかある．
- 最も重要なことは，血液疾患の再発／再燃による症状や，肺炎や特殊な日和見感染による症状を，「かぜ」と誤診しないことである．

1. 血液疾患患者のかぜ診療が難しい理由

- かぜの定義：「かぜ」という病気を厳密に定義することは非常に難儀であるが，本項では「ほとんどの場合，自然寛解するウイルス感染症で，多くは咳・鼻汁・咽頭痛といった多症状を呈するウイルス性上気道炎感染のこと」と定義する[1]．
- プライマリ・ケア医の外来には，毎日たくさんのかぜ様症状（咳，鼻汁，咽頭痛，発熱など）を訴える患者が来院する．その中には，放置しておいても自然寛解する「本物のかぜ」と，「かぜ様症状を呈するかぜ以外の疾患」が混在している．したがって，かぜ診療における医師の職務とは，「かぜに紛れたかぜ以外の重篤な疾患を見逃さない」ということに尽きる[1]．
- 血液疾患患者のかぜ診療においても，この職務が重要であるのは言うまでもないが，基礎疾患のない一般の患者と比較すると，一筋縄では行かない難しい問題がいろいろとある[2]．血液疾患患者のかぜ診療が難しい理由を表4-21に示した．
- 一口に外来を訪れる血液疾患患者と言っても，月経過多に伴う鉄欠乏性貧血から造血幹細胞移植後の強い免疫抑制状態まで，多彩な病像や重症度があるので，それらを一くくりにして扱うには無理がある．しかし，血液疾患患者がもっている，貧血，白血球（好中球）減少，

表4-21 血液疾患患者のかぜ診療が難しい理由

①血液疾患の再発／再燃の症状を，「かぜ」と誤診するリスクがある
②重篤な肺炎や特殊な日和見感染を，「かぜ」と誤診するリスクがある
③上記のような誤診が生じた場合には，比較的短時間の経過で，多臓器不全などの重篤な容態に進展することがある
④感染に伴う局所の炎症所見が明瞭に発現しないことがある
⑤一般的な解熱薬や総合感冒薬を処方できない場合がある
⑥経験的抗菌薬投与（empiric therapy）が必要な場合がある

血小板減少，凝固異常，血清蛋白の異常，免疫不全などの諸問題が，かぜ診療における鑑別診断や治療を進める際に，さまざまな影響を及ぼしてくる可能性があることを忘れてはならない．

2. 問診におけるチェック・ポイント

◆ 問診票に「血液疾患で通院治療中」という情報が記載されていたら，病名，現在の状態（造血器悪性腫瘍の場合，寛解中か，非寛解状態か），過去の治療内容と経過（化学療法や造血幹細胞移植を受けたか，どんな種類の移植を受けたか，最後の治療や移植からどの程度の時間が経過しているか，移植後の移植片対宿主病 graft versus host disease（GVHD）を併発しているか，治療による重篤な合併症を起こしたことがあるかなど），服用中の薬剤（ステロイド，免疫抑制薬に注意）について詳しく尋ねる．

◆ 血液疾患患者は，自分の血液検査値を常に把握していることが多いので，口頭や所持している検査結果の写しなどで，現在の全血球計算 complete blood cell count（CBC）のデータについて確認する．

◆ 患者が「かぜをひいた」と思って医療機関を受診するときには，当然のことながら「かぜをひいたと思わせる症状」が出現している．岸田は，この「かぜ様症状」を11のパターンに分類整理した（表4-22）[1]．

◆ この11パターンの中で，血液疾患患者の診療時に格別の注意を要するものは，「咳症状メイン型」「局所臓器症状不明瞭・高熱のみ型」「微熱＋倦怠感のみ型」の3つである．

◆ 咳，鼻汁，咽頭痛の3症状が，急性に同時に同程度存在する場合は，「典型的かぜ型」と考えて治療へ進めばよい．しかし，咳症状を強く訴え，鼻汁や咽頭痛の症状が乏しい「咳症状メイン型」に遭遇し，その患者が現在も易感染状態（好中球減少あり，ステロイド・免疫抑制薬内服中，慢性GVHDの合併ありなど）にある場合には，決して安易に「かぜ」と診断してはならない．咳症状の背後に，重篤な肺炎や特殊な日和見感染（真菌，ニューモシスチス・

表4-22　岸田によるかぜ様症状の分類

①典型的かぜ型（咳≒鼻汁≒咽頭痛）
②鼻症状メイン型（鼻汁＞咳，咽頭痛）
③喉症状メイン型（咽頭痛＞咳，鼻汁）
☆④咳症状メイン型（咳＞鼻汁，咽頭痛）
☆⑤局所臓器症状不明瞭・高熱のみ型
☆⑥微熱＋倦怠感型
⑦発熱＋頭痛型
⑧発熱＋消化器症状型
⑨発熱＋関節痛型
⑩発熱＋皮疹型
⑪発熱＋頸部痛型

（☆印のあるものは，血液疾患患者の診療で注意すべきパターン）

（文献1より）

ジロベッチ，サイトメガロウイルスによる感染症など）が隠れている可能性があるので，これらの疾患を rule out する必要がある．
◆ さらに，「局所臓器症状不明瞭・高熱のみ型」「微熱＋倦怠感のみ型」のパターンに遭遇した場合には，血液疾患の再発／再燃による症状を「かぜ」と誤診するリスクがある．悪性リンパ腫の再発／再燃による腫瘍熱，白血病再発による好中球減少時の発熱，各種の貧血進行に伴う倦怠感などを，患者はかぜ様症状と誤解することがあるので，咳，鼻汁，咽頭痛などの上気道炎症状がないときは，「かぜにしてはおかしい」と警戒して診療に当たるべきである．また，「咳症状メイン型」と同様に，発熱と倦怠感が易感染状態に伴う特殊な日和見感染症の症状の一部である可能性も念頭に置いておく．

 Clinical Bottom Line 最低限これだけは

血液疾患患者のかぜ様症状が，「咳メイン型」の場合は，重篤な肺炎や特殊な日和見感染を，「局所臓器症状不明瞭・高熱のみ型」「微熱＋倦怠感のみ型」の場合は，血液疾患の再発／再燃を疑い，慎重に診察を進めること

3. 身体所見・検査におけるチェック・ポイント

◆ バイタルサインの測定では，経皮的動脈血酸素飽和度 oxygen saturation（by-pulse-oximeter）（SpO_2）が重要である．「咳症状メイン型」ではもちろんのこと，それ以外のパターンでも，SpO_2 の低下が認められた場合には，肺炎をはじめとする呼吸器感染症の可能性を考える．
◆ 表在リンパ節腫脹，扁桃腺腫脹，肝脾腫があれば，それが感染症に由来する所見なのか，血液疾患の再発／再燃による所見なのかを，慎重に鑑別しなければならない．
◆ 非専門医でも施行可能な検査としては，胸部 X 線検査，血液検査（CBC，C 反応性蛋白 C-reactive protein（CRP）など），尿検査があるが，「典型的かぜ型」では不要である．「咳症状メイン型」や SpO_2 低下を認めた場合は，必ず胸部 X 線撮影を行い，肺炎の有無をチェックする．「局所臓器症状不明瞭・高熱のみ型」「微熱＋倦怠感のみ型」では，CBC（白血球分画を含む）と CRP を測定し，可能な限り過去のデータと比較する作業が必要となる．インフルエンザの流行期で，高熱を認めた場合は，インフルエンザウイルス抗原迅速検査も行う．
◆ 好中球減少が高度な場合は，化膿巣を形成することができないために，感染部位に典型的な局所の炎症所見が発現してこないこともあるので，身体所見や胸部 X 線写真に異常がないからといっても安心しないで，慎重に経過観察を続けるべきである．

4. 患者さんのマネジメント

◆ 血液疾患の再発／再燃が否定的で，重篤な肺炎や特殊な日和見感染症もないと判断できる，「典型的かぜ型」であれば，血液内科を専門としないプライマリ・ケア医が，血液疾患患者のかぜ治療を行ってもよい．

- かぜは元来 self-limited な疾患であるので，感冒薬や抗菌薬の過剰な投与は控えるべきである．特に，血小板減少患者に対して，一般的な解熱薬や総合感冒薬を投与すると，出血傾向を助長するリスクがあるため，安易に処方してはいけない．やむを得ない場合のみ，アセトアミノフェンの頓服で対処するが，非専門医が解熱だけを目的としてステロイドの投与を行うことは避ける．
- 造血幹細胞移植後の免疫抑制状態にある患者などでは，発熱と同時に経験的抗菌薬投与をすみやかに開始したほうがよい場合もある．しかし，その判断については専門医へ委ねたほうが無難である．

5. こんなとき専門医へ

- 血液疾患患者のかぜ診療において，すみやかに血液専門医のいる施設へ紹介・搬送すべき状況について表4-23 にまとめた．

表4-23　血液疾患患者のかぜ診療ですみやかな紹介が必要な状況

- 胸部X線写真で異常陰影（肺炎像など）を認める
- CRP が異常高値である
- CBC の結果などから，血液疾患の再発／再燃が疑われる
- 易感染状態（好中球減少あり，ステロイド・免疫抑制薬内服中，造血幹細胞移植後など）で，「局所臓器症状不明瞭・高熱のみ型」の患者
- 経過観察しても改善しない，「微熱＋倦怠感のみ型」の患者

6. 患者さんへの説明ポイント

- 血液疾患が併存している場合は，「ただのかぜ」ではない場合もあるので，高熱が続く，咳が悪化する，息苦しくなるなどの症状がある場合には，そのまま放置せずに，必ず早めに再診するように指導する．
- 血小板減少がある場合には，薬局で安易に解熱薬や総合感冒薬を購入し，自己判断で服用するのは危険なこともあるので，必ず医療機関を受診するように日ごろから教育しておくとよい．

文献
1) 岸田直樹：誰も教えてくれなかった「風邪」の診かた．医学書院，2012．
2) 宮崎　仁：血液疾患の風邪診療．medicina, 51 (3), 500-503, 2014.

〔宮崎　仁〕

4-L HTLV-Ⅰ抗体キャリアへの対応

- ヒトTリンパ球好性ウイルスⅠ型 human T-lymphotropic virus type Ⅰ（HTLV-Ⅰ）の感染が原因で発症する疾患としては，成人T細胞白血病／リンパ腫 adult T cell leukemia/lymphoma（ATLL），HTLV-Ⅰ関連脊髄症 HTLV-Ⅰ associated myelopathy（HAM），HTLV-Ⅰ関連ぶどう膜炎 HTLV-Ⅰ associated uveitis（HU）などがある．
- HTLV-Ⅰの人から人への感染には，①母子感染（主に母乳を介して），②性交渉による感染（主に夫婦間感染で，キャリアの夫から妻に感染する頻度が高い），③輸血感染（1986年以降は根絶した）の3つの経路がある．母子感染阻止のためには，抗体スクリーニングと授乳対策が有効である．
- キャリアの約95％は生涯 HTLV-Ⅰに関連した疾患にならずに経過する．キャリアの生涯において，約5％は ATLL に，約0.3％は HAM に罹患する．ATLL の年間発症率は，40歳以上のキャリア約1,000人に1人である．
- キャリアへの指導や相談においては，プライバシー保護を徹底するとともに，不安をかきたてないような細心の配慮が必要である．

1. HTLV-Ⅰ感染の診断

- ◆ プライマリ・ケア医が，患者の HTLV-Ⅰ抗体が陽性であることを認識する経緯はさまざまである．主として，病歴聴取の際に患者から抗体陽性を告げられて認識する場合と，プライマリ・ケア医自身の診療行為により抗体陽性が明らかになる場合がある．後者の例としては，「観血的処置前の検査」「血縁者に抗体陽性者がいるために，患者本人が希望したスクリーニング検査」「白血球異常やリンパ節腫大を主訴に来院し，ATLL の除外を目的に実施した検査」などである．
- ◆ HTLV-Ⅰ感染の診断は，一般的には HTLV-Ⅰ抗体検査で判定する．しかし，HTLV-Ⅰウイルスの感染者であることの最終判定は，家族歴，輸血歴なども参考にして総合的に判断すべきである．HTLV-Ⅰ感染の可能性を示唆する条件を全く認めない場合には，より慎重な判定を要する．
- ◆ スクリーニング検査：抗体スクリーニング検査としては，粒子凝集法 particle agglutination（PA法）または化学発光酵素免疫測定法 chemiluminescence enzyme immunoassay（CLEIA法）を実施することが一般的である[1-3]．献血者のスクリーニング検査には CLEIA 法が採用されており，陽性だった場合には血液は使用されないが，確認検査として間接蛍光抗体法が行われ，

希望する献血者に対して結果が通知される．
- ◆ 確認検査：PA 法や CLEIA 法は高感度であり偽陰性はほぼないが，どちらの方法にも非特異反応による偽陽性は存在する．そのため，どちらかの検査法で陽性と判定された場合は，ウェスタンブロット法（WB 法）による精密検査（確認検査）が，妊婦健診などでは実施されている（図 4-3）[1-3]．WB 法でウイルスのエンベロープ蛋白（gp46）に対する抗体が陽性で，かつ 3 種類のコア蛋白（p19，p24，p53）に対する抗体のうち 1 つでも陽性であれば感染ありと判定できる．スクリーニング検査と確認検査の両者とも陽性であれば感染者として対応する．PA 法/CLEIA 法陽性でも，WB 法陰性であれば陰性としてよい（スクリーニング検査偽陽性）．なお，WB 法による確認検査を行っても判定保留となる場合がある（頻度約 10 ～ 20％）．補助検査としてプロウイルスを定量する PCR 法があるが，保険未収載であり，現状では実験室レベルの検査である．なお，判定の詳細は「HTLV-1 母子感染予防対策医師向け手引き」を参照のこと[2]．
- ◆ HTLV-I キャリアは，現在少なくとも 108 万人（日本の人口の約 1％）いると推測されている[4-7]．キャリアが多い地域は九州・沖縄地方であり，日本のキャリア全体の約 45％程度を占める．その他，四国の太平洋沿岸部，紀伊半島の海岸部，東北地方（特に三陸海岸沿岸），北海道などが比較的多い地域として知られている．近年の傾向としては，人口の大都市圏への移動・集中に伴って，首都圏などの大都市圏に分布がシフトしてきている（☞ MEMO「HTLV-I キャリアの疫学的動向」参照）．

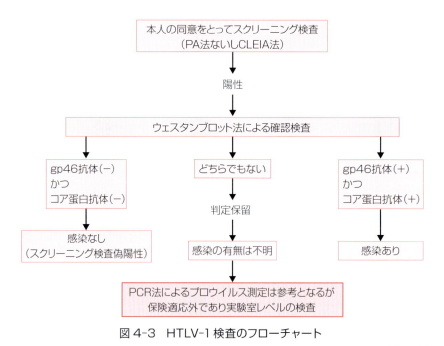

図 4-3　HTLV-1 検査のフローチャート

（文献 1 より一部改変）

> **MEMO** HTLV-Ⅰキャリアの疫学的動向
>
> 2006〜2007年に実施されたHTLV-ⅠキャリアおよびATLLに関する全国調査によると，それ以前の調査と比較して以下のような動向が明らかになっている[7]．
> - 年齢分布：感染者の年齢層は高齢化しており，1988年には50歳代にあったピークが，2007年には70歳代へとシフトしている．それに伴ってATLLの平均発症年齢も，1980年代では50歳代前半であったのに対して，2007年の調査では66歳と上昇していた．
> - 地理的分布：1988年には全感染者の50.9％が九州在住であったのに対して，2007年では45.7％に減少していた．反対に関東地方に居住する感染者の割合は10.8％から17.3％へと増加しており，感染者の都市部への移動を反映していると考えられる．

2. 感染経路の特定

- HTLV-Ⅰの感染経路を特定することは，将来のATLL発病の可能性についての推定，家族のなかでの感染者の推測，感染予防方法などについて，プライマリ・ケア医と患者が共有するために有用である．
- 感染経路は主として，①母子感染，②性交渉による感染，③輸血感染の3つである[1-4]．それ以外に，感染率は極めて低いものの，HTLV-Ⅰ陽性血液に汚染された針を医療従事者が誤って刺した針刺し事故による感染があり得るが，明確な文献的報告は今のところない[1]．
- 母子感染：キャリアである母親の母乳に含まれるリンパ球を介した感染が大部分を占める．しかし，完全人工栄養を行った場合でも約3％程度の感染は起こり，その原因は不明であるが，子宮内感染，産道感染の可能性もありえる[2]．2010年秋以降は，妊婦健診に公費負担によるHTLV-Ⅰ抗体検査が組み込まれている．妊婦に対する検査は妊娠30週頃までに行うことが望ましい[3]．また，キャリアが出産した子どもに対して抗体検査を行う場合は3歳以降が望ましい[3]．
- 性交渉による感染：性的パートナーからの感染は，主として精液中に含まれるHTLV-Ⅰ感染リンパ球が原因と考えられている．特に長期間に渡って性交渉をもつ夫婦間に多く，キャリアの夫から妻への感染率は10年間の追跡で約60％とする報告がある[8]．一方，妻から夫への感染率は低く0.4％である．
- 輸血感染：献血者に対するスクリーニング検査が，1986年11月に導入されて以来，国内で輸血からの感染は認めていない．
- 上記以外の日常生活活動では，感染の危険性は全くない．B型またはC型肝炎ウイルスに比して感染成立のためには大量のウイルス量が必要であるため，歯科治療，鍼治療，理髪店，ピアス，入れ墨などによる感染も報告はないので，これらの既往があったとしても，感染経路として安易に決めつけるべきではない．

3. HTLV-Ⅰ関連疾患の診断

◆ HTLV-Ⅰキャリアに発症する代表的疾患は，① ATLL，② HAM，③ HU の3つである．

1）ATLL

◆ ATLL の病態は，HTLV-Ⅰウイルス感染に伴う CD4 陽性 T リンパ球の悪性腫瘍化（末梢性 T 細胞腫瘍）である[4]．

◆ 現在日本では，人口の高齢化に伴い ATLL 患者は増加の傾向（年間 1,000 人超）である[4-7]．

◆ HTLV-Ⅰキャリアが ATLL 発症に至るまでには，40〜50 年以上にわたる長期間のウイルス保有が必要といわれている．このため 40 歳未満で ATLL を発病することはまれであり，最新の全国調査によると，平均発症年齢は 66 歳である[7]．

◆ キャリアの生涯における ATLL 罹患率は約 5％（男性 6〜7％，女性 2〜3％）である[5]．ATLL の年間発症率は，40 歳以上のキャリアで約 1,000 人に 1 人である[5]．夫婦感染からの発症は確認されていない．輸血感染からの発病も，重度の免疫不全患者を除いては確認されていない．

◆ ATLL は，①リンパ腫型 lymphoma type，②急性型 acute type，③慢性型 chronic type，④くすぶり型 smouldering type の4つの臨床病型に大別される[9]．2006〜2007 年の全国調査における各々の頻度は，リンパ腫型 34.8％，急性型 46.7％，慢性型 8.2％，くすぶり型 10.3％であった[7]．それぞれの特徴を**表 4-24** に示す．病型により経過や予後は異なり，各々の病型を厳密に分類できないこともある．

◆ 急性型とリンパ腫型は aggressive type とよばれ，発病した場合には，重篤な日和見感染や高カルシウム血症などの致死的な併存症のために，急激に病状が悪化する危険性がある．少しでもこれらの病型が疑われる場合には，早急に専門医に紹介すべきである．適切な治療が実施されても予後は非常に不良であり，生存期間の中央値は急性型 8.3 カ月，リンパ腫型 10.6 カ月である[10]．

◆ 急性型やリンパ腫型の発症を遅延なく診断するためには，プライマリ・ケア医が ATLL 発症時の特徴的な症候を目の前にして，ATLL を想起できるかどうかにかかっている（**表 4-25**）．これらの症状を整理して記銘しておく以上に重要なのは，患者が HTLV-Ⅰキャリアであることをプライマリ・ケア医自身が忘れないことである．B 型または C 型肝炎ウイルス保有者と同様に，キャリアであることを問題点として常に意識できるように外来カルテを改良しておくことが重要である．

◆ 慢性型とくすぶり型は indolent type とよばれ，急性型やリンパ腫型に比べて，症状や経過が緩慢であり，この疾患を見なれていないプライマリ・ケア医にとっては診断をつけることは難しい．専門医への定期受診により無症状のうちに診断をつけられる可能性はあるが，indolent type は無治療経過観察が基本なので，早期発見が必ずしも治療に結びつかない．厚生労働省研究班の「HTLV-1 キャリア指導の手引」でも，希望があれば経過観察という記載にとどめている[1]．

表 4-24　ATLL の臨床病型診断基準

		リンパ腫型	急性型	慢性型	くすぶり型
リンパ球数（/μL）		<4,000	*	≧ 4,000 a)	<4,000
異常リンパ球		≦ 1%	あり b)	あり b)	≧ 5%
flower cell		なし	あり	時々	時々
LDH		*	*	≦ 2N	≦ 1.5N
補正 Ca 値（mg/dL）		*	*	<10.96	<10.96
組織学的に腫瘍病変が確認されたリンパ節腫大		あり	*	*	なし
腫瘍病変	皮膚	*	*	*	**
	肺	*	*	*	**
	リンパ節	あり	*	*	なし
	肝臓	*	*	*	なし
	脾臓	*	*	*	なし
	中枢神経	*	*	なし	なし
	骨	*	*	なし	なし
	腹水	*	*	なし	なし
	胸水	*	*	なし	なし
	消化管	*	*	なし	なし

N：基準値上限
＊：条件の制約はない．
＊＊：他の項目が満たされれば不可欠ではないが，末梢血の異常リンパ球が 5% 未満の場合は，組織学的に証明された腫瘍部位を必要とする．
a) T リンパ球増加（3,500/μL 以上）を伴っていること．
b) 末梢血の異常リンパ球が 5% 未満の場合は，組織学的に証明された腫瘍部位を必要とする．

（文献 9 より）

表 4-25　急性型およびリンパ腫型 ATLL の症候・所見

①症状	高カルシウム血症による多尿，口渇，脱水症，倦怠感 日和見感染による発熱遷延，咳，呼吸困難
②併存症	間質性肺炎，中枢神経浸潤，骨溶解変化，中枢神経浸潤，網膜炎，糞線虫症
③身体所見	新たなリンパ節腫大，難治性皮疹（特に紅皮症）
④検査所見	白血球数（リンパ球数）の増加，LDH 上昇，可溶性 IL-2 レセプター値上昇，核が花弁状をした異常リンパ球（flower cell もしくは ATLL 細胞）の出現

2) HAM

- ATLL 以外の HTLV-I 関連疾患である HAM，HU のいずれも，病態としては障害組織が感染によって侵襲を受けたものではなく，感染リンパ球を介した局所における免疫反応による臓器障害が主たる機序である．これらは，①ATLL の発症と比して頻度が少ない，②発症までの潜在期間が短い傾向があり若年でも発症する，③生命予後は保たれるという特徴がある．

- 1986 年に納らは HTLV-I キャリアに慢性進行性の痙性脊髄麻痺を示す一群があることを発見し，HAM の疾患名で新しい疾患単位を提唱した[11]．一方，カリブ海諸国で熱帯性痙性麻痺 tropical spastic paraparesis（TSP）患者の 6 割に HTLV-I 陽性者がいることが明らかとなり，HTLV-I 陽性 TSP と HAM は同一疾患として HAM/TSP と呼称することが WHO から提唱されている．

- HAM 患者は，現在日本全国に約 3,000 人いると推定される（2008 年全国調査による）[12]．キャリアからの HAM の生涯発症率は約 0.25％であり，ATLL よりもかなり低い．発症は中年以降の成人が多いが（平均発症年齢は 43.8 歳），10 歳代，あるいはそれ以前の発症と考えられる例も存在する．男女比は 1：2.3 程度と女性に多く，男性に多い ATLL と対照的である．

- HAM の初期症状：HAM の発病を，早期に気づくために着目すべき症状を列記する．①歩行に関する症状として，何となく歩きにくい，両下肢のつっぱり感のため足がもつれる，走ると転びやすいなどがある．②排尿障害や便秘も早期から自覚されることが多く，尿閉や頻尿，繰り返す膀胱炎で泌尿器科を受診して HAM と診断されることもある．③まれに，持続する両下肢のしびれ感，痛みなどを早期から認めることもある．

- HAM の診断：図 4-4 に HAM 診療マニュアルによる診断アルゴリズムを示した[12]．診断においては，①緩徐進行性でかつ対称性の錐体路障害所見が前景に立つ脊髄症，②髄液ならびに血清の HTLV-I 抗体が陽性の 2 項目は必須である．

- プライマリ・ケア医は患者に上記のような症候・理学的所見・検査所見を見いだした場合，神経内科などへの紹介を行う前に，HAM の可能性を想定する必要がある．また専門医に紹介する場合にも，HTLV-I 抗体陽性であることの伝達や，HAM の鑑別診断を依頼するという一歩踏み込んだ姿勢をとりたい．

3) HU

- HU は HTLV-I 感染が原因で生じる眼内の炎症（ぶどう膜炎）である[13]．頻度としては HTLV-I キャリア 10 万人当たり 110 人程度の有病率であると推定される[1,3]．女性が男性の約 2 倍多く，多くは成人患者であるが，小児に発症することもある．また，患者の 15％（女性患者では 25％）にバセドウ病の既往があることも，本症の特徴のひとつである．

- HU の症状：通常のぶどう膜炎と同じ，飛蚊症，霧視，眼の充血，視力の低下などであり，HU 特有の症状はない．視力は中等度に低下することはあるが，本症で失明することは極めてまれである．

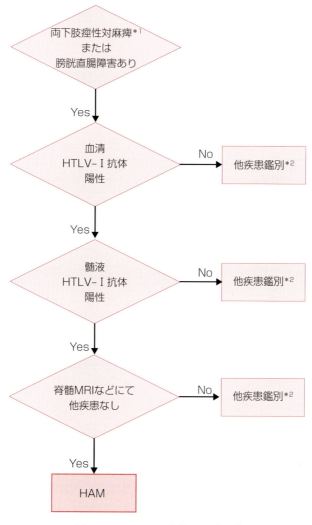

図 4-4　HAM の診断アルゴリズム

＊1　Babinski 徴候がほぼ必発
＊2　多発性硬化症，視神経脊髄炎，家族性痙性対麻痺，椎間板ヘルニア，脊柱管狭窄症，後縦靱帯骨化症，サルコイドーシス，脊髄動静脈奇形（AVM），膠原病，その他のウイルス性脊髄炎など

（文献 12 より一部改変）

4）その他の病態

- 頻度は低いが多発性の大関節炎，Sjögren 症候群，Raynaud 症状などのリウマチ疾患や，気管支肺胞症，間質性肺炎などの呼吸器疾患，副腎皮質ホルモン薬不応性の特発性血小板減少などに関連していることが報告されている．
- 沖縄・奄美地方の HTLV-I および ATLL 患者に糞線虫症の合併が多い．
- くすぶり型 ATLL に他臓器（肝，胃，皮膚など）がんの合併が認められる．

4. HTLV-Ⅰ感染予防対策

- HTLV-Ⅰの感染と，それに起因する疾患群への対策に総合的に取り組むため，わが国では2010（平成22）年9月，内閣総理大臣の指示により，「HTLV-1特命チーム」を設け，官邸・政治主導のもと，患者・専門家を交えた検討を行い，「HTLV-1総合対策」が展開されるようになった．
- 母子感染：前述したように，キャリアである母親の母乳に含まれるリンパ球を介した感染が大部分を占める．対策として，①授乳をしないで人工栄養（粉ミルク）だけを与える，②短期間（3カ月以内）のみ授乳する，③いったん，家庭用の冷凍庫で1日凍らせた母乳を解凍して哺乳ビンで与えるなどの方法がある[2]．これらの栄養法を選択すれば，いずれの場合でも母子感染の割合を30〜40人に1人（3％程度）に減らすことができる．なお，母子予防対策の詳細は「HTLV-1母子感染予防対策医師向け手引き」を参照のこと[2]．
- 性交渉による感染：コンドームの使用で予防できる．感染したパートナーからのATLL発病の報告はない．
- 感染成立後の発病予防については，残念ながら今のところ効果的な方法はない．

5. こんなとき専門医へ

- どのような相談・紹介の内容であったとしても，経験のないプライマリ・ケア医が，専門医に紹介することを躊躇する必要は全くない．
- 抗体スクリーニング検査結果だけで，キャリアと判定することに不安を感じる場合には，専門医に紹介して確認検査を行うべきである．また，キャリアと判断し得ても，その後の経過観察をプライマリ・ケア医が単独で行うことに慣れていなければ専門医に紹介するべきである．その場合，完全に専門医任せにするのではなく，プライマリ・ケア医自身が専門医と連携しながら経過観察をしているという姿勢が，患者の安心・信頼を増す．
- HTLV-Ⅰ関連疾患の発症を疑う場合には，全例とも専門医に紹介する．特にATLLの急性型とリンパ腫型の発病が疑われるときには，急変の危険が高いので遅延なく紹介すべきである．関連疾患での紹介時には，患者がHTLV-Ⅰキャリアであることを銘記することを忘れてはならない．この情報の有無が，専門施設での診断過程に大きく影響する．
- 妊娠・出産や結婚に際しての不安などを相談されたときも，専門施設に相談するよい機会である．
- 相談に対応できる専門施設のリストは，「HTLV-1キャリア指導の手引き」，厚生労働省「HTLV-1総合対策」ホームページ（http://www.mhlw.go.jp/bunya/kenkou/kekkaku-kansenshou29/），「HTLV-1情報サービス」ホームページ（http://htlv1joho.org/）などで閲覧・検索できる．

6. 患者さんへの説明ポイント

- HTLV-Ⅰキャリアであっても，ATLLなどの関連疾患を発症する頻度は低いことをしっかり

伝えて，不安の軽減に努める．関連疾患の発症時期や，リスク頻度については，キャリアが納得するまで何度も説明する覚悟が必要である．簡単に理解できないのが当然であり，ましてや白血病や脊髄症などの恐ろしい病名を聞かされて混乱しているので，時間をかけて心配を和らげ，安心して相談してもらえるような場の調整が必要である．プライマリ・ケア医の技量や姿勢が最も問われる説明の1つである．

◆ 結婚，妊娠，出産，授乳など，本来は幸せで一杯の時期に，感染予防や発症の不安を抱えながら対策を検討する必要のあるキャリアの心情やプライバシー保護については，十分に配慮する必要がある[2]．

◆ 説明にあたっては，厚生労働省研究班が作成した「HTLV-1キャリア指導の手引き」および「HTLV-1キャリア相談支援（カウンセリング）役立つQ&A集」が非常に有用である[1,3]．また「HTLV-1情報サービス」ホームページには，さまざまな最新情報が集められ掲載されている．

◆ 患者会として「NPO法人スマイルリボン」（http://smile-ribbon.org/）などが存在することも知らせるのもよい．

Clinical Bottom Line 最低限これだけは

HTLV-I陽性者からATLLが発症するのは年間1,000人のキャリアから1人という頻度であり，発症までには数十年の経過を要する．キャリアにはHTLV-I関連疾患を発症する頻度が低いことなどを正しく伝えて，不安の軽減に努めること．

文献

1) 厚生労働省研究班「本邦におけるHTLV-1感染及び関連疾患の実態調査と総合対策」編：HTLV-1キャリア指導の手引．2011.
 (http://www.htlv1joho.org/medical/medical_material.html よりダウンロード可能)

2) 平成21年度厚生労働科学研究費補助金厚生労働科学特別研究事業「HTLV-1の母子感染予防に関する研究」報告書 改訂版：HTLV-1母子感染予防対策医師向け手引き．2011.
 (http://www.mhlw.go.jp/bunya/kodomo/boshi-hoken16/index.html よりダウンロード可能)

3) 平成25年度厚生労働科学研究費補助金がん臨床研究事業「HTLV-1キャリア・ATL患者に対する相談機能の強化と正しい知識の普及の促進」編：HTLV-1キャリア相談支援（カウンセリング）に役立つQ&A集．2015.
 (http://www.htlv1joho.org/medical/medical_material.html よりダウンロード可能)

4) Ishitsuka K, Tamura K: Human T-cell leukaemia virus type 1 and adult T-cell leukaemia-lymphoma. Lancet Oncol, 15 (11), e517-e526, 2014.

5) Iwanaga M, Watanabe T, Yamaguchi K: Adult T-cell leukemia: a review of epidemiological evidence. Front Microbiol, 3: 322, 2012.

6) Satake M, Yamaguchi K, Tadokoro K: Current prevalence of HTLV-1 in Japan as determined by screening of blood donors. J Med Virol, 84 (2), 327-335, 2012.

7) 山田恭暉, 跡上 直, 長谷川寛雄ら：成人T細胞白血病・リンパ腫（ATL）全国調査. 臨床血液, 52 (11), 1765-1771, 2011.

8) Kajiyama W, Kashiwagi S, Ikematsu H, et al: Intrafamilial transmission of adult T cell leukemia virus. J Infect Dis, 154 (5), 851-857, 1986.

9) Shimoyama M: Diagnostic criteria and classification of clinical subtypes of adult T-cell leukaemia-lym-

phoma. Br J Haemtol, 79（3）, 428-437, 1991.
10) Katsuya H, Ishitsuka K, Utsunomiya A, et al: Treatment and survival among 1594 patients with ATL. Blood, 126（24）, 2570-2577, 2015.
11) Nagai M, Osame M: Human T-cell lymphotropic virus type Ⅰand neurological diseases. J Neurovirol, 9(2), 228-235, 2003.
12) 厚生労働科学研究費補助金難病性疾患等克服研究事業 重症度別治療指針作成に資するHAMの新規バイオマーカー同定と病因細胞を標的とする新規治療法の開発に関する研究班編：HAM診療マニュアル. 2013.
（http://www.htlv1joho.org/medical/medical_material.html よりダウンロード可能）
13) Kamoi K, Mochizuki M: HTLV infection and the eye. Curr Opin Ophthalmol, 23（6）, 557-561, 2012.

〔宮崎　仁，井村　洋〕

Chapter 5

エマージェンシーへの対応

5 血液学的エマージェンシー

- 血液学的なエマージェンシーを示唆する所見は多岐にわたる．以下に代表的な病態とその初期対応を示す．
- 大切なことは「詳細な病歴聴取」と「丹念な身体診察」により，これら緊急症の発信するサインを見落とさないことである．

1. 播種性血管内凝固症候群（DIC）

- ◆ 播種性血管内凝固症候群 disseminated intravascular coagulation（DIC）とは種々の基礎疾患を有する患者に，組織因子の発現により全身性に凝固系の活性化が起こり，凝固因子・血小板減少という消費性凝固障害による出血症状と微小血栓形成に伴う虚血性臓器障害をきたす症候群をいう．
- ◆ DIC の発症機序は複雑．以下のように簡略化すると覚えやすい（図 5-1）．
- ◆ DIC の診断基準には 1988 年に改定された厚生省 DIC 診断基準[1]，2001 年に国際血栓止血学会 International Society on Thrombosis and Haemostasis（ISTH）により作成された ISTH DIC 診断基準[2]，2005 年に日本救急医学会より発表された急性期 DIC 診断基準がある．
- ◆ 厚生省 DIC 診断基準のスコアに含まれる検査項目〔血小板，フィブリン・フィブリノーゲン分解産物 fibrin / fibrinogen degradation products（FDP），プロトロンビン時間 prothrombin time（PT），フィブリノーゲン〕は，どこの施設でも簡単に測定ができ，汎用性が高い（表 5-1）．

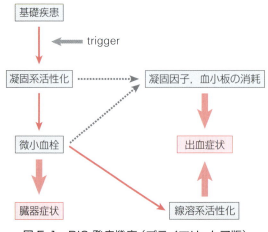

図 5-1 DIC 発症機序（プライマリ・ケア版）

- ISTH DIC 診断基準は，厚生省 DIC 診断基準を参考に，初期段階の DIC（non-overt DIC）と不可逆的な状態に近い DIC（overt DIC）に分けたものであるが，出血傾向や臓器障害などの臨床症状が考慮されておらず，プロテイン C やトロンビン・アンチトロンビンⅢ複合体といった特殊なマーカーが利用されており，感度も厚生省 DIC 診断基準より低い[3]．
- 急性期 DIC 診断基準は侵襲に伴う全身性炎症反応症候群 systemic inflammatory response syndrome（SIRS）の有無が項目に取り入れられており敗血症による DIC の早期診断には有用だが，骨髄抑制（造血器悪性腫瘍，血球貪食症候群，がんの骨髄浸潤，化学療法），骨髄不全（再生不良性貧血，巨赤芽球性貧血，発作性夜間ヘモグロビン尿症），血小板破壊〔（血栓性微小血管症 thrombotic microangiopathy（TMA），血栓性血小板減少性紫斑病 thrombotic thrombocytopenic purpura（TTP），溶血性尿毒症症候群 hemolytic uremic syndrome（HUS）〕など，DIC 以外に血小板減少の原因が存在する場合は使用できない．
- DIC には，明らかな凝固活性化にもかかわらず，線溶活性化の程度が弱いために生じた微小血栓による臓器障害が中心にみられる「凝固優位型 DIC」と，凝固・線溶両者の活性化が著しく，臨床症状としては出血症状が高度であるのに対し，臓器症状はほとんどみられない「線溶優位型 DIC」がある（表 5-2）．
- 急性前骨髄球性白血病 acute promyelocytic leukemia（APL）に合併する DIC は線溶優位型 DIC である．
- DIC を疑った際に確認すべき項目は，一般止血検査（血小板，フィブリノーゲン，PT，FDP）とその他の止血・線溶系マーカー〔D-ダイマー，可溶性フィブリン／可溶性フィブリン複合体（SFMC），トロンビン・アンチトロンビン複合体 thrombin-antithrombin complex（TAT）／プロトロンビンフラグメント 1 + 2（F1 + 2），プラスミン-α_2 プラスミンインヒビター複合体 plasmin-α_2 plasmin inhibitor complex（PIC），アンチトロンビン antithrombin（AT），プラスミノーゲン plasminogen（PLG），PAI-1，トロンボモジュリン thrombomodulin（TM）〕がある．

表 5-1　旧厚生省 DIC 診断基準（1988 年改訂）

	得点	0	1	2	3
基礎疾患		なし	あり		
臨床症状	出血症状	なし	あり		
	臓器症状	なし	あり		
検査成績	FDP（μg/mL）	10 > 0	10 ≦～< 20	20 ≦～< 40	40 ≦
	血小板（×10³/μL）	120 <	> 80	80 ≧～> 50	50 ≧
	フィブリノーゲン（mg/dL）	150 <	150 ≧～> 100	100 ≧	
	PT（時間比）	1.25 >	1.25 ≦～< 1.67	1.67 ≦	

7 点以上 DIC，6 点 DIC の疑い，5 点以下 DIC の可能性少
白血病および類似疾患・再生不良性貧血・抗がん薬投与後など：4 点以上 DIC，3 点 DIC の疑い，2 点以上 DIC の可能性少

（文献 1 より）

- プライマリ・ケアの現場で確認したい項目は，一般止血検査とD-ダイマー，AT．
- DICにおける血小板数の低下は血管内での過剰な血小板の消費が原因．感度は高いが，血小板低下は血液疾患，悪性腫瘍の骨浸潤，放射線，薬物などによる血小板産生低下，脾機能亢進や網内系での破壊亢進も原因となるため特異度の低い項目である[4]．
- フィブリノーゲンはDIC合併により低下するが，基礎疾患である炎症性疾患による増加が大きい場合にはフィブリノーゲン値は150 mg/dL以下には減少しないこともある（そのため急性期DIC診断基準から，フィブリノーゲン値はスコアリングから削除されている）．診断に対する特異度は極めて高いが，感度は低い[4]．
- PTは外因系や共通因子系の異常により延長がみられる．DICでは凝固因子の消費性欠乏や肝障害による産生低下を伴うことが多く，PT延長は感度・特異度共に高いと報告されている[5]．また，PTは肝機能や臓器障害を反映するため，PTの延長は予後の不良を示唆する．
- FDPは線溶亢進状態を表す鋭敏かつ簡便な一般止血検査．DICを発症していなくても，DICの基礎疾患では高値を示すことが多く，プライマリ・ケアの分野でも使用しやすい．それぞれのDICの診断基準でも高いスコアが配分されている．
- FDPが一次線溶と二次線溶を反映するのに対し，D-ダイマーは二次線溶亢進のみを反映するため，特異度はFDPより高い．
- FDPやD-ダイマーのDICに対する感度は高いが，深部静脈血栓症，肺塞栓症，大量胸腹水，皮下血腫などでも上昇するため，特異度は高くない．
- 高度な線溶活性化を伴うDICはフィブリノーゲン分解によりFDPは著明に上昇するが，D-ダイマーは中等度の上昇に留まる．そのため，FDP/D-ダイマー低値→凝固優位，FDP/D-ダイマー高値→線溶優位を考慮する（表5-2）[6]．
- 感染症DICなどでは血中AT値が低下することが多い．その機序としては凝固系活性化による消費，炎症に伴う産生低下，血管内皮細胞障害による血管外漏出などが考えられる．このため，AT低下はDIC診断だけでなく，血管内皮細胞障害ならびに予後のマーカーとなる．

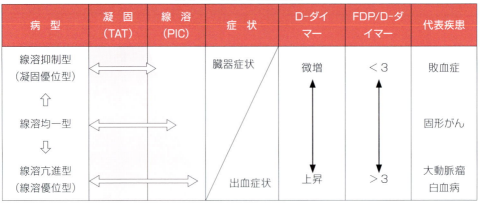

表5-2 DICの病型分類

TAT：トロンビン-アンチトロンビン複合体，PIC：プラスミン-α_2プラスミンインヒビター複合体，PAI：プラスミノゲンアクチベータインヒビター

（日本血栓止血学会学術標準化委員会DIC部会）

- すべてのDICの最良な治療法はDICの原因となっている基礎疾患の治療である．
- 未分画ヘパリン，低分画ヘパリン，ダナパロイドナトリウム，合成プロテアーゼ阻害薬などは，あくまで原因疾患への治療効果が現れるまでの"とりあえずの治療"と心得る．
- 未分画ヘパリンのDICに対する治療効果に関する高いレベルでのエビデンスはない[7-9]．
- 未分画ヘパリンの出血性副作用を軽減させるために開発されたのが低分画ヘパリン．未分画ヘパリンに対して同等以上の有用性や安全性が示されているが，死亡率に対する改善効果は検討されていない[10]．
- ヘパリン類似物質であるダナパロイドナトリウム（オルガラン®）は，血液内皮細胞により産生される．未分画ヘパリン，低分子ヘパリンに比べより生理的であり，出血の副作用はより少ない[11]．
- 合成プロテアーゼ阻害薬（エフオーワイ®，フサン®）は副作用の少ないことからDICの治療によく用いられる．大規模なスタディでDICに対しての有用性が示されているものの，予後改善においてヘパリンを上回るエビデンスは出ておらず，活動性出血を認める場合以外では，補助的な治療として位置づけておく必要がある[12, 13]．少なくとも，国際的にはDICの治療薬としてほとんど認知されていない．
- 濃厚血小板，新鮮凍結血漿 fresh frozen plasma（FFP），AT製剤などの補充療法は，新生児を対象としたランダム化比較試験があるものの，成人を対象としたエビデンスはない[14]．
- 遺伝子組換えトロンボモジュリン（リコモジュリン®）は，トロンビン生成抑制と阻害作用による抗凝固作用をもつ．造血器悪性腫瘍の治療においては，敗血症によるDICに比べ出血症状が懸念されていたが，市販後調査で，造血器悪性腫瘍の出血による早期死亡を減少させることが報告されている[15]．

> ✓ **Clinical Bottom Line** 最低限これだけは
>
> - DICの病態は複雑だが，プライマリ・ケア医でも最低限の発症機序は理解しておくべき．
> - DICの診断基準は常に白衣のポケットの中に入れておく．
> - 確認しておきたい検査項目は血小板，フィブリノーゲン，PT，FDP，D-ダイマー，AT．
> - FDP/D-ダイマー低値→凝固優位，FDP/D-ダイマー高値→線溶優位．
> - 遺伝子組換えトロンボモジュリン（リコモジュリン®）は，造血器悪性腫瘍のDIC治療にも効果が期待できる．
> - DICの治療の本幹は原因疾患の治療．その他の治療は"つなぎの治療"と心得ること．

2. 急性白血病

- 急性白血病に随伴する病態・合併症は多岐にわたり，緊急を要する病態も多い．プライマリ・

表 5-3 急性白血病の症状・所見

①骨髄機能の抑制や不全による症状	貧血，出血傾向，感染症状
②白血病細胞の臓器浸潤による症状	肝・脾・リンパ節腫大，皮膚浸潤（FAB分類：M4，M5），歯肉浸潤（FAB分類：M5），神経症状など
③白血病の病態に関連して合併した症状	高尿酸血症，電解質異常（高カリウム血症，高リン血症，高・低カルシウム血症，低ナトリウム血症），DIC
④治療により引き起こされた症状	腫瘍崩壊症候群

表 5-4 急性白血病診断時の症状・症候の出現率 (%)[16]

		急性骨髄性白血病	急性リンパ性白血病
自覚症状	全身倦怠感	88	92
	感染症でない発熱	48	71
	明らかな感染症	26	17
	紫斑	30	51
	ほかの出血	34	27
	骨・関節痛	20	79
	体重減少	47	66
	異常腫瘤	11	62
他覚所見	脾腫	60	86
	肝腫大	54	74
	リンパ節腫大	47	76
	胸骨叩打痛	65	69
	点状出血，出血斑	46	50
	眼底出血	16	14

ケアの現場でそのすべてを網羅するのは難しいが，表 5-3 のように原因分類するとわかりやすい．

◆ 初発症状は表 5-4 に示すとおり．発熱や倦怠感など一見「かぜをこじらせたような症状」で受診することも多い．

◆ 血液検査をすれば急性白血病を疑うことは比較的容易であるが，すべての「かぜをこじらせたような症状」に血液検査をするのはナンセンス．感染症状に貧血症状，出血傾向などを伴う場合，または突然に発熱，出血傾向および貧血の症状を 2 つ以上ほぼ同時期に認めた場合には積極的に血液検査を行うべきである．

◆ 血液検査項目として，血液像を含んだ末梢血液検査，赤沈，生化学検査〔特に尿酸，コレステロール，乳酸脱水素酵素 lactate dehydrogenase (LDH)〕，血清蛋白分画などを行う．

◆ 状況によってはやむを得ない場合もあるが，診断確定前の輸血に関しては，副作用の発現や，

治療のエンドポイントとなる骨髄移植までの輸血総量を減らす必要性などより，極力控えるべきである．
- 潜在する易感染状態や感染症の増悪，肝炎ウイルスキャリアにおける再活性化などのリスクがあるため，搬送前のステロイド薬使用も極力避けるべきである．
- 基本的に病名の告知や予後，治療内容などに関する説明は，搬送先の主治医とのトラブルになるおそれがあり伝えるべきではない．あくまで病名の可能性にとどめるべき．

> ✓ **Clinical Bottom Line** 最低限これだけは
> - 急性白血病の症状は多岐にわたる．「こじらせたかぜ？」の中にも潜んでいることあり．
> - 感染症状，貧血，出血傾向を同時に2つ以上認めたら積極的に血液検査を．
> - 慌てて治療や告知を行うのではなく，慌てず専門施設への搬送を行う．

3. 紫斑病 〜特発性血小板減少性紫斑病（ITP），血栓性血小板減少性紫斑病（TTP）〜

- 特発性血小板減少性紫斑病 idiopathic thrombocytopenic purpura（ITP）は末梢血液中の血小板数が減少するために出血傾向をきたす疾患である．
- 血小板膜を構成している糖蛋白や糖脂質に対する自己抗体による血小板の破壊亢進が病態として説明されているが，臨床的には「明らかな基礎疾患がないにもかかわらず末梢での血小板破壊が亢進している場合」にITPという診断がされる（つまり除外診断）[17]．
- ITPにおけるエマージェンシーケースとは深部出血がある場合．頭蓋内，消化管，腹腔内，肺，胸腔内の出血を疑う所見（神経症状，吐・下血，喀血，呼吸困難，血圧低下，月経過多など）を認めればすみやかに専門施設への搬送が必要となる．
- ITPの場合，血小板数減少が高度であるからといって必ずしもエマージェンシーケースとはいえない．しかし，2万/μL未満は相対的なエマージェンシーであり，やはり搬送が必要[18]．
- 血栓性血小板減少性紫斑病 thrombotic thrombocytopenic purpura（TTP）は細小動脈に血小板の凝集塊が詰まり，①血小板の減少，②溶血性貧血，③腎機能障害，④発熱，⑤動揺性精神症状の五徴候を示す原因不明の疾患である．
- ほかの紫斑病を含めたプライマリ・ケアの現場におけるTTPの診断を図5-2に示す．
- 血漿交換療法の導入以降死亡率は減少したものの，TTPは緊急性の高い疾患．診断が確定したケースにかかわらずTTPを疑うケースはすべて専門施設への搬送を行う．

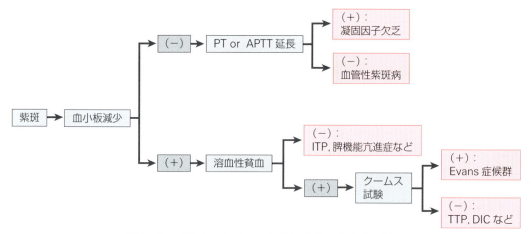

図5-2 プライマリ・ケアの現場で行える紫斑病の鑑別

APTT：活性化部分トロンボプラスチン時間 activated partial thromboplastin time
PT：プロトロンビン時間 prothrombin time

> ### ✓ Clinical Bottom Line 最低限これだけは
>
> - 紫斑病の鑑別はプライマリ・ケアの現場で行える検査で十分可能．緊急性の高い病態は深部出血を伴う ITP とすべての TTP のみ．
> - 重症度を血小板数で判断しない（ただし，血小板2万/μL 以下は相対的エマージェンシー）．

進行の速い貧血

- 貧血の原因は数多くあるが，プライマリ・ケアの現場では原因そのものよりも，その貧血が「急激に減っているのか？　ゆっくり減っているのか？」を判断することが重要（貧血についての詳細は他項参照）[18]．
- 貧血を診たら平均赤血球容量 mean corpuscular volume（MCV）をチェック．急変の可能性が潜んでいるのは正球性貧血．小球性なら赤血球の寿命である120日以上前からのもの．正球性ならまずは出血か溶血を考える．
- 出血における緊急性の確認は起立試験 Schellong test で（**表5-5**）．溶血の確認はコカコーラ色の尿，尿潜血陽性だけど尿沈渣で赤血球なし，LDH 上昇，間接ビリルビン上昇などで．
- 急性出血の場合，ヘマトクリットは後から下がってくる．30%未満なら輸血を考慮．
- 網赤血球はわずかな出血では上昇しないが，急性の大量出血ならはじめから反応して上昇する．
- ちなみに網赤血球が増えると MCV も増えるが，110 fL を超えることはない．それ以上ならビタミン B_{12}
- 欠乏などの慢性貧血なのでひとまず安心．

表5-5 起立試験 Schellong test

方　法	①被検者を安静臥位（簡易法で5分，標準法で20分）にし，2〜3分ごとに血圧と脈拍を測定 ②すばやく起立（簡易法で5分，標準法で10分）させ，直後から1分ごとに血圧と脈拍を測定 ③臥位に戻し，前値に戻るまで血圧と脈拍を測定
陽性所見 （循環血漿量の10%以上の消失が疑われる）	①一時的に収縮期血圧30 mmHg以上低下，あるいは拡張期血圧15 mmHg以上低下するとき ②持続的に収縮期血圧20 mmHg以上低下，拡張期血圧10 mmHg以上低下するとき ③明らかな症状が10秒以上出現

- 出血はもちろん，急激な溶血も危険．その他の正球性貧血の原因として腎不全や慢性消耗性疾患によるもの，汎血球減少によるものがあるが，通常は病歴やその他の数値でわかる．その他，サラセミア（日本ではまれ）．
- もう1つは見かけ上の正球性貧血である小球性＋大球性．このときに参考になるのが赤血球容積粒分布図 red cell distrivution width（RDW）．この値が大きいほど赤血球の大きさにばらつきがあることになり，緊急性はやや下がる〔☞ 3-K「赤血球分布幅RDW」参照（p.116）〕．

 Clinical Bottom Line 最低限これだけは

貧血を診たら条件反射でMCVをチェック．MCV正常なら急変の可能性を頭の片隅に置いておくこと．正球性貧血の原因の大部分は「出血」と「溶血」でいずれもエマージェンシーケースになり得る．

5. Oncology emergency（腫瘍崩壊症候群，高カルシウム血症，神経浸潤・神経圧迫）

- 腫瘍崩壊症候群は治療による急激な腫瘍の崩壊で高尿酸血症，急性腎不全をきたすもの．リンパ系腫瘍に多く認められる．LDH高値，大量のがん性胸腹水を有する場合に起こしやすい．治療前の十分な補液とアロプリノールの投与が重要．
- 高カルシウム血症は成人T細胞白血病／リンパ腫 adult T-cell leukemia/lymphoma（ATLL）や多発性骨髄腫に多くみられる．12 mg/dL以上の場合は十分な輸液と利尿薬，カルシトニン筋注，ビスホスホネートの投与を行う．記憶障害，傾眠や昏迷などの中枢神経症状が出現しているときは急いで透析施設へ搬送する．
- 脳や脊髄への浸潤や圧迫による神経症状が出現した場合はステロイドの投与を行うが，最終的には放射線治療を行う場合が多く，専門施設にすみやかに紹介する必要がある．

> **MEMO** IgG4 関連疾患
>
> - 21 世紀に入り日本から報告された，高 IgG4 血症と全身諸臓器のさまざまな徴候を呈するリンパ増殖性疾患で，2011 年に厚生労働省から包括診断基準が公表されている[20]．
> - ①全身諸臓器（膵臓，胆管，涙腺，唾液腺，中枢神経系，甲状腺，肺，肝臓，消化管，腎臓，前立腺，後腹膜，動脈，リンパ節，皮膚，乳腺）の腫大，腫瘤，壁肥厚，②血清 IgG4 値上昇（135 mg/dL 以上），③リンパ球形質細胞浸潤，IgG4 陽性形質細胞浸潤などの病理所見を特徴とする．
> - 諸臓器における悪性腫瘍，悪性リンパ腫やサルコイドーシス，Sjögren 症候群，血管炎，多中心性 Castleman 病などとの鑑別が重要[21]．
> - 中等量以下のステロイドが著効するが，再燃例もみられる[22]．
> - 自覚症状が乏しい場合は無治療での経過観察も選択肢となるが，臓器病変を認めた場合は治療の遅れにより不可逆的な線維化の原因となるため，自覚症状の有無にかかわらず，本症を疑った場合はすみやかに専門機関に紹介することが望ましい．

Clinical Bottom Line 最低限これだけは

血液学的エマージェンシー～直ちに専門医へ～

- 造血器腫瘍はもちろん，DIC の原因が自分の手に負えないとき（DIC の治療の本幹はあくまで原因疾患の治療）
- 2 系統以上の症状を認め，採血上血液疾患を少しでも疑うとき
- 深部出血を伴う ITP とすべての TTP
- 造血器腫瘍の既往のある患者に急性腎不全，高カルシウム血症，神経症状が出現したとき

文献

1) 青木延雄，長谷川淳：厚生省特定疾患血液凝固異常症調査研究班．昭和 62 年度業績報告集，37-41，1988．
2) Taylor FB Jr, Toh CH, Hoots WK, et al: Towards definition, clinical and laboratory criteria, and a scoring system for disseminated intravascular coagulation. Thromb Haemost, 86 (5), 1327-1330, 2001.
3) Gando S, Wada H, Asakura H et al: Evaluation of new Japanese diagnostic criteria for disseminated intravascular coagulation in critically ill patients. Clin Appl Thromb Hemost, 11 (1), 71-76, 2005.
4) 和田英夫，登 勉，森 美貴ら：厚生省 DIC 診断基準を用いた DIC 診断における Global Test の評価．日本血栓止血学会誌，12 (3)，197-205，2001．
5) Wada H, Gabazza EC, Asakura H, et al: Comparison of diagnostic criteria for disseminated intravascular coagulation (DIC): diagnostic criteria of the International Society of Thrombosis and Hemostasis and of the Japanese Ministry of Health and Welfare for overt DIC. Am J Hematol, 74 (1), 17-22, 2003.
6) 日本血栓止血学会学術標準化委員会 DIC 部会：科学的根拠に基づいた感染症に伴う DIC 治療のエキスパートコンセンサス．日本血栓止血学会誌，20 (1)，77-113，2009．
7) Warren BL, Eid A, Singer P, et al: Caring for the critically ill patient. High-dose antithrombin III in severe sepsis : a randomized controlled trial. JAMA, 286 (15), 1869-1878, 2001.
8) Bernard GR, Vincent JL, Laterre PF, et al: Efficacy and safety of recombinant human ativated protein C

for severe sepsis. N Engl J Med, 344(10), 699-709, 2001.
9) Abraham E, Reimhart K, Opal S, et al: Efficacy and safety of tifacogin (recombinant tissue factor pathway inhibitor) in severe sepsis: a randomized controlled trial. JAMA, 290(2), 238-247, 2003.
10) Sakuragawa N, Hasegawa H, Maki M: Clinical evaluation of low-molecular-weight heparin (FR-860) on disseminated intravascular coagulation (DIC): A multicenter co-operative double blind trial in comparison with heparin. Thromb Res, 72(6), 475-500, 1993.
11) Yasunaga K, Ogawa N, Mori K, et al: Evalution of clinical effect of danaparoid sodium (KB-101) on disseminated intravascular coagulation (DIC): Double-blind comparative study. Jpn Pharmacol Ther, 23, 363-382, 1995.
12) Okamura T, Niho Y, Itoga T, et al: Treatment of disseminated intravascular coagulation and its prodormal stage with gabexate mesilate (FOY): A multi-center trial. Acta Haematol, 90(3), 120-124, 1993.
13) Shibata A, Takahasi H, Aoki N, et al: Nafamostat mesilate as a therapy for disseminated intravascular coagulation (DIC): A well-controlled multicenter comparative study. Thromb Haemostas, 62, 371, 1989.
14) Gross SJ, Filston HC, Anderson JC: Controlled study of treatment for disseminated intravascular coagulation in the neonate. J Pediatr, 100(3), 445-448, 1982.
15) Matsushita T, Watanabe J, Honda G, et al: Thrombomodulin alfa treatment in patients with acute promyelocytic leukemia and disseminated intravascular coagulation: A retrospective analysis of an open-label, multicenter, post-marketing surveillance study cohort. Thromb Res, 133(5), 772-781, 2014.
16) 米倉修司：急性疾患とエマージェンシー：救急医学．急性白血病，9（臨時創刊号），1462-1467, 1999.
17) 厚生労働省難病医学研究財団／難病情報センターホームページ：http://www.nanbyou.or.jp/top.html
18) Schiffer CA, Anderson KC, Bennett CL, et al: Platelet transfusion for patients with cancer: clinical practice guidelines of the American Society of Clinical Oncology. J Clin Oncol, 19(5), 1519-1538, 2001.
19) 生坂政臣：外来カンファレンスで学ぶ診断推論．めざせ！外来診療の達人 第2版，61-72, 日本医事新報社，2008.
20) 「IgG4関連全身硬化性疾患の診断法の確立と治療方法の開発に関する研究」班「新規疾患IgG4関連多臓器リンパ増殖性疾患（IgG4＋MOLPS）の確立のための研究」班：IgG4関連疾患包括診断基準2011．日内会誌，101(3), 795-804, 2012.
21) Masaki Y, Kurose N, Umehara H: IgG4-related disease: A novel lymphoproliferative disorder discovered and established in Japan in the 21st century. J Clin Exp Hematop, 51(1), 13-20, 2011
22) Stone JH, Zen Y, Deshpande V: IgG4-related disease. N Engl J Med, 366(6), 539-551, 2012.

〔安藤大樹，山中克郎〕

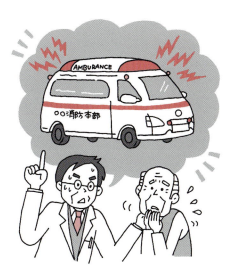

Chapter 6

コンサルテーションの秘訣

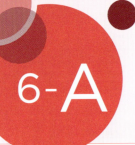

6-A 専門医に紹介するタイミング

- プライマリ・ケア医の外来で診察した血液疾患あるいは血液学的問題をもつ患者を血液専門医へコンサルテーションや転送するべきタイミングを一覧表にして示す．
- この一覧表はあくまでも「目安」であって，患者の年齢，基礎疾患の有無，全身状態などから総合的に判断すべきであることは言うまでもない．また，本書の各項にも専門医に紹介すべき病状が詳述されている．

①貧血	・【至急】高度の貧血（Hb＜8〜7 g/dL），進行性の貧血，強い溶血所見を伴う貧血 ・IDA 以外の貧血で，Hb＜10 g/dL の場合は，原則として専門医へコンサルテーションすることを推奨する ・特に以下の場合は，必ず専門医へ 　・白血球減少 and/or 血小板減少を同時に認めた場合 　・適切な診断手順をふんでも，貧血の原因がはっきりしない場合 　・IDA と考え鉄剤を投与しても，貧血が改善しない場合
②赤血球増加症	・Ht 値：男性 60％，女性 55％ 以上が持続する場合 ・慢性骨髄増殖性腫瘍を疑わせる以下の所見が併存している場合：白血球増加 and/or 血小板増加 and/or 脾腫あり
③白血球減少	・【至急】白血球分画で芽球（白血病細胞）出現あり，白血球数＜1,000/μL（and/or 好中球数＜500/μL），高熱（感染症）あり ・貧血 and/or 血小板減少を同時に認めた場合
④白血球増加	・【至急】白血球分画で芽球（白血病細胞）出現あり ・貧血 and/or 血小板減少を同時に認めた場合も，早急に紹介へ ・慢性骨髄増殖性腫瘍を疑わせる以下の所見が併存している場合：赤血球増加 and/or 血小板増加 and/or 白赤芽球症（leukoerythroblastosis）and/or 脾腫あり ・芽球の出現やほかの血球系に異常がなくても，白血球数＜2万〜3万/μL が持続する場合は紹介へ
⑤血小板減少	・【至急】血小板数＜2万/μL，出血傾向が強い ・貧血 and/or 白血球減少を同時に認めた場合も，早急に紹介へ ・ITP の除外診断に自信がもてないケースは，原則として専門医へコンサルテーションすることを推奨する

⑥血小板増加	・【至急】著明な血小板増加（血小板数＞100万～150万/μL），血栓・出血症状あり ・持続性の血小板増加（血小板数＞45万～60万/μL）が認められ，反応性血小板増加症の原因となる病態/疾患が見つからない場合 ・慢性骨髄増殖性腫瘍を疑わせる以下の所見が併存している場合：赤血球増加 and/or 白血球増加 and/or 白赤芽球症 and/or 脾腫
⑦汎血球減少	・【至急】重症な汎血球減少（網赤血球＜2万/μL，好中球＜500/μL，血小板＜2万/μL）では，直ちに専門医へ転送．不適切な判断により診断および治療が遅れると，致死的な経過をたどることがあるので，くれぐれも迅速に対応すること ・汎血球減少は原因検索のために骨髄穿刺の検査が必須であるために，原則としてすべての症例が，専門医への紹介の対象となる
⑧凝固系検査異常	・【至急】出血傾向（鼻出血，関節内など）が強い，DIC が疑われる ・凝固系スクリーニング検査（PT，APTT，フィブリノーゲン）に異常があり，その原因が解釈できない場合は紹介へ
⑨M 蛋白血症	・【至急】血清 M 蛋白量＞3 g/dL の場合は，臓器障害の有無にかかわらず，直ちに専門医へ ・血清 M 蛋白量が 3 g/dL 未満の場合であっても，専門医の下で骨病変の有無や骨髄の評価を行って，MGUS であることを確定することを推奨する ・MGUS または無症候性骨髄腫として経過観察中に，血清 M 蛋白量の増加や臓器障害の所見が出現し病勢の進展が疑われる場合は，専門医に紹介して再評価を行う
⑩リンパ節腫脹	・【至急】全身性の腫脹，進行性の腫脹，白血球分画で芽球（白血病細胞）出現あり ・以下の場合は，必ず紹介へ 　・LDH 高値 　・大きいサイズのリンパ節腫脹（リンパ節の長径＞2.0 cm 以上 and/or 2 方向径の積＞2.25 cm^2）が持続 　・HTLV-Ⅰ抗体陽性 　・CBC に異常あり 　・肝脾腫あり
⑪HTLV-Ⅰ抗体陽性	・【至急】HTLV-Ⅰ関連疾患の発症を疑う場合：白血球分画で ATL 細胞の出現あり，高カルシウム血症あり，LDH 高値，リンパ節腫脹あり，皮疹あり，臓器障害あり，神経症状ありなど ・血清抗体スクリーニング検査結果だけで，ウイルスキャリアの総合的判断を下すことに不安を感じる場合には紹介へ ・キャリアと判断し得ても，その後の経過観察を単独で行うことに慣れていなければ，一度は専門医に紹介するべきである

IDA：鉄欠乏性貧血
ITP：特発性血小板減少性紫斑病
DIC：播種性血管内凝固症候群
MGUS：monoclonal gammopathy of undetermined significance
ATL：成人 T 細胞白血病

〔宮崎　仁〕

6-B 血液専門医からプライマリ・ケア医へのお願い

1. プライマリ・ケア医から専門医への紹介に当たって

　日常診療において血液疾患を診療する機会はあまり多くないかもしれないが，血液（血算）検査値に何らかの異常（正常値からの逸脱）を認め，その臨床的判断が必要となる機会にはしばしば遭遇すると思われる．プライマリ・ケア医はその異常が加齢などによる生理学的変化の範疇なのか，炎症などに起因する反応性変化やほかの疾患に伴う二次的な変化であるのか，あるいは血液疾患なのかを常に判断しており，血液（血算）検査値異常の鑑別は日々繰り返している日常診療行為にほかならない．また外科系の医師であれば，術前の血液凝固検査などについても同様である．その点からは血液疾患を考えることは日常診療に最も密接した領域である．また身体所見についても，リンパ節腫脹は反応性か腫瘍性か，腰痛などでの脊椎骨の異常所見は加齢的変化（変形性脊椎症や骨粗鬆症に起因する圧迫骨折）か腫瘍性（骨髄腫やがんの転移）かの判断も同様である．

　血液疾患では重度の出血傾向を呈する一部の急性白血病や，多臓器障害を伴う血栓性血小板減少性紫斑病などを除けば，一刻を争う緊急性のある疾患は比較的少ない．わずかな異常でも放置せず，病歴と身体所見，検査値の推移からそれが一過性なのか持続性なのか，進行性があるのか否かを判断し，本質的な問題が造血器に由来するのか，二次的な変化であるのかを検討したうえで，以下の点に留意して専門医へ紹介をお願いしたい．

1）なるべく多くの臨床情報を提供する

- ある程度の経過がある場合は，その推移を知ることが鑑別診断においては極めて有用である．既往歴，服薬歴，アレルギー歴などが key point となることもある．
- 血液検査値は赤血球，白血球，血小板の結果をすべて記載する．血球の異常が単一系統か複数系統の異常かで，鑑別疾患の「入り口」が変わる．
- 赤血球数の異常（特に貧血）の場合，平均赤血球容量 mean corpuscular volume（MCV），平均赤血球ヘモグロビン量 mean corpuscular hemoglobin（MCH），平均赤血球ヘモグロビン濃度 mean corpuscular hemoglobin concentration（MCHC）の推移も重要である．また，白血球数，血小板数の変化の有無も参考になる．
- 貧血の場合は網赤血球数の有用性が高い．
- 白血球数の異常（特に増加）では，血液像の有用性が高い．
- 血小板数の異常（特に減少）では，それに見合う出血症状の有無などは有用性が高い．
- 溶血性貧血，腫瘍性疾患では血清ビリルビン，グルタミン酸オキザロ酢酸トランスアミナーゼ glutamic oxaloacetic transaminase（GOT），乳酸脱水素酵素 lactate dehydrogenase（LD）

- (LDH) や尿酸値などは重要な情報である．
- ◆ リンパ節腫脹では，何時からどの領域に腫脹があり，どのように経過しているのか，肝脾腫があるか否かは重要な情報である．

2) 確定診断の前に鑑別検査の結果に影響するような治療，処置は避ける

- ◆ 貧血では鉄代謝関連検査（血清鉄，総鉄結合能，フェリチンなど）前の鉄剤（特に経静脈）投与や，ビタミン B_{12}，ステロイドなどの投与はしばしば診断を困難にすることがある．
- ◆ リンパ節腫脹でリンパ腫を疑う場合，ステロイドの投与は生検組織像に影響し，しばしば組織診断が困難となる．
- ◆ 生検はリスクを伴う医療行為であり，安易な実施は避ける．鑑別診断に必要な検査をよく検討し，一度の生検ですべてが実施できるように配慮する．
- ◆ がん転移を除きリンパ節の吸引細胞診は確定診断には不向きである．
- ◆ 生検リンパ節をホルマリンに固定すると，リンパ腫では鑑別に必要な検査の大半は実施が困難となる．生検の適応や検査内容を迷う場合は，血液内科医や臨床腫瘍医に紹介する．

3) 紹介のタイミングを検討する

重度の出血傾向を伴う血小板減少や発熱を伴う白血球（好中球）減少，何らかの自覚症状や黄疸を伴う貧血などは緊急性があり，早期の紹介が望まれる．

臨床的意味が明らかでなく重篤性がない場合は再検査とともに経過を観察し，確定診断と治療の要否の判断が必要となった時点で紹介する．

血液疾患の基本病態の理解に基づいたプライマリ・ケア医の観察は，専門医の診療に非常に有用な情報となる．紹介患者を介して，プライマリ・ケア医にとって血液疾患をより身近に感じていただけるようになれば幸いである．

Clinical Bottom Line 最低限これだけは

- 何らかの血球異常を認めた場合は，ほかの血球成分にも異常がないか否かを確認する．
- 貧血では，その経過と MCV, MCH, MCHC, 可能であれば網赤血球数を確認する．
- 白血球の増減がある場合は，感染症合併の有無と血液像を確認する．
- 血小板減少がある場合は，それに見合う出血症状の有無を確認する．
- リンパ節腫脹の場合は，経過と性状，リンパ節腫脹のある範囲，脾腫の有無を確認する．
- 確定診断に基づいた治療が必要と判断されたときが，専門医に紹介するタイミングである．

2. 血液専門医からプライマリ・ケア医への逆紹介に当たって

　血液疾患の中で「治癒する」のはどの程度あるだろう．端的にいえば，治癒するのは鉄欠乏性貧血（とはいえ根治療法ではなく対症療法であるが）や，伝染性単核球症などの感染症関連疾患，薬剤性造血機能障害（一部は非可逆的），および腫瘍性疾患の一部などに限られる．ビタミン B_{12} 欠乏性貧血（悪性貧血と胃切除後貧血）はビタミン B_{12} の非経口補充で軽快するが補充療法は一生必要である．自己免疫性の溶血疾患，血小板減少性疾患では，症状が安定しても長期の免疫抑制薬の投与が必要となる．上記以外の貧血疾患や凝固異常症の大半は先天的疾患で根治的治療法は存在せず，補充療法や合併症の管理が中心となる．近年増加傾向にある骨髄異形成症候群も大半は経過観察と対症療法が中心である．

　血液疾患では腫瘍も含め診断が確定し，治療で軽快した後も比較的長期の経過観察が必要となるが，特殊な検査や治療を必要とすることはまれである．治療中の血液腫瘍はともかく，完全寛解（奏効）となれば経過観察のみで特殊な診療行為は不要である．定期的な身体観察と血液検査，悪性リンパ腫では半年に一度程度のCTなどの画像検査程度でよい．コントロールが良好な特発性血小板減少性紫斑病や自己免疫性溶血性貧血などでは，維持量の免疫抑制薬（ステロイドやシクロスポリンなど）の投与と，月1程度回の血液検査で対応が可能である．巨赤芽球性貧血では定期的なビタミン B_{12} の非経口的補充と年1〜2回の血液検査，悪性貧血であれば年1回程度の胃内視鏡検査の併用でよい．近年では骨髄異形成症候群の診断機会が増加しているが，定期的な血液検査と経過観察，貧血の進行があっても輸血以外には特殊な治療の対象とならない場合も多い．

　比較的高齢の患者では専門施設への通院自体が本人のみならず付き添う家族にも大きな負担となる．上記のように，診断と治療方針が確定した血液疾患患者の多くは定期的な経過観察のみで，病態に変化があれば必要に応じ専門医に紹介していただければ，プライマリ・ケア医に日常の診療・管理診療していただくことは可能である．しかし従来，このような患者は「血液疾患」との理由のみでホームドクター（プライマリ・ケア医）への受け入れは必ずしも良好ではなかった．最近では悪性リンパ腫や多発性骨髄腫は外来治療が推進されているが，治療間期のG-CSF（顆粒球コロニー刺激因子）製剤投与などを紹介いただいたホームドクターに実施していただければ，治療後の受け入れも容易になるかと思われる．プライマリ・ケア医が血液疾患の診療に参加することで，血液疾患が身近なものとなり，また患者のアメニティの改善も期待される．また，これらを介して専門外来の負担の軽減と診療の質の向上につながることを願ってやまない．

〔岡本昌隆〕

「まれな血液疾患」は本当にまれか，気づいていないだけか

　大学病院での在職期間も20年以上となる．研修医時代を含め，最初の3年間で2家系のサラセミア（地中海貧血）と2家系の成人型Gaucher病を診療する機会を得た．診断の契機は上級医が気づいたわずかな血液検査値の変化，血液像の異常，脾腫などの身体所見であった．その後は長く新たな診断例がなかったが，その理由は単にこれらの疾患がまれということではなく，診断する機会を見逃してきたのではないかと思われる．この点を反省し，若い医局員には病態を診る眼とそれを考える姿勢とを養うことの重要性を伝えてきたが，本書の初版にこのコラムを記載した後に，2例のヘモグロビン異常症が診断された．

　また，これまでに専門領域としていない凝固異常症の領域でも，第Ⅸ因子欠乏症，第Ⅶ因子欠乏症，プレカリクレイン欠乏症など「まれな血液疾患」をいくつか診断する機会があったが，これらはすべて日常的には臨床症状（自覚症状）がなく，他科でのスクリーニング検査や術前検査で凝固系検査に何らかの異常を指摘され，精査目的で紹介された例であった．初回受診時には病歴や身体症状の乏しさから「検査の誤差範囲で異常なし」と考えた例もあり，後で振り返ってみれば術前検査が契機となった症例では「冷や汗もの」であった．

　このように，実は「まれな疾患」は血液疾患のみならず，わずかな検査結果の異常や臨床所見などに疑問をもたず，診断の機会を見逃しているだけで，結構存在するのではないだろうか．患者さんの多くは自覚症状がなく，健康診断などで指摘されても「ウチの家系はそういう体質ですから…」などと，自ら専門医を受診し診断する機会が少ないことも実情なのだろう．診療の第一線に立つプライマリ・ケア医は，日常診療において身体所見や検査値のわずかな異常でも常にその病態生理学的な意味をよく考える習慣を身につければ，「まれな疾患」を診断する機会は案外少なくないのではないかと思われる．

〔岡本昌隆〕

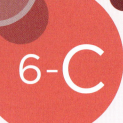

6-C プライマリ・ケア医から専門医へのお願い

　血液疾患はプライマリ・ケアの現場では極めてまれな疾患である．筆者がクリニックを開業しおよそ17年になるが，当院で診断された鉄欠乏性貧血以外の血液疾患は悪性リンパ腫数例，急性白血病2例，慢性白血病2例のみである．開業して改めて血液疾患がまれであると共に血液学的には問題とならない軽度の血液検査異常が極めて多いことも再認識した．

　日常診療で非血液専門医であるプライマリ・ケア医を悩ませるのは軽度の白血球減少，白血球増加や慢性疾患に伴う貧血や無症状の血小板減少（多くは偽性血小板減少）などである．これらの疾患の詳細については他項で取り上げられ，重篤な血液疾患との鑑別点についても詳しく述べられているので参照されたい．

　しかし，いくら血液専門医が成書でこのような状態なら大丈夫と述べていても，実際の症例を目のあたりにすると，血液疾患に慣れていない非専門医は正確な判断ができないばかりか，不適切な治療をしている例も散見される．鉄欠乏でもない症例に鉄剤の処方，場合によっては鉄剤を静注，慢性炎症による貧血に頻回輸血，ビタミンB_{12}欠乏にビタミンB_{12}の内服処方をしている症例なども見受けられる．

　病院勤務の血液専門医が重篤な血液疾患で日々の診療に忙殺されており，これ以上の外来患者の受け入れは困難であることは承知している．しかし，軽度の血液異常でも一度は専門医が診断し，その後の方針を正しくプライマリ・ケア医に伝えることが重要であると考えられる．そしてこのような努力により，いずれ軽症の血液異常例の病院受診は減少すると思われる．最近はプライマリ・ケアの現場でも血液，生化学検査の結果は数時間で得ることができる．診療所によっては自動血球計数装置を常備しているところもある．正しい知識を啓蒙することにより，血液疾患でも寛解期にある症例はプライマリ・ケア医がフォローすることも可能である．

　血液疾患は脳出血や心筋梗塞などと違い，重度の出血傾向を有する症例以外は一刻を争う緊急性はないと思われる．正確な知識があれば第一線の開業医でもプライマリ・ケアは可能である．勤務医とプライマリ・ケア医の良好な関係が病院勤務医の外来診療の負担を軽減すると信じている．

〔祖父江　良〕

Chapter 7

血液疾患と EBM ／臨床疫学／診断推論

7 プライマリ・ケアにとってのエビデンスとは

- プライマリ・ケア医がEBM（evidence-based medicine 根拠に基づく診療）の本質を理解し，その手法を自らの診療に取り入れることは，決して難しいことではない．
- 日常診療の中で生じた疑問の解決に取り組むときには，プライマリ・ケア医にとって，EBMは有力なツールとなる．生涯学習における知識の整理や確認を行うときにも，EBMは役に立つ．
- 本項では，血液疾患の診療をモデルにして，EBMの5つのステップを実践する際のポイントについて概説する．

1990年代後半から2000年代前半にかけて，EBMの重要性が盛んに唱えられた．研修制度必修化と同時期であったため，EBMの実践的手法も，講演，テキスト，ワークショップなどさまざまな形式で伝えられた．熱狂は過ぎ去り，EBMは「何らかの根拠を明確にする診療の重要性」を定着させた．根拠が不明瞭な診療方法を盲信せずに，慎重に取り扱う風土も醸し出されてきた．

しかし，医師が診療においてEBMの本質を理解し，手法として実践している様子は乏しい．なぜだろうか？　理由の1つとして，EBMの実践を難しく考え過ぎていることが挙げられる．「疫学，統計学の深い学習が必須である」とか，「大規模研究による結果を信頼すること」がEBMの実践であると思い込んでいることなどである．

それらは誤解である．本項では「EBMは難しいものではなく，個々の医師にとって有用で便利なツールである」と主張する．さらに「プライマリ・ケア医にとって，EBMは生涯学習のための，有力なツールである」ともいえる．

プライマリ・ケア医が，血液疾患に対する学習が必要と感じる機会は，次のような場合である．そして，このようなときこそ，EBMの実践を行うチャンスであることを伝えておきたい．

- 本書を読んでいて，より奥の深い知識を知りたくなるとき
- 日々の診療現場で，患者から質問や相談をされたとき
- 日常の診療から，わいてきた疑問・問題を解決したくなるとき
- 生涯学習として，知識の整理と確認をしたくなるとき

血液に特有のEBMがあるわけではない．EBMの手法は，対象疾患・病態を選ばない．消化器疾患だろうが循環器疾患だろうが同様である．よって「血液疾患は知らないので難しそう」というだけの理由で，ほかの内科疾患に比べて臨床的"つっこみ"を避ける必要はない．EBMの手法を頼りに，消化器や循環器と同様の感覚で，血液疾患に対しても"つっこみ"学習を進めることは可能である．

ここでは，EBM手法についてほとんど知らないという方を対象に解説を行う．このため，EBMのテキストやガイドブックに比して，内容を思い切って省略した．EBMの実践に興味をもたれた方は，より詳細なテキストに当たることを勧める[1-5]．

1. EBM実践の手順

EBMの実践は，次のように5つの手順（ステップ）に分かれている．ステップの順番どおりに行うことが一般的であるが，時間の限られている場合など，状況によって一部の手順だけを実践することに問題はない．
- ステップ1　臨床で生じた疑問の定式化
- ステップ2　疑問に基づいた情報収集
- ステップ3　得られた情報の批判的吟味
- ステップ4　情報の患者診療への適応
- ステップ5　上記のステップを評価

2. ステップ1　臨床で生じた疑問の定式化

疑問の定式化は，次の2つの手順に分かれる．
- 「わからないことに出会ったときに，その疑問を文章化する」
- 「疑問文を一定のパターンにする」

まずは「わからないことに出会ったときに，その疑問を文章化する」ことから始まる．ポイントは，あまり難しい文章にしないことである．血液疾患のように，多くの臨床医にとって不慣れなものに対しては，特にそうである．「胃切除後の巨赤芽球性貧血は，どのくらいしてから起こるのだろうか」とか「巨赤芽球性貧血の治療は，ビタミンB_{12}の内服では効果がないのだろうか」のように，普通の疑問文でOKである．

次に，「疑問文を一定のパターンにする」ことになる．まず，疑問がいくつかのカテゴリーに分かれていることを知っておく．臨床現場における疑問のカテゴリーは，成因，診断，治療，予後などに分類されている．以下に例を挙げてみる．
- 成因：「鉄欠乏性貧血の成因として，消化管悪性腫瘍の頻度はどのくらいか」
- 診断：「鉄欠乏性貧血の診断を，フェリチン値だけで行ってもいいか」
- 治療：「鉄欠乏性貧血の治療に，副作用の吐き気を避けるために鉄剤少量投与することは有効か」
- 予後：「鉄欠乏性貧血の治療後の再発は，どのくらい起こるのか」

いずれも鉄欠乏性貧血についての疑問だが，カテゴリーはそれぞれ異なる．疑問のカテゴリーが何であるかを選択するための重要なヒントは「今，患者が（もちろん医師自身も）直面している問題を解決するため必要なのは，成因か？　診断か？　治療か？　予後か？」と自問することである．

次は疑問文をあらかじめ設定したフォーマットに沿って，作り直していく過程に入る．あらか

表 7-1 疑問文のフォーマット

P：patient（対象患者）	○○を対象に
I：intervention（介入）　E：exposure（曝露）	○○をすると
C：control/comparison（コントロール/比較対照）	○○をすることに比べて
O：outcome（アウトカム/結果）	○○が○○になる

じめ設定したフォーマットを，表 7-1 に示す．このフォーマットを想起しやすくするために，それぞれの頭文字をとって「PICO（ピコ）」もしくは「PECO（ペコ）」と呼称する．

この PICO に沿って，疑問文を書き換えると，次のようになる．

成因であれば
- P：鉄欠乏性貧血の患者を対象に
- I：悪性腫瘍の診断結果を調査すると
- C：良性疾患の診断結果を調査するのと比べて
- O：頻度はどのくらい多いか（少ないか）

診断であれば
- P：鉄欠乏性貧血を疑わせる小球性貧血の患者に
- I：フェリチン値で診断すると
- C：それ以外の方法と比べて
- O：鉄欠乏性貧血の診断精度がどのくらい変化するか

治療であれば
- P：鉄欠乏性貧血の患者に
- I：鉄剤を少量投与すると
- C：一般的な推奨量と比べて
- O：貧血改善効果は，どの程度変化するか

予後であれば
- P：鉄欠乏性貧血の治療終了後の患者に
- I：どんな条件の人が
- C：条件のない人に比べて
- O：再発しやすいか

皆さんも無意識にこの疑問文のフォーマットを作成していると思われる極度の白血球数や血小板数異常に出会ったとき，非専門医の脳裏には次のような疑問が浮かんでいるのだろう．

- P：白血病を疑う患者を
- I：早期に紹介しないと
- C：それ以外のやり方に比べて
- O：死亡率がどのくらい上昇するのか

自問した結果，恐ろしい転帰が脳裏に浮かぶため，早急に紹介という行動（介入）を選択していると思われる

上記に示した PICO の内容は，あくまでも 1 つの例である．これ以外にも適切な疑問文はあるため，ほかの表現方法で疑問を表すことは可能である．重要なことは，疑問文を PICO のフォーマットに作り直してみることである．PICO に作り直すことで，診療上で生じた疑問に対して，「どのような情報を獲得すればよいのか」についての自分自身の考えが整理しやすくなる．

　アウトカムについては，「診療上，本当に求めているアウトカムは何なのか」について，熟考する必要がある．アウトカムは，what（何が），when（いつ），how much/many（どのくらい），how（どうなるか）によって構成されている．これらすべてがアウトカムとして必要なこともあれば，1 つしか必要ないこともある．どのように選択するかは，やはり「直面している患者の有する問題を解決するために必要なアウトカムは何か？」と自問することに尽きる．

　治療のアウトカムを考えてみる．「A の治療が B の治療よりもよい」という情報は実用性が低い．「何がどの程度よいのか」と問いつめられると，返答に困る．治療の比較検討をするときには「何かの目標達成（what）に対して，どの程度（how much）よい」ということが定まっているべきである．さらには，その効果の違いが「どのくらいの期間（when）で生じるか」である．

3. ステップ 2　疑問に基づいた情報収集

　この場合の情報収集とは，患者から収集する病歴や身体所見などの情報だけではなく，「患者の問題解決に結びつくような外部からの情報を収集すること」も意味する．

　「EBM の情報収集」イコール「PubMed から文献検索」と連想しがちであるが，そうではない．むしろ「初心者は PubMed にこだわらないほうがよい」とあえて進言する．特に不慣れな診療分野については，いきなり原著論文に当たることのデメリット（時間のロス，求める情報を獲得できない）のほうが大きくなる．

　以下に，情報収集方法を列記する．はじめは，次の 1)〜3) あたりから行うことを強く勧める．

1) 信用できる専門医に直接相談する，尋ねてみる

　信頼できる専門医を身近にもっていれば，この方法が時間的にも労力的にも効率がよい．尋ねるときには，PICO のように構造的に整理した疑問文を使うと，回答する専門医にとっても理解が容易になり，得られる回答の精度が高くなる．信頼できる専門医へのアクセスが制度として確立していないことが，この方法の短所である．

2) テキストブックを調べる

　テキストにもいろいろあるが，『ハリソン内科学（Harrison's Principles of Internal Medicine）』『セシル内科学（Cecil Medicine）』など定番のもので十分である．慣れない疾患・病態の成因・予後に関する疑問の多くは，これだけでも解決する．診断・治療についても記載されており，自身の診療が標準的かどうかの確認もできる．プライマリ・ケアにおける血液疾患の疑問については，まずここから当たることが得策であろう．テキストを読もうとしたものの，全体像がつかめず苦労するような場合には，本書のようなガイドブックを併用すると効果的である．

3）二次情報を活用する

　原著論文のように個々の研究結果を示したものを一次情報と称する．それに対して，複数の原著論文をまとめたものを二次情報という．現在のところ，プライマリ・ケア医にとって有用性の高い二次情報として，UpToDate®（http://www.uptodate.com/ja），と，DynaMed™（http://www.dynamed.com/home/）が挙げられる．いずれも電子媒体である．残念ながら日本語版はない．それぞれの特徴の詳細については割愛するが，前者は総説的で饒舌であるのに対して，後者は箇条書きで簡潔な文体をとっている．どちらも，信頼性・有用性の高い原著論文を参照している．「プライマリ・ケアの現場における疑問に応えるために編集がなされていること」「情報の改訂が頻繁に行われていること」「採用されている原著論文に対するレベル分類が付記されていること」から，二次情報の中でも活用度が高い．

　より厳選した原著論文をまとめた二次情報として，Clinical Evidence（http://clinicalevidence.bmj.com/x/index.html），Cochrane library（http://www.cochranelibrary.com/）や，定期刊行誌のEvidence-Based Medicine（http://ebm.bmj.com/），ACP Journal Club®（http://www.acpjc.org/）がある．

4）原著論文を検索する

　上記の方法を使っても，直面する疑問に対応する情報が得られないときがある．その場合に残された方法が，PubMed Clinical Queries（http://www.ncbi.nlm.nih.gov/pubmed/clinical/）を利用した情報検索である．利用方法の解説は同ホームページ以外にも紹介されているが（例：http://www.mnc.toho-u.ac.jp/mmc/pubmed/index.html　東邦大学医学部メディアセンターの「PubMedの使い方」），見慣れぬ用語が多いため，できれば習熟者に習うことを勧める．個人的な見解ではあるが，プライマリ・ケアの現場で生じる疑問が，PubMed検索をしなければ判明しないような場合には，「診療方針に決定的な影響を与えるほどの情報ではないかもしれない」と考えるようにしている．言い方を換えると，「決定的な情報の有無については，信頼できる専門家に確認するべきである」ということになる．

　だからといって，PubMedを利用して原著論文に当たる価値がないというわけではない．決定的な影響はもたないものの，原著論文に当たることで，直面する疑問に関連した臨床研究を発見できるからである．ただし，その研究結果の応用には，厳密なステップ3とステップ4の実践が必要になる．

5）ガイドラインを調べる

　ウェブで利用できるガイドラインがいくつかある．国内のガイドラインを調べたいならば，Minds医療情報サービスがある．61疾患についての，国内のガイドライン，関連する原著論文の抄録（翻訳），Cochrane libraryの抄録（翻訳）などが提供されている．日本医療機能評価機構が実施する医療情報サービスであり，無料登録で活用できる．米国のガイドラインならば，National Guideline Clearinghouse（http://www.guideline.gov/）がある．

6）裏技としてインターネットを使い Google™ してみる

Google™ 検索に疑問のキーワードを打ち込むという方法である．当然，玉石混交の情報を受け取ることになる．学術的な情報に限定して検索したいならば，Google™ Scholar（https://scholar.google.co.jp/）の利用を勧める．

4. ステップ3　得られた情報の批判的吟味

EBM の黎明期は二次情報に乏しく，このステップの重要性が強調されていたが，今はすでに吟味した情報を加工した二次情報を得られるようになり，このステップを毎回厳密に行う必要性は緩和された．しかし，原著論文を読み解くためには，批判的吟味が必須であることに変わりはない．

批判的吟味は，次の2点に分かれる．
- 妥当性の吟味
- 重要性の吟味

今回は，それぞれの中でも最低限のポイントに絞って紹介する．

1）妥当性の吟味

妥当性の吟味とは，「情報の信用性」について評価することである．そのための最も重要な評価項目は，治療では「患者群はランダム化 randomized controlled trial（RCT）されているか」，診断では，「目標とする疾患の有無は，評価が検証済みの検査（ゴールドスタンダード）によって確認されているか」である．

これらがなければ情報として全く価値がない，と決めつけなくてもよい．ランダム化できない治療や，ゴールドスタンダードを実施できない診断などたくさんある．そのような場合には，「情報の価値がなくなるのではなく，妥当性のランクが下がるだけである」ということを理解しておきたい．

妥当性のランクについては，「エビデンスのレベル」や「推奨の強さ」という形で第三者による評価を示している教科書や二次情報も増えてきているので，参考にしていただきたい（例：医療情報サービス Minds ホームページ内での Minds 診療ガイドライン作成の手引き 2014　http://minds4.jcqhc.or.jp/minds/guideline/handbook2014.html GRADE システム　http://www.grade-jpn.com/）．

2）重要性の吟味

重要性の吟味とは，「得られた情報の臨床的意義」について評価することである．そのためには，臨床疫学の用語と，数字を臨床的感覚に置き換える能力が必要になる（☞ MEMO「臨床疫学で使用される用語」参照）．

治療の研究結果から臨床的な意味をつかむことは，それほど困難ではない．一方，診断については，研究結果の報告から臨床応用に結びつけることは容易ではない．特に，LR（likelihood ratio 尤度比）については感覚的につかみにくいため，事例を示す．

> **＜事　例＞**
> 20歳女性．特記すべき病歴や症状なし，月経異常なし，定期検診にて小球性貧血（Hb9g/dL，MCV75）を確認されて受診した．担当した地域医療研修中の初期研修医は，鉄欠乏性貧血の可能性が高いだろうと見積もったが，これまでに診療経験がなく診断確定のためにフェリチン値の追加を行った．前日のEBM学習会にて，フェリチン値が，ゴールドスタンダードである骨髄貯蔵鉄と相関性が高く，第一選択検査であるという知見を得ていたからである[6]．フェリチン値は 16 μg/L であった．文献に，フェリチン値15〜24 μg/L のときには，鉄欠乏性貧血診断に対するLRが8.8と示されていた．研修医は，LRで示された結果をどのように診断に生かせばよいのか相談する必要性に気づいた．

診断推論プロセスを単純化すると，「事前確率を見積もり，診断検査結果を加味して，事後確率を見積もり直す」ことになる（**図7-1**）．LRとは，その検査結果が事前確率をどのくらい変動させるかということを示す数字である．LRによってどの程度変動させる効力があるかを**表7-2**に示す．この事例のLR8.8は，事前確率を"そこそこ高めることのできる"値なので，もともと高く見積もった事前確率に，このLRの結果を加味すると，事後確率はより高くなり，鉄欠乏性貧血の診断確定という判断が下せるだろう．

事前確率を低く見積もる場合には，この程度のLRでは事後確率を診断確定まで押し上げられないことになる．診断推論プロセスでは，検査前の事前確率とLRによって検査後の確率が変動するからである．

一方，フェリチン値の結果が 44 μg/L だったならば，そのLRは1.8である．そのLRでは事

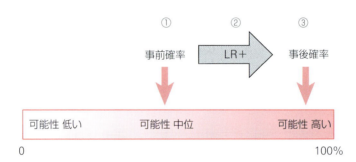

図7-1　事前確率とLRと事後確率の関係

表7-2　LR値が事前確率を変化させる程度

LR ＞ 10	事前確率を十分大きく高める	LR ＜ 0.1	事前確率を十分大きく下げる
LR 5〜10	事前確率をそこそこ高める	LR 0.1〜0.2	事前確率をそこそこ下げる
LR 2〜5	事前確率を少し高める	LR 0.5〜0.2	事前確率を少し下げる
LR 1〜2	事前確率をあまり高めない	LR 1〜0.5	事前確率をあまり下げない
LR 1	事前確率を全く変化させない		

前確率を十分に変動させるだけの効力がない．よって事後確率は事前確率と大きく変わらないと判断すべきである．

このように，事前確率と診断検査のLRと事後確率の関係を認識したうえで，診断のエビデンスを活用するべきである．オッズとLRの意味をさらに深く知りたい方は，EBMのテキストやガイドブックを参考に学習することを勧める[7,8]．

5. ステップ4　情報の患者診療への適応

ステップ1でつくられた疑問は，患者診療の中から生じてきたものである．よって，収集した情報は，患者診療における問題解決に活用しなければ意味がない．

このステップで確認することは，次の2つである．
- 情報は自分の診療している患者に応用できるのか
- 得た情報は，自分の診療している患者にとって有益なのか

これらにおいて大きな障壁があると感じたときには，情報結果を無理に適応する必要はない．一方，厳密な評価をし過ぎると，個々の患者への適応は不可能になる．ほどよいバランス感覚が必要だが，非専門医かつEBM初心者にとっては難しい．当初は専門医やEBM熟練者に質問・相談を繰り返したり，彼らを囲んだ学習会を開催するような方法で慣れていくことが望ましい．

1) 情報は，自分の診療している患者に応用できるのか

まずは，得た情報における対象患者群が，自分の診療している患者とかけはなれた特徴を有していないかどうかを評価する必要がある．確認すべき特徴の代表的なものとして，年齢，性別，人種，併存症，居住環境などが挙げられる．例えば，サラセミアの頻度は黒人らに比べて日本人では少ない．このため，小球性貧血に占めるサラセミアの比率の欧米データを鵜呑みにはできない．また，血液悪性腫瘍の化学療法の研究では，高齢者や重篤な併存症を有している患者は除外されていることが多い．このため，高齢者への治療効果を同様に期待することは難しい．判断のポイントは，「かけはなれた特徴が存在するかどうか」ではなく「その特徴が，獲得した情報を棄却するほどの相違であるのかどうか」である．

2) 情報は自分の診療している患者にとって有益なのか

妥当性も重要性も十分な情報であったとしても，「それを適応することによって患者にとって有益になるかどうか」の判断を要す．鉄欠乏性貧血の診断において，フェリチン値の有用性は高く評価されている．しかし，鉄欠乏性貧血を疑った場合，すべての患者にフェリチン値の測定が必要であろうか．20歳代の女性で，以前に鉄欠乏性貧血と診断されて鉄剤内服にて軽快した既往のある患者が，再び顕著な小球性貧血で再診した場合などは，フェリチン測定を省略して，鉄剤補給を開始することもあるだろう．3～4週間後の鉄剤への反応をみることで，治療的診断を試みる医師は少なくないと思われる．一方，鉄補給への反応が乏しい場合には，鉄欠乏かどうかの確認にフェリチン値を優先して測定するだろう．このように，有用なエビデンスを上手く活用するには，臨床医の臨機応変な判断が必要である．

MEMO　臨床疫学で使用される用語

治療における，イベント発生率の算出方法

	イベントあり	イベントなし
治療群	A	B
対照群	C	D

- 治療群イベント発生率 experimental event rate（EER）
  EER ＝ A /（A ＋ B）
- 対照群イベント発生率 control event rate（CER）
  CER ＝ C /（C ＋ D）
- 相対的リスク減少率 relative risk reduction（RRR）
  EER/CER
- 絶対的リスク減少率 absolute risk reduction（ARR）
  EER と CER の差の絶対値
- 尺度が 2 通り必要な理由：EER 0.1，CER 0.2 だとすれば，RRR は 0.1/0.2 で 50％，ARR は 0.2−0.1 で 0.1＝10％である．EER 0.01，CER 0.02 だと，RRR は 0.01/0.02 でやはり 50％，しかし ARR は 0.02−0.01 で 0.01＝1％になる．RRR では同様の効果のであっても，ARR を確認することで治療効果の度合いを臨床の実感として確認することができる．

診断における検査精度の算出方法

	対象疾患あり	対象疾患なし	合計
診断検査　陽性	A（真陽性）	B（偽陽性）	A ＋ B
診断検査　陰性	C（偽陰性）	D（真陰性）	C ＋ D
合計	A ＋ C	B ＋ D	

- 前提として，対象疾患の有無は，ゴールドスタンダードで検証しているものとする
- 感度＝ A /（A ＋ C）
- 特異度＝ D /（B ＋ D）
- 陽性尤度比 likelihood ratio positive（LR ＋）＝感度 /（B/B ＋ D）（この分母は 1−特異度と同値）
- LR＋の意味は，対象疾患あり群と対象疾患なし群における検査陽性率の比を示している（＝真陽性率 / 偽陽性率）．
- 陰性尤度比 likelihood ratio negative（LR−）＝（C/A ＋ C）/ 特異度（この分子は 1−感度と同値）
- LR−の意味は，対象疾患あり群と対象疾患なし群における検査陰性率の比を示している（＝偽陰性率 / 真陰性率）．

6. ステップ5　上記のステップを評価

ステップ1から4までのプロセスが適切に行われたか，患者診療にとって有益なものであったかについて，振り返る機会をもつことが上達のポイントである．患者の問題解決にとって，「ほかの解決方法は本当にないのかどうか」と自問自答すべきステップでもある．このステップをPICOにすると，次のようになるだろう．

- P：患者診療の問題解決に
- I：今回行ったやり方は
- C：ほかのやり方に比して
- O：何らかの有益な変化が得られたか

Clinical Bottom Line 最低限これだけは

EBMの実践は，臨床で生じた疑問の定式化からはじまる．定式化にはPICO（P：○○を対象に，I：○○をすると，C：○○と比較して，O：○○が○○になる）のフォーマットを使う．

文献

1) Guyat G, Rennie D, Meade M, et al：Users guide to the medical literature. A manual for evidence-based clinical practice, 2nd ed, McGraw-Hill, 2008.
2) Guyat G, Rennie D, 古川壽亮ら：臨床のためのEBM入門―決定版JAMAユーザーズガイド．医学書院，2003.
3) 名郷直樹：EBM実践ワークブック―よりよい治療をめざして．南江堂，1999.
4) 名郷直樹：続EBM実践ワークブック―今，できる限りの医療を．南江堂，2002.
5) カール・ヘネガン，ダグラス・バデノック，斉尾武郎：EBMの道具箱 第2版，中山書店，2007.
6) Killip S, Bennett J, Chambers M：Iron deficiency Anemia. Am Fam Physician, 75, 671-678, 2007.
7) Black E, Bordley D, Tape T, et al：Diagnostic Strategies for Common Medical Problems, 2nd ed, ACP, 1999.
8) 井村洋：実は簡単！オッズとLR. レジデントノート，11，957-963，2009.

〔井村　洋〕

索引

数字

2系統の血球減少　40, 55, 77, 88
二次性血小板増加症　81, 82, 83
二次性赤血球増加症　48, 50
二次性貧血　45
5q-症候群　40, 81

A

ACP Journal Club　222
acquired immunodeficiency syndrome（AIDS）
　　31, 35, 154
activated partial thromboplastin time（APTT）
　　34, 100
activities of daily living　108
acute lymphocytic leukemia（ALL）　61
acute myelocytic leukemia（AML）　61
acute promyelocytic leukemia（APL）　89, 199
ADL　108
adult T-cell leukemia/lymphoma（ATLL）
　　19, 64, 187, 190, 205
agranulocytosis　56
AIUEOS　36
American Society of Hematology（ASH）　75
ampicillin rash　181
anemia of chronic disease（ACD）
　　9, 41, 45, 124, 130, 135, 143, 172, 174
anisocytosis　116
antithrombin　199
aplastic anemia（AA）　145
ASCO　37
asymptomatic myeloma　95

AT　199, 200, 201
ATLLの臨床病型診断基準　191
A型肝炎ウイルス　154

B

basophilia　66
BCR-ABL変異　81
BCR-ABL融合遺伝子　67, 82
Bence Jones protein（BJP）　94
benign monoclonal gammopathy　92
beign monoclonal gammopathy（BMG）　92
Bernard-Soulier症候群　72
bicytopenia　55, 77, 88
bone marrow failure syndrome　145
bone survey　96
β-thromboglobuli（β-TG）　106
Burkittリンパ腫　35
burst forming unit-erythroid（BFU-E）　177
βアドレナリン受容体刺激薬　63

C

Cabot環　164
CALR　81
cardio-renal-anemia syndrome　141
Castleman病　20, 206
Celiac病　125
chemiluminescence enzyme immunoassay（CLEIA法）　187
chronic idiopathic neutrophilia　60
chronic kidney disease（CKD）　138, 140, 172, 173

chronic lymphocytic leukemia（CLL）　40, 61, 65
chronic myelogenous leukemia（CML）
　　40, 52, 61, 62, 66, 80, 82
Clinical Evidence　222
Cochrane library　222
colony forming unit-erythroid（CFU-E）　177
conjunctival rim　7, 133
CRAB　95, 98
cytomegalovirus（CMV）
　　171, 178, 180
C型肝炎ウイルス（HCV）
　　74, 75

D

DIC発症機序（プライマリ・ケア版）　198
differential leukocyte count（Diff）　115
disseminated intravascular coagulation（DIC）
　　10, 14, 74, 76, 102, 103, 105, 106, 170, 198
DynaMed　222
dysplasia　88
D-ダイマー　34, 106, 199, 200

E

EBNA抗体　179
EBV nucleoside antigen抗体　179
EBV感染症　154
echymosis　13
EDTA依存性偽性血小板減少症　71, 112
elevated liver enzymes　170
empiric therapy　149
eosinophilia　65
Epstein-Barr virus（EBV）
　　35, 64, 65, 160, 178

228

erythropoiesis stimulating agent（ESA） 138, 140, 142, 143
erythropoietin（EPO） 52, 137, 140, 142, 174, 175
ESA 低反応性 143
ESA の開始基準 141
essential thrombocythemia（ET） 40, 80
ET の治療方針 83
ethylenediamine tetra-acetic acid 71, 112
Evidence-Based Medicine（EBM） 218, 222

F

F1 + 2 199
FAB 分類 89
febrile neutropenia 59
fever of unknown origin（FUO） 31
fibrin/fibrinogen degradation products（FDP） 34, 106, 198, 199
fibrinopeptide A（FPA） 106
free light chain ratio 93
fresh frozen plasma（FFP） 201

G

Gaisböck 症候群 50
Gaucher 病 92, 215
gestational thrombocytopenia（GT） 74, 76, 169
Google™ 223
Google™ Scholar 223
GPⅠb/Ⅴ/Ⅸ複合体 162
GPⅡb/Ⅲa 75
GPⅡb/Ⅲa 複合体 162
graft versus host disease（GVHD） 184
granulocyte colony stimulating factor（G-CSF） 37, 66, 89, 160, 214

H

HAART 73
HAM 187, 192
HAM 診療マニュアル 192
Hb 111
HCV（C 型肝炎ウイルス） 74, 75
Helicobacter pylori 125, 130
HELLP 症候群 74, 170
hematopoietic cell 120
hemolysis 170
hemolytic uremic syndrome（HVS） 199
hemophagocytic lymphohistiocytosis 32
hepcidin 137
heterophil antibody 179
HHV-6 180
highly active anti-retroviral therapy 73
HIV 感染症 58, 73
HLH 32
Hodgkin lymphoma 19
Hodgkin リンパ腫 19, 20, 32, 35, 58
Hoffmann 法 110
Howell-Jolly 小体 164
HPC 120
human T-lymphotropic virus typeⅠ（HTLV-Ⅰ） 187
——感染予防対策 194
——キャリア 190, 192, 194
——キャリア指導の手引き 190, 194, 195
——キャリア相談支援（カウンセリング）役立つ Q&A 集 195
——抗体 192
——情報サービス 194, 195
——母子感染予防対策医師向け手引き 188, 194

——associated myelopathy（HAM）（HTLV-Ⅰ関連脊髄症） 187, 192
——associated uveitis（HTLV-Ⅰ関連ぶどう膜炎） 187
HU 187, 192
human immunodeficiency virus（HIV） 19, 56, 75, 160, 164, 154
Hunter 舌炎 10, 44
hypereosinophilic syndrome（HES） 66
H 鎖病 92

I

idiopathic cytopenia of undetermined significance（ICUS） 89, 145, 146
idiopathic thrombocytopenic purpura（ITP） 72, 74, 118, 162, 163, 169, 170, 203
IgA 94
IgD 94
IgG 94
IgG4 関連疾患 206
IgM 94
IM 178
immature platelet fraction（IPF） 118
IMWG による骨髄腫診断基準 95
individual reference value（IRV） 110
infectious mononucleosis 178
INR 102, 104
International Federation of Clinical Chemistry and Laboratory Medicine（IFCC） 109

International Myeloma Working Group（IMWG） 92
international normalized ratio 102
IPSS 147
IPSS-R 147
iron deficiency anemia（IDA） 41, 124, 130, 133, 135, 168, 174, 175
iron-refractory iron-deficiency anemia 125
ISTH DIC 診断基準 198, 199

J

JAK2 81
JAK2V617F 遺伝子変異 83
JAK2V617F 変異 80, 81
JAK2 遺伝子 50, 82

K

kissing disease 178

L

leukemoid reaction 62
leukoeryhtroblastosis 62, 84, 89
likelihood ratio（LR） 223
low platelet count 170
lupus anticoagulant（LA） 105
lymphocytosis 64
lymphopenia 58

M

macroovalocyte 44
MASCC リスクスコア 37
May-Hegglin 異常 72
MCVとRDWに基づく貧血の分類 117
MDSの改訂国際予後スコアリングシステム 147
mean corpuscular hemoglobin（MCH） 212

mean corpuscular hemoglobin concentration（MCHC） 212
mean corpuscular volume（MCV） 34, 40, 111, 113, 115, 151, 164, 168, 174, 204, 173
mean platelet volume（MPV） 118
Mentzer index 42
Minds 医療情報サービス 222
MLI 180
monoclonal gammopathy of undetermined significance（MGUS） 91, 92, 95, 97
monocytosis 66
mononucleosis-like illness 178, 180
MPL 81
MPN 50, 81, 82, 84
multiple myeloma（MM） 91, 92, 93
myelodysplastic sydrome（MDS） 32, 40, 55, 58, 63, 75, 80, 85, 87, 88, 145, 146, 151, 173, 174, 175
myeloma-defining event（MDE） 96
myeloproliferative neoplasms 50
M スパイク 91
M 蛋白 91
　──血症 91
　──血症をきたす疾患 92
　──分画 94
　──量 94

N

National Guideline Clearinghouse 222
neutropenia 56
neutrophil alkaline phosphatase（NAP） 51, 52
neutrophlia 63
NHANESⅢ 172, 173

NK 細胞 179
non Hodgkin lymphoma 19
nonpalpable purpura 14
non-steroidal anti-inflammatory drugs（NSAIDs） 78, 148
normal value 109
NRBC 119
nucleated red blood cell 119

O

oncology emergency 205

P

pagophagia 132
palpable purpura 14
pancytopenia 55, 77, 86
paroxysmal nocturnal hemoglobinuria（PNH） 9, 87, 89, 145
partial thromboplastin time（PTT） 104
particle agglutination（PA 法） 187
particle-size distribution curve（PSD 曲線） 116
Paul-Bunnell 反応 179
PCR 法 188
PDW 118
PECO 220
Pel-Ebstein fever 32
petechiae 11
PF-4 106
Philadelphia 染色体 67, 85
PIC 106, 199
pica 9
PICO 220, 227
plasminogen 199
plasminogen activator inhibitor-1（PAI-1） 106, 167, 199
plasminogen activator inhibitor-2（PAI-2） 167
plasmin-α_2 plasmin inhibitor complex 106, 199

platelet-associated IgG（PAIgG）	75	
platelet-crit（PCT）	118	
platelet factor 4	106	
P-LCR	118	
PLG	199	
Plummer-Vinson 症候群	9, 10, 133	
PMF	80	
POEMS 症候群	92	
polycythemia vera（PV）	48, 50, 52, 80	
primary ITP	74	
primary myelofibrosis	80	
protein induced by vitamin k absence or antagonist（PIVKA）	104	
prothrombin time（PT）	34, 100, 103, 198, 199, 200	
PubMed	221, 222	
purpura	11	
purpura simplex	11	
P 式血液型	171	
P-糖蛋白	164	

R

RBC	115
RDW-CV	116, 118
RDW-SD	116, 118
red cell distribution width（RDW）	45, 116, 205
red flag sign	30, 37
reference value	109
refractory anemia with ring sideroblasts associated with marked thrombocytosis RARS-T	81
Revised International Prognostic Scoring System	147

S

Schellong test	204
Schilling 試験	45
secondary ITP	75
serum free light chain	94
severe combined immunodeficiency（SCID）	58
sFLC	94
Sjögren 症候群	206
smokers' polycythemia	48, 51, 152
smoldering multiple myeloma	96
SnNout	8
soluble fibrin monomer complex（SFMC）	106, 199
spoon nail	10, 133
SpPin	7, 8
sTfR	136
sTfR-F index	137
symptomatic multiple myeloma	95
systemic inflammatory response syndrome（SIRS）	199
systemic lupus erythematosus（SLE）	19, 58, 73, 75, 87, 105

T

TAFI	167
target cell	42
TAT	106, 199
The National Health and Nutrition Examination Survey Ⅲ	172
thrombin activatable fibrinolysis inhibitor	167
thrombin-antithrombin complex	106, 199
thrombomodulin（TM）	106, 199
thrombopoietin（TPO）	74, 75, 78
thrombotic microangiopathy（TMA）	32, 199
thrombotic thrombocytopenic purpura（TTP）	199, 203
thrombotic thrombocytopenic purpura/hemolytic uremic syndrome（TTP/HUS）	76, 161, 170
tissue-type plasminogen activator（t-PA）	106
total iron binding capacity（TIBC）	136, 137, 143
toxic appearance	30
transferrin saturation（TSAT）	143
tropical spastic paraparesis（TSP）	192

U

unexplained anemia of the elderly（UAE）	43, 172, 174, 175, 177
UpToDate	222

V

VCA 抗体	179
very early MDS	175
von Willebrand 因子	82
von Willebrand 因子活性	82
von Willebrand 病	102

W

WB 法	188
WHO 分類	50, 80, 81
Wiskott－Aldrich 症候群	58

あ

亜急性脊髄連合変性症	9, 10, 44
亜急性組織球性壊死性リンパ節炎	18
悪性症候群	30
悪性貧血	10, 45, 214
悪性リンパ腫	32, 64, 87, 185, 206, 214
アグリリン®	83
アザチオプリン	77
アザルフィジン EN®	161
アスピリン	82, 83
アセトアミノフェン	186

あ

アセトアルデヒド	152
アトピー性皮膚炎	65
アナグレリド	83
アメリカ血液学会	75
アメリカ臨床腫瘍学会	37
アルコール依存	58, 174
アルコール性肝硬変	113
アルコール多飲	111, 175
アルミニウム中毒	143
アレルギー疾患	65
アレルギー性鼻炎	65
アロプリノール	205
アンチトロンビン	199
アンドロゲン	175, 177
アンピシリン	181

い

易感染状態	35
意義不明の単クローン性ガンマグロブリン血症	93
異形成	145, 146
異型リンパ球	55, 64, 154, 171, 178, 179
移植後リンパ球増殖性疾患	35
異食症	9, 132
移植片対宿主病	184
異所性 EPO 産生腫瘍	52
胃切除	44, 174
異染性抗体	179
遺伝子組換えトロンボモジュリン	201
遺伝性球状赤血球症	111
遺伝性鉄剤不応性鉄欠乏性貧血	126
遺伝性溶血性貧血	9
インクレミン®	126
インヒビター	101, 103, 105
インフルエンザ	185

う

ウイルス感染	55, 56, 112, 153, 154
ウイルス性血球貪食症候群	164
ウェスタンブロット法	188

え

衛星現象	72, 112
液性免疫不全	35
エチレンジアミン四酢酸	71, 112
エフオーワイ®	201
エポエチン ベータ ペゴル	142
エマージェンシー	198
エリスロポエチン	137, 140, 174
エリスロポエチン産生腫瘍	51
エルトロンボパグ オラミン	78
炎症性腸疾患	63
エンベロープ蛋白	188

お

オッズ	225
オルガラン®	201

か

外因系凝固	101
化学発光酵素免疫測定法	187
芽球	55, 61, 62, 64, 89, 120, 147, 148, 149, 175, 181
かぜ	149, 202
活性化部分トロンボプラスチン時間	34, 100, 104
化膿性髄膜炎	30
カプセル内視鏡	125
過分葉好中球	44, 164
可溶性トランスフェリンレセプター	136
可溶性フィブリン	199
──複合体	199
──モノマー複合体	106
顆粒球コロニー刺激因子	37, 89, 160, 214
カルシトニン	205
肝炎ウイルス	160
眼球結膜下出血	14
肝酵素上昇	170
肝硬変	73, 87, 103, 112, 151, 174
肝障害	151, 200
間接蛍光抗体法	187
関節内出血	12, 14, 74
関節リウマチ	72
感染性心内膜炎	30, 67

がんの骨髄転移	87, 89
寒冷凝集素	72

き

気管支喘息	65
菊池病	18, 19, 20
基準値	109
偽性血小板減少症	70, 112
偽性血小板数増加	113
喫煙	63
喫煙者の血液異常	152
喫煙者の赤血球増加症	48, 152, 153
木村氏病	19
急性 ITP	74
急性期 DIC 診断基準	198, 199
急性喉頭蓋炎	30
急性骨髄性白血病	61
急性出血	204
急性腎不全	205
急性前骨髄球性白血病	89, 199
急性白血病	40, 55, 58, 85, 86, 87, 88, 147, 164, 201, 212
急性リンパ性白血病	61
凝固線溶系	167
凝固優位型 DIC	199
巨核球	80, 83
巨赤芽球性貧血	9, 10, 43, 87, 118, 151, 163, 168, 169, 199, 214, 219
巨大桿状核好中球	164
巨大血小板	72
起立試験	204
禁煙	152
緊急検査値	110
菌血症	36
禁酒	151
筋肉内出血	12, 14, 74

く

クエン酸第一鉄	126
くすぶり型骨髄腫	92, 95, 96, 97, 98
クリオグロブリン血症	14
クローナリティ	85
クローナリティの解析	82

クローナル	82	
──な疾患	81, 85	
──マーカー	80, 82, 85	
クローン	82, 85	
クロザピン（クロザリル®）	161	
クロスミキシングテスト	105	

け

形質細胞	94
形質細胞腫瘍	91
形質細胞白血病	92
血液学的エマージェンシー	86
血液凝固因子	101
血液凝固阻止薬	148
血液像	112, 116, 148, 164, 174, 202, 212
結核	18, 20, 21, 32, 67
血管運動症状	82
血球計数の正常範囲	109
血球形態異常	88
血球貪食症候群	199
血球貪食性リンパ組織球症	32
月経過多	9, 13, 41, 125, 130, 132, 183
血小板	198, 199
──凝集	120
──クリット値	118
──結合 IgG	75
──減少	70, 112, 164, 166, 167, 168, 170, 171, 175, 173
──減少症	151, 154, 161, 169
──増加症	80
──増加をきたす MDS	81
──第 4 因子	106
──無力症	103
血清可溶性インターロイキン－2受容体（sIL-2R）	22
血清鉄	124, 133, 136, 174, 213
血清ビタミン B$_{12}$	174
血清遊離軽鎖	94
血清遊離軽鎖比	93, 96, 98
血栓症	82, 84, 105
血栓性血小板減少性紫斑病	32, 170, 199, 203, 212
血栓性血小板減少性紫斑病／溶血性尿毒症症候群	161
血栓性微小血管症	199
血栓塞栓症	142, 143
血栓溶解薬	148
血尿	14
結膜環の蒼白	7, 133
血友病	12, 74, 101
──A	100, 103
──B	103
健康診断	108
原発性アミロイドーシス	92
原発性骨髄線維症	52, 80, 81, 85
原発性マクログロブリン血症	92

こ

コア蛋白	188
抗 EPO 抗体	143
抗 viral capsid antigen 抗体	179
好塩基球	115, 119
好塩基球増加症	66
高カルシウム血症	93, 94, 95
抗血小板自己抗体	75
抗血小板薬	148
膠原病	63, 112, 113, 130, 133, 174
後骨髄球	62
好酸球	115, 119
──増加症	65
──増加症候群	66
甲状腺機能低下症	151
甲状腺クリーゼ	30
甲状腺疾患	130, 133
厚生省 DIC 診断基準	198
合成プロテアーゼ阻害薬	201
好中球	115, 119
──アルカリホスファターゼ	51
──減少	35, 36, 159, 185
──減少時の発熱	59
──減少症	56, 153, 154
──減少症の原因	57
──減少症の重症度	56
──減少をきたす薬剤	57
──数	86, 148
──増加	166
──増加症	63
──増加症の原因	64
──の異常	35
後天性凝固異常	100
後天性血友病	103
後天性免疫不全症候群	31, 154
抗内因子抗体	45
高尿酸血症	205
抗壁細胞抗体	45
抗リン脂質抗体	101
抗リン脂質抗体症候群	75
高齢者における原因不明の貧血	43, 172, 175
高齢者の貧血	172
国際骨髄腫ワーキンググループ	92
国際標準比	102
国際予後スコアリングシステム	147
国際臨床化学連合	109
骨髄異形成症候群	32, 40, 55, 58, 63, 67, 75, 80, 81, 88, 145, 151, 164, 173, 177, 214
骨髄球	62
骨髄腫診断事象	96
骨髄浸潤	34
骨髄線維症	40, 83, 87, 118
骨髄穿刺	75, 82, 84, 86, 88, 89, 96, 165, 175, 176
骨髄増殖性腫瘍	50, 52, 67, 80
骨髄低形成	88
骨髄不全	111, 147, 199
骨髄不全症候群	145
骨髄抑制	199
骨痛	93
骨病変	95
孤発性形質細胞腫	92
根拠に基づく診療	218

さ

最初期の MDS	175
細針吸引生検	24
再生不良性貧血	58, 86, 87, 111, 118, 133, 136, 145, 88, 161, 163, 163

再生不良性貧血の重症度基準 86, 148
サイトメガロウイルス 160, 171, 178, 185
細胞傷害性T細胞 179
細胞性免疫不全 35
匙状爪 10, 133
サプリメント 156
左方偏位 120
サラセミア 42, 111, 117, 173, 205, 215, 225
サラゾスルファピリジン 161
サルコイドーシス 206
参考値 109

し

子癇前症 74, 76
子宮筋腫 125
子宮内膜症 125
シクロスポリン 77
シクロホスファミド 77
事後確率 225
自己免疫疾患 72, 74, 87
自己免疫性萎縮性胃炎 125
自己免疫性血小板減少症 74
自己免疫性溶血性貧血 111, 214
思春期女子の貧血 130
事前確率 224
自動血球計数装置 44, 71, 87, 109, 114
歯肉出血 14
紫斑 11, 13
脂肪肝 112
瀉血 53
習慣性流産 105
周期性好中球減少症 32
重症複合免疫不全症 58
重篤副作用疾患別マニュアル 158, 162, 163
出血傾向 11
出血時間 103
腫瘍熱 185
腫瘍崩壊症候群 205
循環抗凝血素 100, 101, 102
消化管出血 14, 125, 131, 140

小球性貧血 41, 117, 124, 133, 136, 168, 225
症候性骨髄腫 92, 95
新規抗凝固薬 104, 105
腎機能障害 95
神経圧迫 205
神経浸潤 205
心腎貧血症候群 141
真性赤血球増加症 48, 50, 80, 81, 85, 111
腎性貧血 45, 140, 174
新鮮凍結血漿 201
深部出血 203
蕁麻疹 65

す

水痘ウイルス 160
スキャッタグラム 119, 120
ステロイド 63, 184, 186, 203, 205, 206
ステロイドパルス療法 76, 77, 163
ストレス多血症 50
スポーツ貧血 130, 131

せ

正球性貧血 45, 136, 141, 172, 205
性交渉による感染 189
正常値 109
成人T細胞白血病/リンパ腫 19, 187
成人特発性血小板減少性紫斑病治療の参照ガイド 76
赤芽球 112, 119
——コロニー形成細胞 177
——癆 142
赤痢 57, 154
赤血球寿命 137
赤血球増加症 48
赤血球造血刺激因子製剤 138, 140, 142
赤血球大小不同 44, 116
赤血球分布幅 44, 116
赤血球容積分布曲線 116
赤血球容積粒分布図 205

絶対的赤血球増加症 48, 49, 51
セロトニン症候群 30
全血凝固時間 104
前骨髄腫状態 93
全身性エリテマトーデス 72, 105
全身性炎症反応症候群 199
先天性凝固異常 100
先天性好中球減少症 56
線溶優位型DIC 199

そ

造血幹細胞移植 88, 183, 186
造血器悪性腫瘍 199
造血器腫瘍 173
相対的赤血球増加症 48, 49
総鉄結合能 143, 213
粟粒結核 56, 58, 62, 87, 154
組織型プラスミノーゲンアクチベーター 106
組織球性壊死性リンパ節炎 19, 20

た

第Ⅶ因子欠乏症 215
第Ⅸ因子欠乏症 215
第ⅩⅢ因子欠乏症 103
大球性貧血 43, 117, 151, 164
大赤血球症 151
胎盤早期剥離 74
大卵形赤血球 44
多臓器不全症候群 76
ダナゾール 77
ダナパロイドナトリウム 201
多発性骨髄腫 35, 87, 91, 205, 214
多発性骨髄腫の診療指針 93
ダビガトラン 104, 105
多量飲酒者 151
多量飲酒者にみられる造血障害 152
ダルベポエチン アルファ 142
単核球症類似疾患 64, 178, 180
単球 115, 119
単球増加症 66
単純性紫斑 11

蛋白電気泳動　　　　91, 94

ち

チアマゾール　　　　　160
チクロピジン　　　　　160
腸チフス　　　　　57, 154
著明な血小板増加と環状鉄芽
　球を伴う不応性貧血　81
鎮痛・解熱薬　　　　　148

て

低形成　　　　　　　　145
低分画ヘパリン　　　　201
低リスク MDS　　145, 147
デキサメタゾン　　　　77
摘脾後　　　　　　　　118
鉄欠乏　　　　　　143, 172
鉄欠乏性貧血　　9, 41, 111, 113,
　　117, 124, 130, 135, 152, 168,
　　　　174, 183, 214, 219, 225
鉄欠乏の原因　　　　　125
鉄剤　　126, 138, 143, 167, 168
点状出血　　　　　　11, 13
伝染性紅斑　　　56, 155, 171
伝染性単核球症　　18, 35, 64,
　　　　　　　171, 178, 214

と

透析患者　　　　　　　35
糖尿病　　　　　　　　35
トキソプラズマ症　　　18
特発性血小板減少性紫斑病
　　　118, 162, 169, 203, 214
トランスフェリン　　　137
　──飽和度　　　　　143
　──飽和率　　　　　136
トロンビン　　　　　　106
　──・アンチトロンビン複
　　　合体　　　106, 199
　──活性化線溶阻害因子　167
　──時間法　　　　　105
トロンボテスト　　　　104
トロンボポエチン　　74, 78
トロンボポエチン受容体作動
　薬　　　　　76, 77, 78
トロンボモジュリン　106, 199

な

内因系凝固　　　　　　100
内視鏡検査　　　　　　125
軟部好酸球肉芽腫症　　19

に

偽の血小板数低下　　　71
偽の白血球数増加　　　71
日常生活動作　　　　　108
妊娠高血圧症候群　　　170
妊娠性血小板減少症　74, 169
妊娠に伴う血液学的変化　166
妊娠による鉄代謝の変化　168
妊娠貧血　　　　　　　167
妊婦健診　　　　　　　189

ね

ネスプ®　　　　　　　142
熱帯性痙性麻痺　　　　192

の

濃厚血小板　　　　　　201

は

敗血症　30, 56, 62, 76, 87, 199
胚細胞腫瘍　　　　　　21
ハイドレア®　　　　　83
白赤芽球症　　　62, 84, 89
破砕赤血球　　　　　　118
播種性血管内凝固症候群
　　　　　　　10, 14, 170
波状熱　　　　　　　　154
バセドウ病　　　　　　192
白血球減少　　　54, 112, 164,
　　　151, 168, 171, 173, 175
白血球増加　　　61, 84, 112,
　　　　　　　　154, 167
白血球分画　　　55, 62, 86, 112,
　　　　115, 148, 174, 185
白血病　　32, 61, 63, 87, 185
白血病細胞　　　55, 61, 62, 147,
　　　　　　148, 149, 175
抜歯　　　　　79, 148, 149
発熱　　　　　　　　　30

発熱患者の toxic appear-
　ance & red flag sign　30
パナルジン®　　　　　160
パニック値　　　　　　110
ハプトグロビン　　46, 88
針刺し事故　　　　　　189
パルスオキシメータ　　52
パルボウイルス B19　155, 171
汎血球減少　　40, 44, 47, 55,
　　　　77, 86, 136, 205
汎血球減少症　　　110, 154
斑状出血　　　　　　　13
反応性血小板増加症　81, 82, 83

ひ

非 Hodgkin リンパ腫　19, 20
脾機能亢進　　　　　　58
脾機能亢進症　　87, 118, 143
脾腫　　22, 52, 56, 73, 84,
　　　　　178, 182, 185
鼻出血　　　　　　11, 12, 14
非ステロイド系抗炎症薬 78, 148
ビスホスホネート　　　205
鼻性 T/NK リンパ腫　　35
脾臓における血小板の隠蔽　74
脾臓破裂　　　　　　　182
ビタミン B$_{12}$　34, 52, 151, 163,
　　168, 172, 174, 204, 213, 219
ビタミン B$_{12}$ 欠乏　　　214
ビタミン K 依存性凝固因子
　前駆体　　　　　　104
ビタミン K 欠乏　　102, 103
脾摘　　　　　　　　　77
脾摘患者　　　　　　　36
ヒト T リンパ球好性ウイル
　ス I 型　　　　　　187
ヒトヘルペスウイルス-6 型
　　　　　　　　160, 180
ヒト免疫不全ウイルス　56, 160
ヒドロキシカルバミド　83
肥満　　　　　　　　　63
氷食症　　　　　　　　132
病的骨折　　　　　　　93
標的赤血球　　　　　　42
病理診断依頼書　　　　25
日和見感染　　　　184, 190

ピロリ菌 76, 77
ピロリ菌除菌 77
ビンカアルカロイド 77
貧血 95, 154, 166
貧血の red flag sign 47

ふ
フィブリノーゲン 34, 100, 105, 167, 198, 199, 200
フィブリノペプチド A 106
フィブリン・フィブリノーゲン分解産物 34, 106
フィラデルフィア染色体 81
風疹 18, 56, 154
風疹ウイルス 160
フェリチン 41, 88, 124, 126, 133, 136, 143, 168, 174, 175, 213, 219, 225
フェロポルチン 138
フェロミア® 126
副甲状腺機能亢進症 143
副腎皮質 20
フサン® 201
部分トロンボプラスチン時間 104
不明熱 31
フラグ 116, 119, 120
プラスミノーゲン 199
──アクチベータ・インヒビタ-1 106, 167
──アクチベータインヒビター 2 167
プラスミン－α₂プラスミンインヒビター複合体 106, 199
ブルセラ症 154
プレカリクレイン欠乏症 215
プレドニゾロン 163
プロテイン S 167
プロテイン C 167, 199
プロトロンビン 167
──時間 34, 100, 103, 198
──フラグメント 1 + 2 199
糞線虫症 193

へ
平均血小板容積 118
平均赤血球容量 34
平均赤血球ヘモグロビン濃度 212
平均赤血球ヘモグロビン量 212
平均赤血球容量 40, 212
β₂ ミクログロブリン 94
ヘパプラスチンテスト 104
ヘパリン 103, 104, 161
ヘプシジン 136, 137, 138
ヘマトクリット 115
ヘモグロビン 115
──電気泳動 42
──尿 89
ヘリコバクターピロリ 125, 130, 131
便潜血 34, 125, 131, 174

ほ
放射線治療 205
補液 205
母子感染 187, 189, 194
発作性夜間ヘモグロビン尿症 9, 87, 89, 145, 199
母乳 187, 189, 194
本態性血小板血症 40, 52, 80, 81, 85

ま
麻疹 56, 154
麻疹ウイルス 160
末梢血幹細胞 120
末梢血幹細胞採取 120
マラリア 153
慢性 ITP 74
慢性炎症に伴う貧血 9
慢性活動性 EB ウイルス感染症 35
慢性肝炎 63
慢性肝疾患 73, 76
慢性骨髄性白血病 34, 40, 52, 61, 80, 81, 118
慢性骨髄増殖性腫瘍 40, 72
慢性骨髄単球性白血病 67
慢性疾患に伴う貧血 41, 130, 135, 143, 152
慢性腎臓病 138, 140, 172
慢性特発性好中球減少症 58, 160
慢性特発性好中球増加症 60, 63, 68
慢性リンパ性白血病 34, 35, 40, 61, 92

み
見かけの赤血球増加症 48, 49
未分画ヘパリン 201
ミルセラ® 142

む
無顆粒球症 56, 57, 156, 158
無効造血 44, 88
無症候性骨髄腫 92, 95, 97, 98

め
メルカゾール® 160
免疫グロブリン 163
免疫グロブリン大量療法 76
免疫性血小板減少性紫斑病 74
免疫電気泳動 94
免疫抑制薬 184
免疫抑制療法 88

も
網赤血球 34, 117, 151, 164, 171, 174, 204
──数 86, 87, 136, 212
──ヘモグロビン含量 117
──幼若指数 117
──容積 117
モノクローン 82, 85
門脈圧亢進症 87, 152

や行
薬剤性血小板減少症 73, 76, 77, 156, 161
薬剤性血小板減少症の発症機序 162
薬剤性好中球減少症 156

薬剤性好中球減少症の発症機序	159
薬剤性再生不良性貧血	164
薬剤性汎血球減少症	156, 163
野兎病	154
有核赤血球	34
尤度比	224
輸血	126, 138, 175, 202
輸血感染	189
溶血	170, 205
溶血性尿毒症症候群	161, 199
溶血性貧血	46, 111, 136, 203, 212
溶血性貧血の鑑別	46
葉酸	34, 151, 152, 163, 167, 168, 169, 172, 174
幼若血小板比率	118
幼若好中球	120
幼若白血球	112

ら・わ行

リケッチア	153
リコモジュリン®	201
リストセチンコファクター活性	82
リチウム	63
リツキシマブ	77
粒子凝集法	187
良性単クローン性高γグロブリン血症	92
良性民族性好中球減少症	56
リンパ球	115, 119
——減少	154
——減少症	58
——増加	154
——増加症	64
リンパ節	17, 18
——腫脹	17, 18, 32, 154, 178, 185, 213
——腫脹の鑑別	23
——生検	24
リンパ増殖性疾患	75, 93
類白血病反応	61, 62
ループスアンチコアグラント	105
レボレード®	78
連銭形成	94
老人性紫斑	11, 12
老人性貧血	177
ロミプレート®	78
ロミプロスチム	78
ワルファリン	103, 104

執筆者プロフィール (五十音順)

安藤大樹（あんどうだいき）

所属・職名　医療法人　藤和会安藤内科医院　副院長

略歴
- 2004　　　　　　藤田保健衛生大学医学部　卒業
- 2004～2006　　藤田保健衛生大学病院　研修医
- 2006～2007　　藤田保健衛生大学医学部内科学　助手（一般内科）
- 2007～　　　　藤田保健衛生大学医学部内科学　助教（一般内科）
- 2009～　　　　医療法人藤和会安藤内科医院　理事
- 2015～　　　　岐阜市民病院総合内科リウマチ膠原病センター医員
- 2016～　　　　藤田保健衛生大学医学部内科学　客員講師

資格等　日本内科学会「認定内科医」，日本心療内科学会「登録医」，日本プライマリ・ケア連合学会「認定医・指導医」

編集：Modern Physician 29-10『高齢者の救急医療　make a successful landing – その時医師にできること』（新興医学出版社）

血液を診ていてうれしかったことは？

総合診療の現場には"捉え所のない訴えをする困った患者さん"がたくさん訪れます．そのすべての患者さんのニーズを満たすなんて選ばれた一握りの"名医"だけでしょう．われわれ"平凡医（？）"がそのニーズを満たすツール，"なんちゃって名医"への近道…それが血液学．

井野晶夫（いのてるお）

所属・職名　公益財団法人　豊田地域医療センター　常務理事・院長

略歴
- 1975　　　　日本医科大学医学部　卒業
- 1978～　　　藤田保健衛生大学医学部内科学　助手　（血液・化学療法科）
- 1985～　　　藤田保健衛生大学医学部内科学　講師　（血液・化学療法科）
- 1993～　　　藤田保健衛生大学医学部内科学　助教授　（血液・化学療法科）
- 2000～　　　藤田保健衛生大学医学部内科学　教授　（血液・化学療法科）
- 2001～　　　藤田保健衛生大学医学部内科学　教授　（一般内科／総合診療科）
- 2014～　　　豊田地域医療センター　院長（総合診療科）

資格等　日本内科学会「総合内科専門医」，日本血液学会「血液専門医」，日本プライマリ・ケア連合学会「認定医」，日本心療内科学会「登録医」

血液を診ていてうれしかったことは？

血液像も含めた血液所見が日常診療で診る患者さんの診断に有用であることを実感できること．

井村　洋（いむらひろし）

所属・職名　飯塚病院　副院長

略歴
- 1981　　　　　　藤田保健衛生大学医学部　卒業
- 1981～1982　　藤田保健衛生大学病院　研修医
- 1983～1984　　SLセントラル病院内科
- 1985～1987　　藤田保健衛生大学医学部内科学（血液・化学療法科）
- 1988～1997　　聖霊病院内科，国立熱海病院，マサチューセッツ総合病院　（総合内科）
- 1998～　　　　飯塚病院総合診療科

資格等　日本内科学会「総合内科専門医」，Master of Public Health

血液を診ていてうれしかったことは？

血球数の異常・変動や白血球分画の変化に対して，大雑把な当たりをつけられる総合医になれたこと．血液内科を専攻している先生方に対して，特別なリスペクトをもてるようになったこと．

岡本昌隆（おかもとまさたか）

所属・職名 藤田保健衛生大学医学部血液内科学　教授

略　歴
1986	藤田保健衛生大学大学院　医学研究科病態血液学科　卒業
1986～1988	社会福祉法人聖霊会聖霊病院　内科医員
1988～1990	藤田保健衛生大学病院内科学　病院講師
1990～2001	藤田保健衛生大学医学部血液・化学療法科　講師
2001～2010	藤田保健衛生大学医学部血液・化学療法科　助教授/准教授
2010～	藤田保健衛生大学医学部血液内科学　臨床教授
2006～2013	藤田保健衛生大学病院外来薬物療法センター長
2009～	名城大学薬学部　客員教授

資格等 日本内科学会「認定内科医・指導医」，日本血液学会「血液専門医・指導医」，日本臨床腫瘍学会「暫定指導医」，日本がん治療認定医機構「認定医・暫定指導医」，日本臨床腫瘍学会認定研修施設研修責任者（2005～2013），日本がん治療認定医機構認定教育施設教育責任者（2007～），日本血液学会造血器腫瘍診療ガイドライン委員（2011～），日本リンパ網内系学会理事（2016～）

編著書：『悪性リンパ腫　臨床と病理』（先端医学社），『ビジュアル臨床血液形態学　改訂第2版』（南江堂），『造血器腫瘍診療ガイドライン』（金原出版）

血液を診ていてうれしかったことは？

血液内科学を専攻しそろそろ30年，いまだに興味は尽きず，日々他施設の臨床医，病理医と楽しく付き合いながら研究・仕事が続けられていること．ホジキンリンパ腫に罹患した病棟スタッフが治癒し，結婚式に主賓として招かれ祝辞を述べられたこと．

勝田逸郎（かつだいつろう）

所属・職名 藤田保健衛生大学医療科学部臨床検査学科臨床血液学　客員教授

略　歴
1972	藤田保健衛生大学衛生学部　卒業
1973～	藤田保健衛生大学病院臨床検査部
1979～	藤田保健衛生大学衛生学部，短期大学
2004～	藤田保健衛生大学短期大学　教授（血液検査学）
2010～	藤田保健衛生大学医療科学部　教授（臨床血液学）
2015～	藤田保健衛生大学医療科学部　客員教授（臨床血液学）

資格等 著書：『ビジュアル臨床血液形態学』（南江堂），『医学領域における臨床検査学入門』（KTC中央出版），臨床検査学実習書シリーズ『血液検査学実習書』（医歯薬出版）

血液を診ていてうれしかったことは？

自ら実施した血液学的検査技術が血液疾患の診断の一助として活かされ，新たな患者さんの発見のために繋げられること．

祖父江　良（そぶえりょう）

所属・職名 祖父江クリニック　院長

略　歴
1983	藤田保健衛生大学医学部　卒業
1983～1985	名古屋第一赤十字病院　研修医
1985～	藤田保健衛生大学医学部内科学　（血液・化学療法科）
1990～	藤田保健衛生大学医学部内科学　講師（血液・化学療法科）
1992～	癌研究会附属病院化学療法科　癌化学療法センター臨床部
1994～	一宮市立市民病院血液内科　医長
1999～	祖父江クリニック（愛知県長久手町）　院長

| | 2010～ | 東名古屋医師会　副会長 |

資格等　日本内科学会「認定内科医」，元日本血液学会「血液認定医・指導医」

血液を診ていてうれしかったことは？

骨髄移植を行った白血病の少女が軽快退院し，数年後結婚式の披露宴に招かれたとき．

宮崎　仁（みやざきひとし）

所属・職名　宮崎医院　院長

略　歴
- 1986　　　　藤田保健衛生大学医学部　卒業
- 1986～1989　聖路加国際病院　レジデント
- 1989～　　　藤田保健衛生大学医学部内科学　（血液・化学療法科）
- 1998～　　　藤田保健衛生大学医学部内科学　講師　（血液・化学療法科）
- 2002～　　　宮崎医院（愛知県吉良町）　院長

資格等　日本内科学会「総合内科専門医」，日本血液学会「血液専門医・指導医」，日本プライマリ・ケア連合学会「プライマリ・ケア認定医」
著書：『もっと知りたい白血病治療』（医学書院），『白衣のポケットの中：医師のプロフェッショナリズムを考える』（医学書院），『プライマリ・ケア医による自殺予防と危機管理：あなたの患者を守るために』（南山堂），『いまどきの依存とアディクション：プライマリ・ケア／救急における関わりかた入門』（南山堂）

血液を診ていてうれしかったことは？

白血病再発後に骨髄移植を受けた私の患者さんが，移植後5年目にして，ホノルル・マラソンを完走できたこと．よかったね，おめでとう！

山中克郎（やまなかかつお）

所属・職名　諏訪中央病院　総合診療科　院長補佐

略　歴
- 1985　　　　名古屋大学医学部卒業
- 1985～1987　名古屋掖済会病院　研修医
- 1987～1994　名古屋大学医学部大学院
- 1989～1993　バージニア・メイソン研究所（米国シアトル）研究員
- 1995～1998　名城病院　内科
- 1998～2000　国立名古屋病院　血液内科
- 1999～2000　カルフォルニア大学サンフランシスコ校（UCSF）　一般内科
- 2000～2006　名古屋医療センター　総合診療科（旧 国立名古屋病院　総合内科）
- 2006～2010　藤田保健衛生大学　一般内科／救急総合診療部　准教授
- 2010～2014　藤田保健衛生大学　救急総合内科　教授
- 2014～現在　諏訪中央病院　総合診療科　院長補佐

資格等　専門：総合内科専門医，医学生／研修医教育，救急総合診療
著書・DVD：『ERの哲人』（CBR），『救急・総合診療スキルアップ』（CBR），『ダ・ヴィンチのカルテ』（CBR），『外来を愉しむ　攻める問診』（文光堂），『UCSFに学ぶ できる内科医への近道』改訂4版（南山堂），『逆引き　みんなの医学書』（祥伝社），『Dr.山中の攻める問診』DVD（ケアネット），『医学生からの臨床推論』（羊土社）

血液を診ていてうれしかったことは？

医師3年目のときに重症再生不良性貧血の20代男性の主治医となりました．この方は骨髄移植を受け元気になられましたが，C型肝炎と慢性GVHDのため現在も東京で治療を受けられています．私たちは離れて暮らしていますが，28年以上にわたって毎年3回互いに近況を伝え合っています．あ…医者って，やっぱり素晴しい職業です！

ぶらなび
血液疾患診療ナビ　　　　　　　　　　　©2016

定価（本体3,500円＋税）

2010年6月10日　　1版1刷
2011年7月15日　　　　2刷
2016年8月1日　　2版1刷

編　者　宮　崎　　仁
発行者　株式会社　南　山　堂
　　　　代表者　鈴　木　　肇

〒113-0034　東京都文京区湯島4丁目1-11
TEL 編集(03)5689-7850・営業(03)5689-7855
振替口座　00110-5-6338
ISBN 978-4-525-23292-4　　　　　　　Printed in Japan

本書を無断で複写複製することは，著作者および出版社の権利の侵害となります．
JCOPY　＜(社)出版者著作権管理機構　委託出版物＞
本書の無断複写は著作権法上での例外を除き禁じられています．複写される場合は，そのつど事前に，(社)出版者著作権管理機構(電話 03-3513-6969, FAX 03-3513-6979, e-mail: info@jcopy.or.jp)の許諾を得てください．

スキャン，デジタルデータ化などの複製行為を無断で行うことは，著作権法上での限られた例外（私的使用のための複製など）を除き禁じられています．業務目的での複製行為は使用範囲が内部的であっても違法となり，また私的使用のためであっても代行業者等の第三者に依頼して複製行為を行うことは違法となります．